U0865964

高等医学院校临床课程见习指导丛书

供临床、预防、基础、口腔、麻醉、影像、护理、法医等专业本科、高专、高职学生使用

总主编 何振华 张秀峰

内科学见习指导

第2版

主 编 雷长城 王正根

主 审 张 琍

副主编 朱理辉 詹向阳

编 委 （按姓氏笔画排序）

王 伟 王正根 王建平 王柏奇
邓珊珊 朱理辉 刘访遥 刘拥征
李国庆 何 涛 何振华 张 琍
张 琳 张秀峰 陈 林 陈 哲
陈 景 陈艳华 陈继英 欧阳劭
罗 卿 秦英楠 唐东兴 涂蓉芳
黄 斌 黄 璐 董晨珊 蒋丽琴
蒋海兵 曾高峰 曾海燕 曾赛丽
谢 莉 谢德东 雷长城 詹向阳
廖文秋 谭小武

科学出版社

北 京

内 容 简 介

本书为临床、预防、基础、口腔、麻醉、影像、护理、法医类专业医学生见习必备指导书。全书涵盖了呼吸系统疾病、循环系统疾病、消化系统疾病、泌尿系统疾病、血液系统疾病、内分泌疾病、代谢疾病、风湿免疫性疾病、中毒等69个病症、6个临床技能操作、37个单元（148学时）的见习及知识精要，还提供了复习思考题。

本书提供了临床见习教学程序、教学内容，对规范临床见习教学有重要的指导意义，是一本携带方便、实用价值较高的见习指导书和带教老师参考书。同时，对低年资住院医师也有所帮助，也是国家执业医师应试的参考书。

图书在版编目(CIP)数据

内科学见习指导 / 雷长城，王正根主编. —2版. —北京：科学出版社，2017.3

ISBN 978-7-03-051955-9

Ⅰ.①内…　Ⅱ.①雷…　②王…　Ⅲ.①内科学–实习–医学院校–教学参考资料　Ⅳ.①R5

中国版本图书馆CIP数据核字(2017)第036634号

责任编辑：胡治国　周　园 / 责任校对：刘亚琦
责任印制：李　彤 / 封面设计：陈　敬

科学出版社 出版
北京东黄城根北街16号
邮政编码：100717
http://www.sciencep.com
北京华宇信诺印刷有限公司印刷
科学出版社发行　各地新华书店经销
*
2007年9月第　一　版　开本：787×960　1/32
2017年3月第　二　版　印张：13 1/8
2024年8月第十三次印刷　字数：284 000

定价：59.80元

高等医学院校临床课程见习指导丛书
编写指导委员会

第 2 版前言

“高等医学院校临床课程见习指导丛书”是南华大学主导编写的医学实践教学教材的重要组成部分。本教材由南华大学附属第二医院专家团队组织编写，于 2007 年 8 月由科学出版社发行第 1 版。

本教材自发行以来，受到同行们关注，对已进入临床见习阶段的医学生自主学习、带教老师规范开展见习带教均起到了积极的作用。但医学发展日新月异，新知识、新理论、新理念不断提出；执业医师分阶段考核的执行，5+3 教学模式的开展，均要求对教材内容进行必要的修订。近年来，读者们对本教材提出了许多宝贵意见，反馈了大量使用信息，对我们修订本教材帮助很大。

再版的“高等医学院校临床课程见习指导丛书”以人民卫生出版社出版的“十二五”普通高等教育本科国家级规划教材第 8 版为蓝本，结合近年来的循证医学证据，参考权威指南和专家共识进行修订。修订后的教材对结构、体例略有调整，增加见习阶段需要掌握的临床基本技能的内容，但总体仍保持简约、精炼的风格，相信本教材对医学生临床见习阶段学习及参加分阶段执业医师考核均能起到积极的作用。

本书在编写过程中得到了科学出版社、南华大学教务处、南华大学医学部、第二临床学院领导、教学科研部及各教研室的大力支持和帮助，在此谨致谢意！

由于编者才疏学浅，疏漏之处在所难免，恳请同仁不吝赐教，以便再版时予以修正。

何振华　张秀峰

2016 年 8 月于南华大学

第 1 版前言

临床医学是一门理论性和实践性都很强的科学，它需要掌握全面扎实的理论知识来指导临床实践，同时在不断的实践中来理解和掌握理论知识。内科学是临床医学的综合学科，它整体性强，涉及面广，是实践性、经验性、累积性很强的学科。学习内科学应遵循理论—实践—再理论—再实践的原则，这对于临床医师是十分重要的。

为了帮助医学生系统地掌握内科学知识，提高学习效率，编者根据多年的临床教学心得，特别注意到临床见习阶段教师示范和指导的重要性，力求使学生在见习中把询问病史、体格检查、辅助检查等所获得的资料进行归纳、总结、分析和判断，加深对所学理论知识的理解，使学生的临床思维得到启发与训练，为毕业实习打下良好的基础。

本书以每一种常见病为单元，对其见习的要求、时数、准备和过程作了具体的规范，同时对病史采集、体格检查作了重点提示。在此基础上编排的知识精要，则全面对疾病的临床特点、辅助检查、诊断、鉴别诊断、治疗等进行简明扼要的综合，以帮助学生把握重点、理解难点、启发思维。本书是高等医学院校基础、临床、预防、五官、麻醉、影像等专业本科、高专、高职学生临床课程见习阶段的必备指导书，也适用于低年资住院医师作为提高工作能力及授课老师的参考书；还是国家执业医师资格考试人员考试的复习参考书。

本书的编写得到南华大学教务处、医学院、第二临床学院领导，教学科研部及各教研室的大力支持和帮助，在此谨致谢意！

由于学识有限和编写经验不足，书中缺点和错误难以避免，祈望广大读者批评指正。

何振华　张明亮

2007 年 8 月于南华大学

目　　录

第一章　呼吸系统疾病

见习一　肺　　炎

【见习要求】

1. 掌握肺炎依据患病环境的分类方法、肺炎严重程度的评估、重症肺炎的治疗方法；

2. 熟悉肺炎诊断、诊断肺炎病原体的方法、各种肺炎的影像学表现、肺炎抗生素治疗的选择、抗生素治疗后对病情的评价、疗程和肺炎的停药标准；肺部真菌病的诊断；

3. 了解肺炎的概念、病原体、发病机制；传染性非典型肺炎和高致病性禽流感病毒性肺炎的危害、病因和治疗方法；肺真菌病的治疗药物。

【见习时数】　4 学时。

【见习准备】

1. 典型患者 1 人/小组。

2. 典型 X 线胸片 1 套（大叶性肺炎、小叶性肺炎、间质性肺炎、金葡菌肺炎）/小组。

【见习过程】

1. 讲授病史采集、体格检查要点，学生分组进病房采集病史，并做体格检查。

2. 学生回示教室汇报病历摘要、阳性体征，提出必要的辅助检查并说明其目的；教师展示典型 X 线胸片、胸部 CT 及报告。

3. 学生归纳总结病例特点，作出诊断，并说明诊断依据。

4. 结合患者的具体实际，教师以提问的方式小结。

【病史采集要点】

1. 现病史

（1）发病情况：缓慢或急骤起病？

（2）发病的原因或诱因：发病前是否受凉、淋雨、疲劳、醉酒？是否上呼吸道感染？

（3）主要症状：是否咳嗽、咳痰、咯血、胸痛、呼吸困难？

（4）伴随症状：发热情况（热度、热型、是否畏寒、寒战等）？是否头痛、耳痛、咽痛、肌肉痛、关节痛？是否腹胀、食欲缺乏、腹泻？

（5）病情演变：何时出现休克、呼吸衰竭等表现？

（6）诊疗情况：在何处就诊过？做过何种检查？用何药物及疗效如何？

（7）一般情况：精神、体力、饮食、大小便如何？体重有何变化？

2. 其他相关病史

（1）有无药物过敏史。

（2）既往是否存在基础疾病（如糖尿病、血液病、艾滋病、肝病或支气管肺疾患）。

（3）个人史：葡萄球菌肺炎注意侵袭性操作史、静脉吸毒史；真菌性肺炎注意职业史；传染性肺炎注意接触史和传染致他人发病情况。

【体查要点】

1. 体温、脉搏、呼吸、血压、体位、神志。

2. 高热者急性病容。

3. 呼吸困难 呼吸浅快或迫促，鼻翼扇动。

4. 缺氧程度 甲床、嘴唇、舌的颜色。

5. 皮肤 绯红或紫绀，灼热、干燥。大叶性肺炎常有口角及鼻周单纯性疱疹。感染中毒者可见皮肤、黏膜出血点，巩膜黄染。部分患者退热时大汗，皮肤湿冷。

6. 淋巴结　肺炎支原体肺炎可有颈部淋巴结肿大。

7. 胸部　视、触、叩、听。

8. 心脏　心尖搏动的位置，心界大小，心率、节律、心音、杂音、心包摩擦音。血源性葡萄球菌肺炎常可出现心脏杂音。

9. 腹部　部分重症患者可有肠胀气，上腹部压痛。

10. 神经系统　部分重症患者累及脑或脑膜，出现颈抵抗感和病理反射。

【辅助检查报告单展示】

典型X线胸片改变。

1. 大叶性肺炎　大片炎症浸润阴影或实变影，见支气管充气征。

2. 小叶性肺炎　沿肺纹理分布的不规则斑片状阴影，边缘密度浅而模糊。

3. 间质性肺炎　肺下部的不规则条索状阴影，从肺门向外伸展，呈网状，夹杂小片肺不张阴影。

4. 金葡菌肺炎　①肺段或肺叶实变，见空洞；或呈小叶状浸润，见液气囊腔；②阴影易变性：此起彼伏，或融合趋势。

【知识精要】

1. 肺炎的分类　肺炎可按解剖、病因或患病环境加以分类。

（1）解剖分类

1）大叶性肺炎（肺泡性肺炎）。

2）小叶性肺炎（支气管性肺炎）。

3）间质性肺炎。

（2）病因分类

1）细菌性肺炎。

2）非典型病原体所致肺炎　支原体、衣原体和军团菌等。

3）病毒性肺炎。

4）肺真菌病：如白色念珠菌、曲霉菌、隐球菌、肺孢子菌等。

5）其他病原体所致肺炎。

6）理化因素所致的肺炎。

（3）患病环境分类

1）社区获得性肺炎：是指在医院外罹患的感染性肺实质炎症，包括具有明确潜伏期的病原体感染而在入院后平均潜伏期内发病的肺炎。

2）医院获得性肺炎：是指患者入院时不存在，也不处于潜伏期，而于入院 48 小时后在医院（包括老年护理院、康复院等）内发生的肺炎。HAP 还包括呼吸机相关性肺炎（venti1ator associated pneumonia，VAP）和卫生保健相关性肺炎（healthcare associated pneumonia，HCAP）。

2. 肺炎的临床特点

（1）症状

1）肺炎球菌肺炎：急骤起病，高热、寒战、咳嗽、咳铁锈色痰、胸痛；

2）葡萄球菌肺炎：多急骤起病，高热、寒战、咳脓痰、胸痛，早期可出现循环衰竭；

3）支原体肺炎：起病较缓慢，常同时有咽炎、支气管炎、肺炎；刺激性干咳，肺外表现更常见；

4）肺炎克雷白杆菌肺炎：起病急，寒战高热、全身衰竭，咳砖红色胶冻状痰；

5）铜绿假单胞菌肺炎：毒血症症状明显，脓痰，可呈蓝绿色；

6）厌氧菌肺炎：吸入病史，高热，腥臭痰、毒血症症状明显；

7）军团菌肺炎：高热、肌痛、相对缓脉；

8）曲霉菌肺炎：免疫抑制宿主，发热、干咳或棕黄色痰、胸痛、咯血、喘息

（2）体征：早期无明显体征，部分患者呼吸音减低或闻及胸膜摩擦音；典型实变征表现为：触诊语颤增强，叩诊浊音，闻及支气管呼吸音；吸收消散期可闻及湿啰音。

3. 辅助检查

（1）外周血象：化脓性感染者白细胞总数增高，中性粒细胞比例增高，见中毒颗粒和核左移现象。支原体肺炎白细胞总数正常或略高，以中性粒细胞为主。病毒性肺炎血象正常、稍高或偏低。

（2）胸部 X 线检查：是诊断肺炎的必要手段。除下列改变外，部分患者可有少量胸腔积液，出现肋膈角变钝。

1）肺炎球菌肺炎：早期仅见肺纹理增浓，段、叶稍模糊。实变期段、叶范围的实变，在叶间胸膜区界限清楚锐利，其他边界则模糊不清，病变区域内可见支气管气影征。吸收消散期见“假空洞”征。

2）葡萄球菌肺炎：肺段或肺叶实变，见空洞；或呈小叶状浸润，见液气囊腔。阴影易变性：此起彼伏，或融合趋势。可遗留条索状阴影。

3）支原体肺炎：多种形态的浸润影，呈节段性分布，以下肺野为多，有的从肺门附近向外伸展。

4）病毒性肺炎：因病原体不同有较大差异。常见肺纹理增浓，小片状浸润或广泛浸润，病情严重者显示双

肺弥漫性结节性浸润阴影。

5）真菌性肺炎：①念珠菌肺炎表现为双下肺纹理增浓，纤维条索状阴影伴斑片状、结节状浸润；亦可融合为大片浸润阴影，自肺门向外扩展，并出现空洞；②曲菌球表现为慢性空洞内团球影，随体位改变而在空洞内移动；③侵袭性曲菌病表现为以胸膜为基底的多发的楔型阴影或空洞（胸部 CT 早期为晕轮征，后期为新月征）；④变应性支气管肺曲菌病：单侧或双侧短暂性上叶实变或肺不张，合并支扩者可有“印戒征”或“双轨征”。

（3）病原学检查：有助于临床治疗。但咳嗽痰易受污染，影响结果的真实性。

（4）血气分析：严重者 PaO_2 降低，表现为 I 型呼吸衰竭，也可出现代谢性酸中毒。

4. 诊断

（1）确定肺炎诊断：社区获得性肺炎诊断依据：①新近出现的咳嗽、咳痰或原有呼吸道疾病症状加重，并出现脓性痰，伴或不伴胸痛。②发热。③肺实变体征和（或）闻及湿性啰音。④$WBC>10\times10^9/L$ 或 $<4\times10^9/L$，伴或不伴中性粒细胞核左移。⑤胸部 X 线检查显示片状、斑片状浸润性阴影或间质性改变，伴或不伴胸腔积液。以上 1～4 项中任何 1 项加第 5 项，除外非感染性疾病可做出诊断。

医院获得性肺炎诊断依据：X 线检查出现新的或进展的肺部浸润影加下列三个临床征候中的两个或以上可以诊断为医院获得性肺炎：①发热超过 38℃。②血白细胞增多或减少。③脓性气道分泌物。

（2）评估严重程度：肺炎严重性决定于三个主要因素：局部炎症程度，肺部炎症的播散，全身炎症反应程度。2007 年美国感染疾病学会/美国胸科学会重症肺炎诊断标准为：主要标准：① 需要有创机械通气；②感染性休克，需要使用血管收缩剂；次要标准：①呼吸频率≥30 次/分；②氧合指数 $PaO_2/FiO_2 \leq 250$；③多肺叶浸润；④意识障碍/定向障碍；⑤氮质血症 BUN≥7.0mmol/L；⑥白细胞减少（$WBC<4\times10^9/L$）；⑦血小板减少（$PLT<10\times10^9/L$）；⑧低体温（T<36℃）；⑨低血压，需要强力的液体复苏。满足一项主要标准或三项以上次要标准可诊断为重症肺炎，考虑收入 ICU 治疗。

（3）确定病原体

1）痰：痰标本采集方便，是最常用的下呼吸道病原学标本。易污染，使用抗生素影响大。室温下采集后应在 2 小时内送检。先直接涂片，光镜下观察细胞数量，如每低倍视野鳞状上皮细胞<10 个，白细胞>25 个，或鳞状上皮细胞：白细胞<1∶2.5，可作污染相对较少的“合格”标本接种培养。痰定量培养分离的致病菌或条件致病菌浓度：$\geq10^7$cfu/ml 为致病菌；$\leq10^4$cfu/ml 为污染菌；介于两者之间，应重复培养，如连续分离到相同细菌，浓度在 $10^5\sim10^6$cfu/m，两次以上，可认为是致病菌；

2）经纤维支气管镜或人工气道吸引：受口咽部细菌污染的机会较咳痰为少。痰定量细菌培养浓度 $\geq10^5$cfu/ml 为致病菌；

3）防污染样本毛刷（PSB）：细菌培养浓度 $\geq10^3$cfu/ml，为致病菌；

4）支气管肺泡灌洗（BAL）：细菌培养浓度 $\geq10^4$cfu/ml，防污染 BAL 细菌培养浓度 $\geq10^3$cfu/ml 为致病菌；

5）经皮细针抽吸和开胸肺活检：敏感性和特异性很好，但由于是创伤性检查，容易引起并发症，如气胸、血胸等，应慎用。临床一般用于对抗生素经验性治疗无效或其他检查不能确定者；

6）血和胸腔积液培养：是简单易行的肺炎的病原学诊断方法。血和痰培养分离到相同的细菌，可确定为肺炎的病原菌。仅血培养阳性而不能用其他原因解释者，血培养的细菌也可以认为是肺炎的病原菌。胸腔积液培养出的细菌可认为是肺炎的病原菌。

7）尿抗原检测：包括军团菌和肺炎链球菌尿抗原。

8）血清学检查：例如支原体、衣原体、军团菌和病毒感染等，多为回顾性诊断，测定特异性 IgM 抗体，如急性期和恢复期之间抗体滴度有 4 倍增高可诊断。

5. 鉴别诊断

（1）上呼吸道感染：胸片可供鉴别。

（2）不同病原体所致肺炎：依据病原学检查鉴别。

（3）肺结核：结核中毒症状；慢性咳嗽，可有咯血；胸片示多部位、多形态、多阶段病变；痰中找到结核杆菌可明确。必要时诊断性抗结核治疗。

（4）肺癌：中毒症状轻，抗感染疗效差。吸烟史；胸片为团块状阴影、分叶，或结节状阴影，边沿有毛刺。痰中找到癌细胞或病理学检查可明确。

6. 治疗

抗感染治疗：抗感染治疗是肺炎治疗的关键环节，包括经验性治疗和抗病原体治疗。

（1）经验性治疗：主要根据本地区、本单位的肺炎病原体流行病学资料，选择覆盖可能病原体的抗生素；还应该根据患者的年龄、有无基础疾病、是否有误吸、住普通病房或是重症监护病房、住院时间长短和肺炎的严重程度等，选择抗菌药物和给药途径。重症肺炎首选广谱的强有力抗菌药物，足量、联合用药。

社区获得性肺炎　①青壮年和无基础疾病的患者，

常用青霉素类、第一代头孢菌素类等，我国肺炎链球菌对大环内酯类抗菌药物耐药率高，故对该菌所致的肺炎不单独使用大环内酯类抗菌药物治疗，对耐药肺炎链球菌可使用对呼吸系感染有特效的氟喹诺酮类（莫西沙星、吉米沙星和左氧氟沙星）。②老年人、有基础疾病或需要住院者，常用氟喹诺酮类、第二、三代头孢菌素、β-内酰胺类/β-内酰胺酶抑制剂，或厄他培南，可联合大环内酯类。医院获得性肺炎常用第二、三代头孢菌素、β-内酰胺类/β-内酰胺酶抑制剂、氟喹诺酮类或碳青霉烯类。③重症肺炎首先应选择广谱的强力抗菌药物，并应足量、联合用药。重症社区获得性肺炎常用β-内酰胺类联合大环内酯类或氟喹诺酮类；青霉素过敏者用呼吸喹诺酮类和氨曲南。医院获得性肺炎可用抗假单胞菌活性的 β-内酰胺类、广谱青霉素/β-内酰胺酶抑制剂、碳青霉烯类的任何一种联合呼吸喹诺酮类或氨基糖苷类，怀疑有 MDR 球菌感染可联合万古霉素、替考拉宁或利奈唑胺。

（2）抗病原体治疗：根据呼吸道或肺组织标本的培养和药物敏感试验结果，选择体外试验敏感的抗菌药物。更为合理、有效。

肺炎的抗菌药物治疗应尽早进行，一旦怀疑为肺炎即马上给予首剂抗菌药物。病情稳定后可从静脉途径转为口服治疗。肺炎抗菌药物疗程 7～10 天或更长疗程，如体温正常 48～72 小时，无肺炎任何一项临床不稳定征象可停用抗菌药物。

肺炎临床稳定标准为：①T≤37.8℃；②心率≤100 次/分；③呼吸频率≤24 次/分；④血压：收缩压≥90mmHg；⑤呼吸室内空气条件下动脉血氧饱和度≥90%或 PaO_2≥60mmHg；⑥能够口服进食；⑦精神状

态正常。

抗菌药物治疗后 48～72 小时应对病情进行评价，治疗有效表现体温下降、症状改善、临床状态稳定、白细胞、C-反应蛋白、降钙素原逐渐降低或恢复正常，而 x 线胸片病灶吸收较迟。如 72 小时后症状无改善，其原因可能有：①药物未能覆盖致病菌，或细菌耐药。②特殊病原体感染如结核分枝杆菌、真菌、病毒等。③出现并发症或存在影响疗效的宿主因素（如免疫抑制）。④非感染性疾病误诊为肺炎。⑤药物热。需仔细分析，做必要的检查，进行相应处理。

【复习思考题】

1. 简答题

（1）何谓医院获得性肺炎？其常见病原体有哪些？如何经验用药？

（2）何谓社区获得性肺炎？其常见病原体有哪些？如何经验用药？

（3）肺炎球菌肺炎的临床特征是什么？实变征有何特点？

（4）肺炎球菌肺炎、金葡菌肺炎、支原体肺炎的影像学改变各有何特点？

（5）治疗肺炎球菌肺炎、金葡菌肺炎、支原体肺炎应首选何种药物？疗程如何？

（6）如何治疗休克型肺炎？

2. 病史采集训练　男性，25 岁，运动员，因咳嗽、咳痰、胸痛、高热 3 天入院。请围绕主诉采集相关病史。

3. 病例分析　找一临床肺炎典型病例，要求做出以下分析：

（1）诊断及诊断依据。

（2）鉴别诊断。

（3）进一步检查。

（4）治疗原则。

笔记栏

（陈 哲）

见习二（1） 肺 脓 肿

【见习要求】

1. 掌握肺脓肿的影像学诊断及治疗。

2. 熟悉肺脓肿分类、临床表现、肺脓肿的诊断和鉴别诊断。

3. 了解肺脓肿的概念、病原体、发病机制；肺脓肿的实验室检查。

【见习时数】 2学时。

【见习准备】

1. 典型患者 1人/小组。

2. 典型X线胸片、胸部CT片 各1套/小组。

【见习过程】

1. 讲授病史采集、体格检查要点，学生分组进病房采集病史，并做体格检查。

2. 学生回示教室汇报病历摘要、阳性体征，提出必要的辅助检查并说明其目的；教师展示典型X线胸片、胸部 CT 片。

3. 学生归纳总结病例特点，作出诊断，并说明诊断依据。

4. 结合患者的具体实际，教师以提问的方式小结。

【病史采集要点】

1. 现病史

（1）发病情况：常急骤起病。

（2）发病的原因或诱因：多数有齿、口、咽喉的感染灶，或发病前有手术、劳累、受凉、淹溺、醉酒、麻醉等病史。

（3）主要症状：是否畏寒、发热？咳嗽、咳痰情况如何？是否咯血（性状、量）？

（4）伴随症状：是否伴随呼吸困难、胸痛？是否伴随循环衰竭？

（5）病情演变：何时出现呼吸衰竭、循环衰竭、意识障碍等表现？

（6）诊疗情况：在何处就诊过？做过何种检查？用何药物及疗效如何？

（7）一般情况：精神、体力、饮食、大小便如何？体重有何变化？

2. 其他相关病史

（1）有无药物过敏史。

（2）有无齿、口、咽喉的感染灶。

（3）有无皮肤疖肿。

（4）既往有无糖尿病、吸毒史。

【体查要点】

1. 体温、脉搏、呼吸、血压、体位、神志。

2. 呼吸困难　严重者端坐呼吸，鼻翼扇动。

3. 缺氧程度　甲床、嘴唇、舌的颜色。

4. 皮肤　严重者大汗，皮肤湿冷，紫绀。

5. 胸部　视、触、叩、听。

6. 心脏　视、触、叩、听。

7. 腹部　视、触、叩、听。

8. 杵状指、趾。

【辅助检查报告单及吸入装置展示】

1. 典型 X 线胸片

（1）吸入性肺脓肿早期为肺段大片团片状浓密度模糊浸润阴影边缘不清。脓肿形成溃破后出现圆形透亮区及气液平面。周边有浓密炎性浸润影。

（2）血源性肺脓肿常为肺周边多发小脓肿，随着治疗数周后炎性病灶逐渐吸收缩小，脓腔消失。

（3）慢性肺脓肿腔壁增厚，内壁欠规则或呈多房性。可伴有胸腔积液或液气胸。

2. 胸部 CT　更能准确定位及区别，肺脓肿形成的性状，有利于体位引流和外科手术治疗。

【知识精要】

1. 肺脓肿分类　根据感染途径，肺脓肿可分为三种类型：

（1）吸入性肺脓肿

（2）继发性肺脓肿

（3）血源性肺脓肿

2. 肺脓肿的临床特点

（1）患者急性起病，以畏寒、高热、伴咳嗽、全身中毒症状；约 10～14 天，突然咯大量脓臭痰及坏死组织为特征。

（2）1/3 患者伴有不同程度的咯血，此时急性中毒症状减轻。

（3）数周内逐渐恢复。个别病例可能发展为脓胸、伴胸痛气促，极小数可能缓慢发病，症状反复，持续数月，成为慢性肺脓肿。

3. 体征

（1）肺部体征与肺脓肿大小和部位有关。

（2）病灶局部湿啰音，实变征或胸腔积液体征。

（3）慢性者可有杵状指。

4. 辅助检查

（1）血液：①急性肺脓肿血细胞总数可达（20～30）$\times10^9$/L，中性粒细胞在 90%以上，有核左移或中毒颗粒；②慢性患者的血白细胞可稍为升高或正常，红细胞和血红蛋白降低。

（2）痰液检查：痰涂片革兰染色。支气管镜下取痰、取胸液、血培养（包括需氧和厌氧培养）及抗菌药物敏感试验，有助于明确病原体和选择有效的治疗药物。尤其是胸腔积液和血培养阳性对病原体的诊断价值更大。

（3）胸部 X 线检查：①吸入性肺脓肿早期为肺段大片团片状浓密模糊浸润阴影，边缘不清。脓肿形成溃破后出现圆形透亮区及气液平面。周边有浓密炎性浸润影；②血源性肺脓肿常为肺周边多发小脓肿，随着治疗数周后炎性病灶逐渐吸收缩小，脓腔消失；③慢性肺脓肿腔壁增厚，内壁欠规则或呈多房性。可伴有胸腔积液或液气胸。

（4）胸部 CT：更能准确定位及区别，肺脓肿形成的性状，有利于体位引流和外科手术治疗。

（5）支气管镜检查：有助于病因学或病原学诊断，并可进行局部支气管排脓冲洗及药物治疗，可提高疗效及缩短疗程。

5. 诊断

（1）有口腔手术、昏迷呕吐或异物吸入后，突发畏寒、高热、咳嗽、咳大量脓臭痰等病史。

（2）血象白细胞总数及中性粒细胞增高，X 线示浓密的炎性阴影中有空腔液平的改变，痰涂片及培养可发现致病菌。

6. 鉴别诊断

（1）细菌性肺炎：早期临床症状及胸部 X 线相似，肺炎无大量脓臭痰，胸部 X 线肺叶或肺段浸润阴影均匀、淡薄无空洞形成。

（2）肺结核纤维空洞继发感染：肺结核起病缓慢，病程长，有长期咳嗽、午后低热、乏力、盗汗、反复的咯血，X 线显示空洞壁较厚，一般无液气平面，空洞周围炎性病变较少，常伴有条索、斑点、结节状病灶，或肺内其他部位的播散灶，痰结核菌阳性。当合并肺部细菌感染时，可出现急性感染症状和大量脓臭痰，且由于化脓性细菌大量繁殖，痰中难以找到结核杆菌，需仔细询问病史。如一时不能鉴别，可按急性肺脓肿处理。

（3）支气管肺癌伴空洞：支气管肺癌可形成阻塞性肺炎，癌组织坏死可形成空洞。一般起病较缓慢，急性中毒症状轻，胸部 X 线检查显示空洞壁较厚，多呈偏心空洞，内壁凹凸不平，周边炎症浸润少，常伴肺门、纵隔淋巴结肿大。

（4）肺囊肿继发感染：常有反复发作病史，胸部 X 线示局部囊性病灶可见多发液平，周边炎症轻，以往 X 线胸片对照可显示肺囊肿特征。

7. 治疗

以脓液引流和抗生素治疗为原则。

（1）脓液引流：①体位引流：采用病灶高位有利于

脓液排出的体位，每日 2～3 次，每次 10～15 分钟，同时可辅以祛痰、生理盐水雾化或支气管扩张药物治疗；②经纤维支气管镜行局部支气管冲洗、吸引、排脓并辅以局部药物治疗。

（2）抗生素治疗

1）吸入性肺脓肿：多合并厌氧菌感染，一般对青霉素敏感。克林霉素、甲硝唑、替硝唑对厌氧菌有效，青霉素 120 万 U～240 万 U/d，病情严重可用 1000 万 U/d 分次静脉滴注；青霉素疗效欠佳，可用克林霉素，0.6～1.8g/d 或甲硝唑 0. 4g/次，每日 3 次口服或静脉注射。也可选用碳青霉烯类和 β-内酰胺酶类/β-内酰胺酶抑制剂。

2）血源性肺脓肿：多为葡萄球菌和链球菌感染，选用耐 β-内酰胺酶的青霉素或头孢菌素。MRSA 感染应选择万古霉素或替考拉宁或利奈唑胺。

革兰氏阴性杆菌可选用第二代或第三代头孢菌素类、氟喹诺酮类，可联用氨基糖苷类抗生素治疗。

抗生素疗程 6～8 周，或直至胸部 X 线示脓腔和炎症消失，仅有少量残留的纤维化。

（3）手术治疗：适应证为 ①肺脓肿的病程超过 3 个月，经内科治疗脓腔不缩小，或脓腔过大（5cm 以上），估计不易闭合者；②大咯血，经内科治疗无效或危及生命；③伴有支气管胸膜瘘或脓胸经抽吸、引流和冲洗治疗疗效不佳者；④支气管阻塞，引流受限。

【复习思考题】

1. 简答题

（1）肺脓肿的临床特征有哪些？

（2）吸入性肺脓肿的常见病原体是什么？首选何种药物治疗？

（3）吸入性肺脓肿的痰液性状特点有哪些？

（4）吸入性肺脓肿的好发部位如何？

（5）血源性肺脓肿的常见病原体是什么？

2. 病史采集训练　男性，55 岁，因醉酒后发热、咳嗽半月，咳大量脓痰 2 天入院。请围绕主诉采集相关病史。

3. 病例分析　找一临床肺脓肿病例，要求做出以下分析：

（1）诊断及诊断依据。

（2）鉴别诊断。

（3）进一步检查。

（4）治疗原则。

笔记栏

（何振华　陈　哲）

见习二（2）　支气管扩张

【见习要求】　掌握支气管扩张的病因、发病机制、病理、临床表现、诊断、鉴别诊断和治疗。

【见习时数】　2 学时。

【见习准备】

1. 典型患者：1 人/小组。

2. 典型 X 线胸片、胸部 CT 片：各 1 套/小组。

【见习过程】

1. 讲授病史采集、体格检查要点，学生分组进病房采集病史，并做体格检查。

2. 学生回示教室汇报病历摘要、阳性体征，提出必要的辅助检查并说明其目的；教师展示典型 X 线胸片、胸部 CT 片；教室演示内镜操作技术。

3. 学生归纳总结病例特点，作出诊断，并说明诊断依据。

4. 结合患者的具体实际，教师以提问的方式小结。

【病史采集要点】

1. 现病史

（1）发病情况：起病年龄，是否急骤起病或反复发作？

（2）发病的原因或诱因：发病前是否存在急性呼吸道感染？

（3）主要症状：咳嗽情况如何（咳大量脓痰，痰量与体位改变有关）？是否咯血（性状、量）？

（4）伴随症状：是否伴随呼吸困难、胸痛？是否伴随循环衰竭？

（5）病情演变：何时出现呼吸衰竭、循环衰竭、意识障碍等表现？

（6）诊疗情况：在何处就诊过？做过何种检查？用何药物及疗效如何？

（7）一般情况：精神、体力、饮食、大小便如何？体重有何变化？

2. 其他相关病史

（1）有无药物过敏史。

（2）儿时有无麻疹、百日咳病史。

（3）青少年时期有无迁延不愈的支气管炎病史。

（4）既往有无肺结核特别是支气管结核病史。

【体查要点】

1. 体温、脉搏、呼吸、血压、体位、神志。

2. 呼吸困难 严重者端坐呼吸，鼻翼扇动。

3. 缺氧程度 甲床、嘴唇、舌的颜色。

4. 皮肤 严重者大汗，皮肤湿冷，紫绀。

5. 胸部 视、触、叩、听。

6. 心脏 视、触、叩、听。

7. 腹部 视、触、叩、听。

8. 杵状指、趾。

【辅助检查报告单展示 内镜操作技术演示】

1. 典型 X 线胸片 表现为粗乱肺纹理中有不规则的蜂窝状透亮阴影或沿支气管的卷发状阴影，感染时阴影内出现液平。

2. 胸部 CT 胸部薄层 CT 可见壁增厚的柱状扩张（双轨征），或成串成簇的囊样扩张。高分辨 CT（HRCT）能显示次级肺小叶为基本单位的肺内微细结构。

3. 内镜操作技术演示 注意支气管树结构，支气管扩张患者的镜像特点，管腔内大量脓性分泌物。经纤支镜冲洗、吸引、药物灌注等。

【知识精要】

1. 支气管扩张的临床特点

（1）症状

1）慢性咳嗽伴大量脓痰：与体位改变有关，有时痰量可达每日数百毫升。严重程度可按痰量估计：轻度＜10ml/d；中度 10～150ml/d；重度＞150ml/d。将痰液收集于玻璃瓶中，静置后见分层的特征：上层为泡沫，下悬脓性成分，中层为混浊黏液，下层为坏死组织沉淀物。

如为厌氧菌感染，痰可恶臭；

2）反复咯血：50%～70%的患者出现不同程度的咯血，从痰中带血到大量咯血。部分患者以咯血为唯一症状，称为“干性支气管扩张”；

3）反复肺部感染：由于扩张的支气管清除分泌物的能力丧失及支气管阻塞，引流不畅，常于同一肺段反复发生感染并迁延不愈；

4）慢性感染中毒症状：反复感染患者可出现发热、食欲缺乏、消瘦、乏力、贫血等。儿童可能出现发育不良。

（2）体征

1）早期或干性支扩可无肺部体征；

2）病情严重或并发肺部感染时，病侧下胸部或背部闻及固定而持久的、局限性粗湿啰音，有时可闻及哮鸣音；

3）部分慢性患者可有杵状指（趾）。

2. 辅助检查

（1）X线胸片检查：典型的X线表现为粗乱肺纹理中有不规则的蜂窝状透亮阴影或沿支气管的卷发状阴影，感染时阴影内出现液平。

（2）胸部HRCT：典型的CT改变为扩张的支气管，表现为“轨道征”，“戒指征”，即扩张支气管内腔直径大于邻近血管横断面1.5倍以上，多个受累区域内的“葡萄串征”。由于肺实质的破坏，这些扩张的中等大小支气管几乎可延伸至胸膜。其他改变为支气管壁增厚，气道阻塞（表现为透亮度降低，如由于黏液嵌塞或气体陷闭），有时尚有实变。

（3）纤维支气管镜：可发现部分患者出血部位及支气管阻塞的原因。感染严重时支气管管腔内可有较多脓性分泌物，吸引后见管腔呈喇叭口状改变或狭窄，管壁充血肿胀。干性支扩则见支气管分叉处嵴部锐利，管壁黏膜萎缩，黏膜下血管显露，软骨环突出，部分患者见管腔疤痕狭窄。也可进行支气管肺泡灌洗，取灌洗液做细菌学和细胞学检查，有助于诊断和指导治疗。

（4）血液检查：合并肺部感染时出现可有白细胞增高及中性粒细胞增多。

（5）痰液检查：急性感染时，黄绿色脓性痰量每日可达数百毫升，可有臭味。痰涂片、痰培养及药敏实验可为临床使用抗菌药提供指导。

3. 诊断　依据临床特征、既往病史及胸部 X 线平片可做出初步诊断。HRCT 确诊。

4. 鉴别诊断

（1）慢性支气管炎：多见与老年吸烟者，慢性咳嗽、咳白色泡沫痰，合并感染时才出现脓痰；无反复咯血史。两肺散在性干湿啰音。

（2）肺脓肿：常急性起病，发热、咳嗽、大量脓臭痰。X 线检查局部浓密阴影，中可有液平。注意二病可并存。

（3）肺结核：好发于上肺部，有结核中毒症状，X 线胸片及痰结核菌检查可作出诊断。

（4）先天性肺囊肿：薄壁圆形或椭圆形阴影，周围无炎症浸润影。胸部 CT 或支气管造影可帮助诊断。

（5）弥漫性泛细支气管炎：慢性咳嗽、咳痰、活动时呼吸困难及鼻窦炎；胸片或 CT 上有弥漫性分布的边界不太清楚的小结节影；类风湿因子、抗核抗体、冷凝集试验可阳性。大环内酯类治疗 2 个月以上有效。

5. 治疗

（1）治疗基础疾病：对活动性肺结核伴支气管扩张应积极抗结核治疗。

（2）控制感染：是急性感染期的主要治疗措施。应根据症状、体征及痰液性状、痰涂片结果选用抗菌药物，并根据痰菌培养和药敏实验结果及病情变化调整抗菌药物。

经验治疗可给予氨苄西林、阿莫西林或头孢克洛；存在铜绿假单胞菌感染时，可口服喹诺酮类药物、静脉给予氨基糖苷类药物或第三代头孢菌素。

（3）改善气流受限：支气管舒张药物可改善气流受限并帮助清除分泌物。

（4）清除气道分泌物：化痰药物及振动、拍背和体位引流等胸部物理治疗均有助于清除气道分泌物。纤维支气管镜吸痰效果好，还可配合镜下止血、冲洗及局部使用药物灌注。

（5）咯血的处理：①绝对卧床休息；②消除紧张情绪，必要时予以地西泮等镇静剂；③垂体后叶素，5IU加入50%葡萄糖溶液40ml缓慢静脉推注，再将10～20IU加入5%葡萄糖溶液250～500ml静脉滴注，连续用药72小时以上，老年人、心血管疾病者应谨慎；④经纤维支气管镜止血：局部给药，明胶海绵填塞，或用Fogarty导管气囊压迫止血；⑤介入治疗　当发生急性大咯血、内科治疗不理想，而全身情况良好者，可选择性进行支气管动脉栓塞治疗或手术治疗；⑥控制血管压力　如普鲁卡因100～300mg加入5%葡萄糖溶液250～500ml静脉滴注，12小时1次；⑦输血　咯血过多或不止者，可输少量全血；⑧防治窒息：若有窒息征象，应立即取头低足高位，尽快挖出或吸出口、咽、喉、鼻部血块，必要时行气管插管或气管切开。

（6）手术治疗：反复呼吸道急性感染或大咯血患者，病变范围局限在一叶或一侧肺组织，尤其是局限性病变反复发生威胁生命的大咯血，经药物治疗不能控制，全身情况良好者，可考虑手术切除病灶。

【复习思考题】

1. 简答题

（1）支气管扩张的临床特征有哪些？

（2）何谓干性支气管扩张？

（3）支气管扩张的影像学特点有哪些？

（4）如何鉴别支气管扩张与肺脓肿、先天性肺囊肿？

（5）如何救治支气管扩张合并大咯血？

2. 病史采集训练　男性，34 岁，因反复咳嗽、咳脓痰 30 余年，再发 1 周入院。请围绕主诉采集相关病史。

3. 病例分析　找一临床支气管扩张典型病例，要求做出以下分析：

（1）诊断及诊断依据。

（2）鉴别诊断。

（3）进一步检查。

（4）治疗原则。

笔记栏

（陈　哲）

见习三（1） 慢性阻塞性肺疾病（COPD）

【见习要求】

1. 掌握 COPD 的概念、临床表现、并发症、诊断及稳定期严重程度评估、鉴别诊断、治疗原则。

2. 熟悉 COPD 病因、发病机制、病理改变及辅助检查。

【见习时数】 2 学时。

【见习准备】

1. 典型患者 1 人/小组。

2. 典型 X 线胸片、肺功能报告单各 1 份/小组。

【见习过程】

1. 讲授病史采集、体格检查要点，学生分组进病房采集病史，并做体格检查。

2. 学生回示教室汇报病历摘要、阳性体征，提出必要的辅助检查并说明其目的；教师展示典型 X 线胸片及肺功能报告。

3. 学生归纳总结病例特点，作出完整的诊断（包括对 COPD 稳定期严重程度评估及并发症诊断），并说明诊断依据。

4. 结合患者的具体实际，教师以提问的方式小结。

【病史采集要点】

1. 现病史

（1）发病情况：缓慢或急骤起病？

（2）发病的原因或诱因：是否吸烟？是否冬春季节或天气寒冷？是否上呼吸道感染？

（3）主要症状：咳、痰、喘、气短等症状特点及持续时间（病程的长短）。

（4）伴随症状：是否咯血、胸痛、发热？是否腹胀、食欲缺乏、消瘦？

（5）病情演变：何时出现心肺功能不全的表现？

（6）诊疗情况：在何处就诊过？做过何种检查？用何药物及疗效如何？

（7）一般情况：精神、体力、饮食、大小便如何？体重有何变化？

2. 其他相关病史

（1）有无药物过敏史。

（2）既往有无心肺疾病史（如高血压心脏病、冠心病、风心病，肺结核、支气管扩张、支气管哮喘等）。

（3）个人史：吸烟史（品种、日吸烟量、烟龄）、职业史。

【体查要点】

1. 体温、脉搏、呼吸、血压、体位、神志。

2. 呼吸困难的特点　呼气性呼吸困难。

3. 缺氧程度　甲床、嘴唇、舌的颜色。

4. 头部　皮肤颜色，头皮血管扩张程度，出汗情况。

5. 颈部　颈静脉充盈度、气管位置。

6. 胸部　视、触、叩、听。

7. 心脏　心尖搏动的位置，心界大小，心率、节律、心音、杂音、心包摩擦音；特别注意有无剑突下心脏搏动及三尖瓣区收缩期杂音。

8. 腹部　肝脏是否肿大，肝颈回流征是否阳性，有无移动性浊音。

9. 双下肢浮肿情况。

【辅助检查报告单展示】

1. 肺功能检查　所有呼气流速指标均下降，显示阻塞性通气功能障碍。吸入支气管舒张药后，$FEV_1/FVC<70\%$表明为不完全可逆气流受限（可与哮喘鉴别）。

2. 典型 X 线胸片改变 胸廓前后径增大，横膈低平，胸骨后透亮区增宽，胸骨与横膈的夹角增大，≥90°。心影趋于狭长。

【知识精要】

1. COPD 的临床特点

（1）症状：咳、痰、喘、促

1）咳嗽：起病缓慢，病程较长。开始较轻，如遇吸烟、接触有害气体、过度劳累、气候变化或受凉感冒，则引起急性加重或发作。一般晨间咳嗽较重，白天较轻，晚间睡前有阵咳；

2）咳痰：常于起床或体位变动时刺激排痰，故清晨或睡前有较多排痰。痰液一般为白色黏液或浆液泡沫性，偶可带血。伴细菌感染时则变黏液脓性，痰量增加，可伴发热；

3）喘息和胸闷：部分患者特别是重度或急性加重时出现喘息，伴哮鸣音。

4）气促或呼吸困难：早期在劳力时出现，后逐渐加重，以致在日常活动甚至休息时也感气短。是 COPD 的标志性症状；

5）其他：晚期患者有体重下降，食欲减退等。

（2）相关病史：①有无药物过敏史；②既往有无支气管哮喘、支气管扩张、肺结核、肺癌等病史；③有无吸烟史（吸烟指数、戒烟时间）；④有无职业性粉尘接触史；⑤有无家族过敏性疾病史、开放性肺结核密切接触史。

（3）体征

1）慢性支气管炎（简称慢支）体征：早期可无任何异常体征。急性发作期可有散在的干、湿性啰音，多在肺底部，咳嗽后可减少或消失。喘息型可听到哮鸣音及呼气相延长；

2）肺气肿征：早期体征不明显。典型者出现桶状胸，呼吸运动减弱；语颤减弱或消失；叩呈过清音，心界缩小或不易叩出，肺下界和肝浊音界下移；听诊心音遥远，呼吸音减弱，呼气延长；

3）肺部感染征：双肺散在湿性啰音，位置较固定。

2. 辅助检查

（1）肺功能检查：有助于 COPD 的诊断，严重性估计和随访进展。用力呼气肺活量量化了气道阻塞。气流阻塞是症状性呼吸不足的一个重要指标并很可能有血气异常。随着疾病的加重，FEV_1 和 FEV_1 /FVC 进行性下降。

（2）X 线胸片检查：对诊断 COPD 不灵敏，但有助于排除其他诊断，如肺结核和肺癌。放射学对严重肺气肿可明确诊断，对于较严重的患者，约有一半可作出诊断，而轻度患者则不能作出诊断。严重肺气肿的 X 线表现为胸廓前后径增大，横膈低平，胸骨后透亮区增宽，胸骨与横膈的夹角增大，≥90°。心影趋于狭长。肺血管影突然变细是肺气肿的一个表现，但可能难以确定，除非伴有明显的肺透亮度增加。

3. 血气分析 可发现低氧血症和高碳酸血症，并明确其严重性。属有创检查，仅用于有缺氧、二氧化碳潴留或右心衰竭的患者，确定患者是否需要长期氧疗。严重者 PaO_2 降低，$PaCO_2$ 升高，也可出现代谢性酸中毒或/和呼吸性酸中毒。

4. 诊断

（1）慢支

1）诊断标准：①咳嗽、咳痰、喘息症状每年发病持续 3 个月，连续 2 年或以上，并排除的其他心肺疾病（如肺结核、尘肺、哮喘、支扩、肺癌、心脏病、心力衰竭等）；②如每年发病持续不足 3 个月，应有明确的客观检查依据（如 X 线胸片或呼吸功能检查）。

2）分型：无喘息者为单纯型，有喘息者为喘息型。

3）分期：①急性发作期：一周内出现脓性或黏液脓性痰，或咳、痰、喘症状加重；②慢性迁延期：不同程度的咳、痰、喘症状迁延 1 个月以上；③临床缓解期　症状基本消失或偶有轻咳、少痰，保持两个月以上。

（2）慢性阻塞性肺气肿：慢支并肺气肿时，在原有咳嗽咳痰等症状的基础上出现逐渐加重的呼气性呼吸困难。早期可不明显，主要表现为气短，活动后加重。肺气肿征阳性。

（3）COPD

1）主要根据吸烟等高危因素史、临床症状、体征及肺功能等综合分析确定。吸入支气管舒张药后，$FEV_1/FVC<70\%$，可确定为不完全可逆气流受限，是诊断 COPD 的必要条件。

2）有少数患者并无咳嗽、咳痰症状，仅在肺功能检查时发现不完全可逆气流受限，在排除其他疾病后，也可诊断为 COPD。

3）COPD 稳定期严重程度综合性评估

a. 症状评估：见表 1-1。

表 1-1　英国呼吸困难问卷（mMRC）

mMRC 分级	呼吸困难症状
0 级	剧烈活动时出现呼吸困难
1 级	平地快步行走或爬缓坡时出现呼吸困难
2 级	由于呼吸困难，平地行走时比同龄人慢或需要停下来休息
3 级	平地行走 100 米左右或数分钟后即需要停下来喘气
4 级	因严重呼吸困难而不能离开家，或在穿衣脱衣时即出现呼吸困难

b. 肺功能评估：见表 1-2。

表 1-2　GOLD 分级

肺功能分级	FEV1 占预计值的百分比
GOLD1 级：轻度	FEV1 ≥ 80%预计值
GOLD2 级：中度	50% ≤FEV1< 80%预计值
GOLD3 级：重度	30% ≤ FEV1< 50%预计值
GOLD4 级：极重度	FEV1 < 30%预计值

c. COPD 稳定期严重程度综合性评估：见表 1-3。

表 1-3　COPD 稳定期严重程度综合性评估

综合性评估分组	特征	肺功能	上一年急性加重次数	mMRC 分级
A 组	低风险，症状少	GOLD1-2 级	≤1 次	0～1 级
B 组	低风险，症状多	GOLD1-2 级	≤1 次	≥2 级
C 组	高风险，症状少	GOLD3-4 级	≥2 次	0～1 级
D 组	高风险，症状多	GOLD3-4 级	≥2 次	≥2 级

4）COPD 病程分期

a. 急性加重期：是指咳嗽、咳痰、呼吸困难比平时加重或痰量增多，或咳黄痰，或需要改变用药方案。

b. 稳定期：指咳嗽、咳痰、气短等症状稳定或症状轻微。

5. 鉴别诊断

（1）支气管哮喘：支气管舒张试验阳性，说明气流受限完全可逆。

（2）支气管扩张：不合并 COPD 时肺功能检查无阻塞性通气功能障碍特点；高分辨 CT 可确诊。

（3）肺结核：不合并 COPD 时肺功能检查无阻塞性通气功能障碍特点；痰中找到结核杆菌可确诊。

（4）肺癌：不合并 COPD 时肺功能检查无阻塞性通气功能障碍特点；痰中找到癌细胞或病理检查阳性可确诊。

（5）其他原因所致气腔扩大：肺功能检测没有气流受限的改变，即 $FEV_1/FVC > 70\%$。

6. COPD 治疗

（1）稳定期治疗：根据稳定期严重程度综合性评估选择治疗方案。①教育和劝导患者戒烟；②支气管舒张药；③祛痰药；④长期家庭氧疗（LTOT） 一般以鼻导管吸氧，氧流量为 1～2L/min，吸氧时间 10～15h/d。

（2）急性加重期治疗：①评估病情严重程度，明确加重的原因（常为细菌或病毒感染）；②根据病情程度决定门诊或住院治疗；③支气管舒张药；④控制性吸氧：一般吸入氧浓度为 28%～30%；⑤抗生素；⑥糖皮质激素。

【复习思考题】

1. 简答题

（1）COPD 与慢支、肺气肿、支气管哮喘的关系如何？

（2）COPD 的临床特征有哪些？

（3）COPD 的诊断标准是什么？其稳定期严重程度如何综合性评估？

（4）COPD 有哪些并发症？

（5）LTOT 的指征是什么？

2. 病史采集训练 女性，65 岁，因反复咳嗽、咳痰

15 年，再发加重伴呼吸困难 1 个月入院。请围绕主诉采集相关病史。

3. 病例分析　找一临床 COPD 典型病例，要求做出以下分析：

（1）诊断及诊断依据。

（2）鉴别诊断。

（3）进一步检查。

（4）治疗原则。

笔记栏

（陈　林）

见习三（2）　支气管哮喘

【见习要求】

1. 掌握支气管哮喘的发病机制、临床表现、诊断、鉴别诊断与治疗原则。

2. 掌握重症哮喘的概念及救治方法。

3. 掌握手持定量雾化器、都保及峰流速仪的使用方法。

【见习时数】　2 学时。

【见习准备】

1. 典型患者　1 人/小组。

2. 发作期和缓解期肺功能资料 各1份/小组。

3. 吸入装置 （超声雾化器、氧气动力雾化器、手持定量雾化器、准纳器、都保等）：各1套/小组。

4. 峰流速仪 各1具/小组。

【见习过程】

1. 讲授病史采集、体格检查要点，学生分组进病房采集病史，并做体格检查。

2. 学生回示教室汇报病历摘要、阳性体征，提出必要的辅助检查并说明其目的；教师展示肺功能资料；教师演示吸入装置、峰流速仪使用方法。

3. 学生归纳总结病例特点，作出诊断，并说明诊断依据。

4. 结合患者的具体实际，教师以提问的方式小结。

【病史采集要点】

1. 现病史

（1）发病情况：起病年龄，是否急骤起病或反复发作？

（2）发病的原因或诱因：发病前是否接触变应原、冷空气、物理、化学性刺激？是否存在病毒性上呼吸道感染？是否剧烈运动？

（3）主要症状：呼吸困难情况如何（性质特征：发作性、呼气性呼吸困难，常伴哮鸣音。严重者端坐呼吸）？咳嗽情况如何（干咳或咳大量白色泡沫痰。咳嗽变异型哮喘以咳嗽为唯一表现）？症状发作特点如何（呈发作性，对支气管舒张药敏感，有缓解期）？

（4）伴随症状：是否紫绀？是否大汗？语言是否流畅？有无意识障碍？

（5）病情演变：何时出现呼吸衰竭、循环衰竭、意识障碍等表现？

（6）诊疗情况：在何处就诊过？做过何种检查？用何药物及疗效如何？

（7）一般情况：精神、体力、饮食、大小便如何？体重有何变化？

2. 其他相关病史

（1）有无药物过敏史。

（2）有无过敏性疾病史：如过敏性鼻炎、荨麻疹、花粉热。

（3）有无家族过敏性疾病史。

（4）用药史：是否使用阿司匹林、普萘洛尔。

（5）既往有否高血压、冠心病、风心病二尖瓣狭窄病史；有无慢支、支气管肺癌、支气管结核病史。

【体查要点】

1. 体温、脉搏、呼吸、血压、体位、神志。

2. 呼吸困难　呼气性呼吸困难，常伴哮鸣音。严重者端坐呼吸，鼻翼扇动。

3. 缺氧程度　甲床、嘴唇、舌的颜色。

4. 皮肤　干燥。严重者大汗，皮肤湿冷，紫绀，头皮血管扩张。

5. 胸部　视、触、叩、听。

6. 心脏　视、触、叩、听。

7. 腹部　肝界下移。

【辅助检查报告单及吸入装置展示】

1. 肺功能检查

（1）发作期：①呈阻塞性通气功能障碍，所有呼气流速指标均显著下降。第 1 秒用力呼气容积（FEV_1），第 1 秒用力呼气容积占用力肺活量比值（$FEV_1/FVC\%$）、最大呼气中期流速（MMEF）、呼气峰值流速（PEF）均减少；②肺容量指标：肺活量减少、残气量增加、功能残气量和肺总量增加，残气占肺总量百分比增高。

（2）缓解期：上述通气功能指标可逐渐恢复。

2. 演示吸入装置的使用

（1）pMDI 使用步骤

1）摇：将盖打开，使用前先充分摇匀药液；

2）呼：尽量用力呼气；

3）吸、掀：将接口端放入双唇间，在深吸气开始的同时按压气雾器顶部，使其喷药，随吸气将药粒深深吸入；

4）屏：吸完后尽可能屏住呼吸数秒钟（最好是 10 秒）；

5）呼：随后再呼吸；

6）漱：漱口；

7）盖：盖上盖子。

（2）都保的使用步骤

1）旋松盖子并拔出；

2）使旋柄在下方，握住吸入器使之直立。尽量把旋柄拧到底，然后再回到原来位置，这样就往吸入器加入了一剂量的药物；

3）呼气，不可对着吸嘴呼气；

4）轻轻地把吸嘴放在上下牙齿之间，双唇包住吸嘴。用力且深长的吸气。不要用力咬吸嘴；

5）将吸入器移开嘴部，然后呼气；

6）若处方中需要多次剂量，重复上述步骤；

7）盖上盖子。

由于药粉剂量很少，每次吸入时患者可能感觉不到它，然而，只要按照上述步骤操作，就可吸入所需剂量。每次用完后干纸巾擦拭吸嘴的外部。严禁用水擦洗吸嘴外部。当红色记号刚在指示窗出现时，吸入器内还剩约

20 个剂量。当红色记号到达指示窗底线时，表明吸入器已空了。当摇动吸入器所听到的声音不是药物产生的，而是干燥剂产生的。

3. 演示峰流速仪使用

（1）峰流速仪测定时，首先将峰流速指征拨向零点。

（2）然后双手拿住流速仪，张口大吸气。

（3）再用口含住口器，用力以最大速度在最短时间内，将气体吹出。

（4）记下指征所指读数，连续做 3 次，而取其最好的 1 次值。

注意一定要用口唇含住口器，周围不要漏气，深吸气后用力尽快吹出。峰流速仪有其应用重要性，但又并不是每个哮喘患者都需要一个峰流速仪，有以下情况者，最好能在家中记录峰流速值：①哮喘经常引起咳嗽及不适；②过去 1 年有过 3 次哮喘发作；③既往有过严重发作，需住院治疗或人事不省者；④所有使用气雾剂的患者（指 5 岁以上）。

【知识精要】

1. 支气管哮喘的临床特点

（1）典型表现：发作性伴有哮鸣音的呼气性呼吸困难或发作性胸闷和咳嗽。

（2）严重表现：被迫采取坐位或呈端坐呼吸，干咳或咯大量白色泡沫痰，甚至出现紫绀等。

（3）特殊表现：咳嗽变异性哮喘以咳嗽为唯一症状。胸闷变异性哮喘以胸闷为唯一症状。

（4）发病特征：①发作性：当遇到诱发因素时呈发作性加重；②时间节律性：常在夜间及凌晨发作和加重；③季节性：常在秋冬季节发作或加重；④可逆性：平喘药通常能够缓解症状，可有明显的缓解期（症状可在数分钟内发作，经数小时至数天，用支气管扩张药或自行缓解）。

2. 体征

（1）非发作期可无异常体征。

（2）发作期胸廓呈过度充气状态，叩诊呈过清音，有广泛的呼气相为主的哮鸣音，呼气相（即呼气过程时间）延长。

（3）严重发作时常有呼吸费力、大汗淋漓、紫绀、胸腹反常运动、心率增快、奇脉等体征。

（4）寂静胸：在轻度哮喘或非常严重发作时，不出现哮鸣音。

3. 辅助检查

（1）血液常规检查：发作时可有嗜酸性粒细胞增高，但多数不明显；并发感染可有白细胞数增高，分类嗜中性粒细胞比例增高。

（2）痰液检查

1）涂片在显微镜下可见：①较多嗜酸性粒细胞；②嗜酸性粒细胞退化形成的尖棱结晶（Charcot-Leyden 结晶体）；③黏液栓（Curschmann 螺旋体）；④透明哮喘珠（Laennec 珠）。

2）合并呼吸道细菌感染，痰涂片革兰染色、细胞培养及药物敏感试验有助于病原菌诊断及指导治疗。

（3）通气功能检测：发作期患者呈阻塞性通气功能障碍，所有呼气流速指标均显著下降。肺容量指标：肺活量减少、残气量增加、功能残气量和肺总量增加，残气占肺总量百分比增高。缓解期患者上述通气功能指标可逐渐恢复。

（4）支气管激发试验（BPT）

1）目的：测定气道反应性。利用支气管哮喘具有气道高反应性的特点，用激发剂使表现不典型的患者出现典型表现来诊断支气管哮喘。

2）必要条件：该实验风险大，只适用于非哮喘发作期、$FEV_1>70\%$正常预计值的患者，并需具备必要的抢救条件。

3）常用激发剂：乙酰甲胆碱和组胺。

4）结果判断：①定性判断：FEV_1 下降≥20%为阳性；②定量判断：通过剂量反应曲线计算使 FEV_1 下降20%的吸入药物累积计量（PD20-FEV_1）或累积浓度（PC20-FEV_1），可对气道反应增高的程度作出定量判断。

（5）支气管舒张试验（BDT）

1）目的：测定气道的可逆性改变。

2）常用舒张剂：沙丁胺醇、特布他林。

3）阳性结果：FEV_1 增加≥12%，且其绝对值增加≥200ml，提示存在可逆性的气道阻塞。

（6）PEF 及其变异率测定：PEF 反映气道通气功能的变化，哮喘发作时 PEF 下降。由于哮喘患者通气功能有时间节律变化的特点，在凌晨或夜间 PEF 降到最低值，存在昼夜变异率，当变异率≥20%，符合支气管哮喘气道气流受限可逆性改变的特点。

（7）动脉血气分析：发作时可有缺氧，PaO_2 和 SaO_2 降低，过度通气则 $PaCO_2$ 下降，表现为代酸并呼碱；重症哮喘，气道阻塞严重，可有缺氧及 CO_2 潴留，$PaCO_2$ 上升，表现为代酸并呼酸。

（8）胸部 X 线检查：在缓解期多无明显异常；在哮喘发作早期可见两肺透亮度增加，呈过度充气状态；如并发呼吸道感染，可见肺纹理增加及炎症性浸润阴影；部分患者可出现肺不张、气胸或纵隔气肿等并发症的影像学改变。

（9）特异性过敏原的检测

1）体外试验：测定患者的特异性 IgE。变应性哮喘患者的血清特异性 IgE 可较正常人明显增高。

2）体内试验：包括皮肤变应原测试和吸入变应原测试。用于指导避免变应原接触和脱敏治疗。风险较大，注意防止发生过敏反应。

4. 诊断

（1）诊断标准

1）反复发作的喘息、气急、胸闷或咳嗽，多与接触变应原、冷空气、物理、化学性刺激、病毒性上呼吸道感染、运动等有关。

2）发作时在双肺可闻及散在或弥漫性，以呼气相为主的哮鸣音，呼气相延长。

3）上述症状可经治疗缓解或自行缓解。

4）除外其他疾病引起的喘息、气急、胸闷和咳嗽。

5）临床表现不典型者（如无明显喘息或体征）至少应有下列三项中的一项：①支气管激发试验或运动试验阳性；②支气管舒张试验阳性；③昼夜 PEF 变异率≥20%。

符合 1）～4）条或 4）、5）条者可诊断为支气管哮喘。

（2）分期和严重度分级：支气管哮喘可分为急性发作期、慢性持续期和缓解期。

1）急性发作期：症状突然发生或加剧，以呼气流量降低为特征，常因接触变应原等刺激物或治疗不当所致。严重者在数分钟内即可危及生命（表 1-4）。

表 1-4　哮喘急性发作期的严重度分级

临床特点	轻度	中度	重度	危重
气短	步行、上楼时	稍事活动	休息时	
体位	可平卧	喜坐位	端坐呼吸	
讲话方式	连续成句	常有中断	单字	不能讲话
精神状态	可有焦虑/尚安静	时有焦虑或烦躁	常有焦虑、烦躁	嗜睡意识模糊
出汗	无	有	大汗淋漓	
呼吸频率	轻度增加	增加	常>30 次/分钟	
辅助呼吸肌活动及三凹征	常无	可有	常有	胸腹矛盾运动
哮鸣音	散在，呼吸末期	响亮、弥漫	响亮、弥漫	减弱、乃至无
脉率	<100 次/分钟	100～120 次/分钟	>120 次/分钟	>120 次/分钟或脉率变慢或不规则
奇脉（收缩压下降）	无（<10mmHg）	可有（10～25mmHg）	常有　（>25mmHg）	无
使用 β2 激动剂后 PEF 占正常预计值或本人平素最高值%	>80%	60%～80%	<60%或<100 升/分钟或作用时间<2 小时	
PaO_2（吸空气）	正常	60～80mmHg	<60mmHg	
$PaCO_2$	<40mmHg	≤45mmHg	>45mmHg	
SaO_2（吸空气）	>95%	91%～95%	≤90%	
pH	—	—	降低	降低

2）非急性发作期：患者虽没有急性发作，但在相当长的时间内总是不同频度和（或）不同程度地出现症状（喘息、咳嗽、胸闷等）。治疗前患者（指新发患者或既往患有哮喘而长期未使用药物规范治疗的患者）根据其临床表现、肺功能可将慢性持续期患者病情程度分为 4 级（表 1-5）。

表 1-5 非急性发作期哮喘控制水平的分级

A. 目前临床控制评估			
临床特征	控制（满足以下所有条件）	部分控制（出现以下任何一项临床特征）	未控制
白天症状	无（或≤2 次/周）	>2 次/周	出现≥3 项哮喘部分控制的表现
活动受限	无	有	
夜间症状/憋醒	无	有	
需要使用缓解药或急救治疗	无（或≤2 次/周）	>2 次/周	
肺功能（PEF 或 FEV1）	正常	<正常预计值或个人最佳值的 80%	
B. 未来风险评估（急性发作风险，病情不稳定，肺功能迅速下降，药物不良反应）			
与未来不良事件风险增加的相关因素包括：			
临床控制不佳；过去一年频繁发作；曾因严重哮喘而住院治疗；PEF 低；烟草暴露；高剂量药物治疗			

正在接受规范法分级治疗的患者，其病情严重程度应根据患者的当前临床表现、肺功能及目前治疗方案综合判断。例如，患者目前的治疗级别是按照轻度持续（第 2 级）的治疗方案，经过治疗后患者目前的症状和肺功能仍为轻度持续（第 2 级），说明目前的治疗级别

不足以控制病情，应该升级治疗，因此，病情严重程度的分级应为中度持续（第3级），治疗上应采用中度持续（第3级）的治疗方案。

5. 鉴别诊断

（1）心源性哮喘：常见于左心衰竭。可依据病史、典型症状、体征、胸部X线检查、心脏B超、心功能检查和治疗反应进行鉴别。鉴别要点如表1-6：

表1-6　支气管哮喘与心源性哮喘的鉴别诊断

鉴别要点	心源性哮喘	支气管哮喘
发病年龄	中老年人多见	儿童多见
病史	多有高血压、冠状动脉粥样硬化性心脏病、风心病和二尖瓣狭窄等病史	过敏性鼻炎及其他过敏性疾病史
典型症状	阵发性咳嗽，常咳出粉红色泡沫痰	咳嗽、喘息、胸闷，咳出白色黏痰后常可缓解
体征	端坐呼吸，两肺可闻广泛的水泡音和哮鸣音，左心界扩大，心率增快，心尖部可闻奔马律	两肺哮鸣音，无心脏扩大，严重者心率增快，奇脉，紫绀
特检	胸部X线检查时，可见心脏增大，肺淤血征；心脏B超见左心室增大，心功能检查射血分数降低	胸部X线检查时，可见发作期两肺透亮度增加。心脏B超、心功能检查无异常（并发肺心病有异常）
治疗反应	吸入速效选择性 β_2 激动剂或注射小剂量氨茶碱后可有一定程度缓解	吸入速效选择性 β_2 激动剂或注射小剂量氨茶碱，疗效迅速

若一时难以鉴别，可雾化吸入速效选择性 β_2 激动剂或注射小剂量氨茶碱，若症状迅速缓解则基本排除心源性哮喘。未确诊前忌用肾上腺素或吗啡，以免造成生命危险。

（2）喘息型慢性支气管炎：其实质为慢性支气管炎合并哮喘。多见于中老年人，有吸烟史及慢性咳嗽史。喘息长年存在，常在呼吸道感染后加重。有肺气肿体征，两肺可闻及散在湿啰音。

（3）支气管肺癌：中央型肺癌因管腔内生长或管外压迫导致支气管狭窄或伴感染时，可出现局限性喘鸣或哮鸣音。伴类癌综合征，可出现喘鸣或类似哮喘样呼吸困难、肺部可闻及哮鸣音。呼吸困难及哮鸣症状进行性加重。常无诱因。咳嗽可有血痰。痰中可找到癌细胞，胸部 X 线摄片、CT 或 MRI 检查或纤维支气管镜检查常可明确诊断。

（4）变态反应性支气管肺曲菌病（ABPA）：常以反复哮喘发作为特征，可咳出棕褐色黏稠痰块或咳出树枝状支气管管型。痰嗜酸性细胞数增多，痰镜检可查及曲菌。胸部 X 线检查可见游走性或固定性浸润病灶，CT 可显示近端支气管呈囊状或柱状扩张。曲菌抗原皮肤试验呈双相反应，曲菌抗原特异性沉淀抗体阳性，血清总 IgE 显著增高。

6. 治疗 目前不能根治，但长期规范治疗可使大多数患者达到良好或完全的临床控制。治疗的目标为长期控制症状，预防未来风险的发生，能使患者与正常人一样的生活、学习和工作。

（1）脱离变应原。

（2）药物治疗：主要分为两类。

1）缓解哮喘发作药物（支气管舒张药） 目前临床上主要有选择性 β_2 受体激动剂、抗胆碱药和茶碱类药物。

a. 选择性 β_2 受体激动剂：是控制急性发作症状的首选药物。该类药物通过激活腺苷酸环化酶，使细胞内 cAMP 增高，游离 Ca^{2+} 减少，舒张支气管。

依据维持作用时间可分为短效制剂（如沙丁胺醇、特布他林）和长效制剂（如福莫特罗）。长效制剂用于防治反复发作性哮喘和夜间哮喘，它还兼具一定的抗气道炎症和增强黏液–纤毛运载系统输送功能的作用，与激素协同抗炎并延缓气道重塑。依据起效快慢可分为速效（如沙丁胺醇、特布他林、福莫特罗干粉）和慢效药物，前者是主要的急救药物。

首选吸入法给药。注意不同吸入装置对药物的吸入与气道沉积率有很大差别。福莫特罗干粉吸入剂——奥克斯都保，特别是长效 β_2 受体激动剂与激素合装的定量剂型如信必可都保，由于可迅速舒张支气管，维持时间在 12 小时以上，使用及携带方便，患者有较好的依存性；

b. 抗胆碱药：M 受体拮抗剂，阻断节后神经，降低迷走神经张力而舒张支气管，并减少痰液分泌。与 β_2 受体激动剂联合使用有协同作用。代表药物有异丙托溴胺、噻托溴铵。尤其适应于夜间哮喘和多痰患者；

c. 茶碱类：该类药物通过激活腺苷酸环化酶，使细胞内 cAMP 增高，还拮抗腺苷受体；刺激肾上腺分泌肾上腺素，增强呼吸肌收缩；增强纤毛清除功能；有一定的抗炎作用。代表药物有氨茶碱及茶碱控释片舒弗美。不良反应较多，如胃肠道反应恶心、呕吐；心血管不良反应心动过速、心律失常、血压下降；泌尿系统出现多尿；神经系统有呼吸中枢兴奋，严重者抽搐乃至死亡。用药中最好监测血浆氨茶碱浓度，安全浓度为 6～15μg/ml。西咪替丁、喹诺酮类、大环内酯类使其排泄速度减慢。

2）控制哮喘发作药物（抗炎药） 临床使用药物主要有糖皮质激素、白三烯及其他炎症介质调节剂，茶碱类药物也具有一定的抗炎作用。

a. 糖皮质激素：针对哮喘慢性非特异性炎症机制，是当前防治哮喘最有效的药物。主要作用机制包括抑制炎症细胞的迁徙与活化、抑制细胞因子的生成；抑制炎症介质的释放；增强平滑肌细胞 β_2 受体的反应性。吸入治疗是目前推荐长期抗炎治疗的最常用方法。常用的吸入激素有二丙酸倍氯米松、布地奈德等。近年已发展了一些新的活性更强的吸入激素，如氟替卡松等。注意大剂量吸入和全身用药的不良反应。吸入激素联合长效 β_2 受体激动剂有协同作用；

b. 白三烯调节剂：通过调节白三烯的生物活性作用发挥抗炎作用，同时舒张支气管。代表药物有孟鲁司特、扎鲁司特；

c. 色苷酸钠及尼多酸钠：非糖皮质激素类抗炎药物。部分抑制 IgE 介导的肥大细胞释放介质，对其他炎症细胞释放介质也有选择性抑制作用。为临床预防用药。

（3）急性发作期的治疗：目的是尽快缓解气道阻塞，纠正低氧血症，恢复肺功能，预防进一步恶化或再次发作，防止并发症。一般根据病情的分度进行综合性治疗（表 1-7）。

表 1-7　哮喘急性发作期治疗方案

<table>
<tr><th></th><th>轻度</th><th>中度</th><th>重度</th><th>危重</th></tr>
<tr><td>治疗方案</td><td>①每日定时吸入糖皮质激素（200～500 μg BDP）；②按需吸入 β_2 激动剂，效果不佳时口服 β_2 激动</td><td>①每日定时吸入较大剂量糖皮质激素（500～1000μg BDP）。②规律吸入 β_2 激动剂或联合抗胆碱药物吸入，或口服长</td><td colspan="2">①持续雾化吸入 β_2 激动剂，加用抗胆碱药物吸入。②或静脉点滴沙丁胺醇、氨茶碱，加用口服 LT 拮抗剂。③静脉用糖皮质激素，病情控制后改为口服，乃至吸入</td></tr>
</table>

续表

	轻度	中度	重度	危重
	剂控释片或口服小剂量控释茶碱；或加用抗胆碱药。③夜间哮喘可吸入长效 β_2 激动剂	效 β_2 激动剂，也可加用口服 LT 拮抗剂。③必要时使用持续雾化吸入，或口服糖皮质激素或静脉注射氨茶碱	用药。④注意维持水电解质平衡。⑤避免严重的酸中毒，pH<7.20 时应适量补碱。⑥氧疗；有指征时进行机械辅助通气。⑦防治呼吸系统感染。⑧祛除痰液	

（4）哮喘的长期治疗：见表 1-8。

表 1-8　长期治疗方案

降　级　　　　升　级

第一级	第二级	第三级	第四级	第五级
哮喘教育　环境控制				
按需使用短效β受体激动剂	按需使用短效 β_2 受体激动剂			
控制性药物	选用 1 种	选用 1 种	在第 3 级基础上选用 1 种或 1 种以上	在第 4 级基础上增加 1 种
	低剂量 ICS	低剂量 ICS 加 LABA	中低剂量 ICS 或高剂量 ICS 加 LABA	口服最少剂量糖皮质激素
	白三烯调节剂	中低剂量 ICS 或高剂量 ICS	白三烯调节剂	抗 IgE 治疗
		低剂量 ICS 加白三烯调节剂	缓释茶碱	
		低剂量 ICS 加缓释茶碱		

（5）免疫疗法

1)抗原特异性免疫疗法（又称脱敏疗法或减敏疗法）对许多花粉、屋虫螨及少数动物（如猫）毛屑引起的过敏性支气管哮喘有效，应坚持足够的疗程（一般需3～5年）。为保证安全，必须使用标准化的抗原疫苗，当患者PEF ＜ 70%正常预计值时不得进行。

2)非特异性免疫性疗法　如注射卡介苗、转移因子、疫苗等生物制品，可抑制变应原反应的过程，有一定的辅助疗效。目前采用基因工程制备的人重组抗IgE单克隆抗体在治疗中重度变应性哮喘方面，已显现出较好的疗效。

【复习思考题】

1. 简答题

（1）目前支气管哮喘的发病机制有哪些学说？

（2）支气管哮喘的临床特征有哪些？

（3）何谓咳嗽变异型哮喘？

（4）如何鉴别支气管哮喘与心源性哮喘？

（5）使用手持定量雾化器有哪几个步骤？

（6）何谓重症哮喘？如何救治重症哮喘？

2. 病史采集训练　男性，15岁，因反复咳嗽、喘息8年，再发3天入院。请围绕主诉采集相关病史。

3. 病例分析　找一临床支气管哮喘典型病例，要求做出以下分析：

（1）诊断（包括分期、分级、并发症等完整诊断）及诊断依据。

（2）鉴别诊断。

（3）进一步检查。

（4）治疗原则。

笔记栏

（罗　卿）

见习四（1）　慢性肺源性心脏病

【见习要求】

1. 掌握慢性肺源性心脏病缓解期及急性加重期的临床特点、诊断方法及治疗原则及措施。

2. 熟悉慢性肺源性心脏病的并发症、鉴别诊断。

【见习时数】　2 学时。

【见习准备】

1. 典型患者 1 人/小组。

2. 典型 X 线胸片、心电图各 1 份/小组。

【见习过程】

1. 教师讲授病史采集、体格检查要点，学生分组进病房采集病史，并做体格检查。

2. 学生回示教室汇报病历摘要、阳性体征，提出必要的辅助检查并说明其目的；教师展示典型 X 线胸片、心电图。

3. 学生归纳临床特点，作出完整的诊断（包括分期及并发症诊断），并说明诊断依据。

4. 结合患者的具体实际，教师以提问的方式小结。

【病史采集要点】

1. 现病史

（1）发病情况：缓慢或急骤起病？

（2）发病的原因或诱因：每次急性加重的原因或诱因是什么？发生在何季节？

（3）主要症状：咳、痰、喘、呼吸困难等症状的特点及持续时间

（4）伴随症状：是否咯血、胸痛、发热？是否腹胀、食欲缺乏、消瘦？是否下肢浮肿？是否意识障碍及程度。

（5）病情演变：何时开始出现心衰或呼衰表现？

（6）诊疗情况：在何处就诊过？做过何种检查？用何药物及疗效如何？

（7）一般情况：精神、体力、饮食、大小便如何？体重有何变化？

2. 其他相关病史

（1）有无药物过敏史。

（2）既往有无慢性肺、心疾病史（如 COPD、肺结核、支扩、支气管哮喘及高血压心脏病、冠心病、风心病等）。

（3）个人史：吸烟史（品种、日吸烟量、烟龄）、职业史。

【体查要点】

1. 体温、脉搏、呼吸、血压、体位、神志。

2. 呼吸困难的特点　呼气性呼吸困难。

3. 缺氧程度　甲床、嘴唇、舌的颜色。

4. 头部　皮肤颜色，头皮血管扩张程度，出汗情况。

5. 颈部　颈静脉充盈度、气管位置。

6. 胸部　视、触、叩、听。

7. 心脏　心尖搏动的位置，心界大小，心率、节律、

心音、杂音；特别注意有无剑突下心脏搏动及三尖瓣区收缩期杂音。

8. 腹部 肝脏是否肿大，肝颈回流征是否阳性，有无移动性浊音。

9. 双下肢浮肿情况。

【辅助检查报告单展示】

1. X 线胸片检查 肺动脉高压征象：右下肺动脉干扩张，其横径≥15mm，同截面肺动脉横径/支气管横径比值≥1. 07；肺动脉段明显突出，或其高度≥3mm；中心肺动脉扩张与外围分支纤细形成鲜明对比。

2. 心电图检查

①额面平均电轴≥+90°；② V_1R/S≥1；③重度顺钟转向（V_5R/S≤1）；④Rv_1 +Sv_5≥1. 05mV；⑤aVR R/S 或R/Q≥1；⑥V_1～V_3呈 QS、Qr 或 qr；⑦肺型 P 波；

【知识精要】

1. 临床表现

（1）肺、心功能代偿期

1）原发病表现：此期主要是慢阻肺的表现。

a. 症状：主要有咳、痰、喘、促。乏力和劳动耐力下降，急性感染可使上述症状加重。少有胸痛、咯血、头晕、晕厥；

b. 体征：明显发绀和肺气肿征。偶有干、湿性啰音。

2）肺动脉高压表现

a. 症状：呼吸困难、胸痛、咯血、头晕、晕厥；

b. 体征：P_2＞A_2。

c. 右心室肥厚表现：三尖瓣区收缩期杂音，或剑突下心脏搏动增强。可有颈静脉充盈。

（2）肺、心功能失代偿期

1）呼吸衰竭

a. 症状：呼吸困难加重，夜间为甚，常有头痛、失眠、食欲下降，但白天嗜睡，甚至表情淡漠、神志恍惚、谵妄等肺性脑病的表现；

b. 体征：发绀明显，球结膜充血、水肿，严重时可有视网膜血管扩张、视乳头水肿等颅内压升高的表现。腱反射减弱或消失，出现病理反射。皮肤潮红、多汗。

2）心力衰竭

a. 症状：气促更明显，心悸、食欲缺乏、腹胀、恶心等；

b. 体征：发绀更明显，颈静脉怒张，心率加快，可出现心律失常，剑突下可闻及收缩期杂音，甚至舒张期杂音。肝大且有压痛，肝颈静脉回流征阳性，下肢水肿，重者可有腹水。

3）并发症：常出现于肺、心功能失代偿期。

a. 肺性脑病：为肺心病的首位死因；

b. 酸碱失衡及电解质紊乱：在严重病例，开始治疗前多存在呼酸，或合并代酸。因治疗不当可出现代碱（如过度利尿、过度纠酸时）、呼碱（过度通气时）。电解质紊乱较复杂，除钾离子以外，以降低者多见；

c. 心律失常：多表现为房早或阵发性室上速；

d. 休克：中毒性、心源性、失血等因素所致；

e. 消化道出血；

f. DIC。

g. 深静脉血栓形成。

2. 辅助检查

（1）X线胸片检查

1）原发病 X 线征象：慢支征象：肺纹理增粗、紊乱；肺气肿征象：两肺透亮度增加，肋间隙增宽等等；肺部感染征象：肺部斑片状阴影。

2）肺动脉高压征象：右下肺动脉干扩张，其横径≥15mm，同截面肺动脉横径/支气管横径比值≥1.07；肺动脉段明显突出，或其高度≥3mm；中心肺动脉扩张与外围分支纤细形成鲜明对比。圆锥部显著凸出或其高度≥7mm。

3）右心室增大征象：早期应注意多体位分析。

（2）心电图诊断标准：具有一条即可诊断。

①额面平均电轴≥+90°；② V_1R/S≥1；③重度顺钟转向（V_5R/S≤1）；④ Rv_1+Sv_5≥1.05mV；⑤aVR R/S 或 R/Q≥1；⑥ V_1～V_3 呈 QS、Qr 或 qr；⑦肺型 P 波；

（3）超声心动图诊断标准

①右室流出道≥30mm；②右室舒张末期内径≥20mm；③右室前壁厚度≥5mm，或有前壁搏幅增强者；④左/右室内径比值<2；⑤右肺动脉内径≥18mm，或主肺动脉内径≥20mm；⑥右心室流出/左心房内径比值>1.4；⑦肺动脉瓣曲线出现肺动脉高压征象者（a 波低平或<2mm，有收缩中期关闭征等）。

（4）血气分析：肺、心功能失代偿期可出现低氧血症和高碳酸血症。当 PaO_2<60mmHg，$PaCO_2$>50mmHg，表示有呼吸衰竭。

3. 诊断依据

（1）存在慢性肺胸疾病或肺血管病变。

（2）存在肺动脉高压、右心室肥大依据：体征；X 线征象；心电图改变；超声心动图改变等。

（3）有右心功能不全表现：颈静脉怒张、肝肿大、压痛、肝颈回流征阳性、下肢浮肿及静脉压增高等。

4. 鉴别诊断

（1）冠心病：两者都多发于中老年，同有胸闷、气促等不适而容易混淆，但冠心病有以下特点：有典型心绞痛、心梗病史或左心衰病史；常与高血压、高脂血症并存；特检表明以左心室肥大为主。应注意的是肺心病与冠心病可以并存。

（2）风心病：因同有三尖瓣区杂音而易混淆，但风心病有以下特点：往往年轻，有关节炎、心肌炎病史；同时存在明显的二尖瓣区舒张期隆隆样杂音；X 线检查显示明显左心房扩大；超声心动图检查显示有二窄的“城垛样”改变。

（3）原发性心肌病：常表现为全心扩大；无慢支、肺气肿病史；无肺动脉高压征；心电图提示心肌劳累，而无顺钟向转位及电轴右偏。

5. 治疗

（1）急性加重期治疗：积极控制感染；通畅气道，改善呼吸功能；纠正缺氧和二氧化碳潴留；控制呼衰和心衰；积极处理并发症。

1）控制感染：在短期内往往要联合、静脉使用广谱抗生素，迅速控制感染。

2）控制呼衰。

3）控制心衰：以积极控制感染、治疗呼衰为前提，并结合以下措施：

a. 利尿药：对肺心病使用利尿剂应特别慎重，并遵循以下原则：①使用缓和制剂，如 DHCT、氨苯喋啶、螺内酯等；②间隙用药，每用药 2～3 天，需间歇 2～3 天；③小剂量用药；④注意电解质平衡，常结合补氯、补钾。对重度水肿、脑水肿，也只能临时使用强效利尿剂。

b. 正性肌力药：对肺心病使用洋地黄制剂应特别慎重，并遵循以下原则：①使用起效快、排泄快的制剂；②小剂量用药（为常规剂量的 1/2～2/3）；③应注意纠正缺氧、低血钾；④严格用药指征；⑤不能以心率减慢作为考核疗效的唯一指标。

用药指征：①感染已被控制，呼吸功能改善，利尿剂不能取得良好效果而反复浮肿者；②以右心衰为主要表现而无明显急性感染诱因者；③出现急性左心衰者。

c. 血管扩张药：应注意严密观察血压，调整滴速，以免血压剧降。

d. 控制心律失常：以控制感染、纠正缺氧和电解质失衡为主要措施。

e. 抗凝治疗：可应用普通肝素或低分子肝素以防止肺微小动脉原位血栓形成。

f. 加强护理工作：须严密观察病情变化，及时排除呼吸道分泌物。

（2）缓解期治疗：采取综合措施，增强患者免疫功能，去除诱发因素，减少或避免急性加重期的发生，使肺、心功能得到部分或全部恢复。

【复习思考题】

1. 简答题

（1）引起慢性肺心病的主要原因有哪些?

（2）如何区分肺气肿引起的肝界下移与肺心病心衰引起的肝淤血肿大?

（3）肺心病患者有哪些常见并发症? 应如何处理?

（4）使用利尿剂纠正肺心病心衰应注意什么?

（5）肺心病心衰使用洋地黄有何指征? 应注意什么?

2. 病史采集训练　男性，72 岁，因反复咳嗽、咳痰 12 年，再发加重伴呼吸困难、下肢浮肿 10 天入院。请围绕主诉采集相关病史。

3. 病例分析　找一临床肺心病（肺、心功能失代偿期）典型病例，要求做出以下分析：

（1）诊断及诊断依据。

（2）鉴别诊断。

（3）进一步检查。

（4）治疗原则。

笔记栏

（谭小武　陈　林）

见习四（2）　肺血栓栓塞症

【见习要求】　掌握肺血栓栓塞症的危险因素、临床表现与分型、诊断及鉴别诊断、治疗原则与方案。

【见习时数】　2 学时。

【见习准备】

1. 典型患者：1 人/小组；或多媒体光盘 1 套。

2. 典型 X 线胸片、肺动脉造影摄片、心电图：各 1 套/小组。

【见习过程】

1. 教师讲授病史采集、体格检查要点，学生分组进病房采集病史，并做体格检查；

2. 学生回示教室汇报病历摘要、阳性体征，提出必要的辅助检查并说明其目的；教师展示典型 X 线胸片、心电图。

3. 学生归纳临床特点，作出诊断，并说明诊断依据。

4. 结合患者的具体实际，教师以提问的方式小结。如无临床病例，则观看多媒体录像资料。

【病史采集要点】

1. 现病史

（1）发病情况：缓慢或急骤起病？起病年龄？

（2）发病的原因或诱因：发病前是否有过空中和地面的长途旅行？是否在使用雌激素？是否是先兆子痫、剖宫产和多胎妊娠者？是否患有肿瘤？

（3）主要症状：重点询问呼吸困难和胸痛、咯血、焦虑、晕厥、咳嗽、心悸等情况；

（4）伴随症状：是否发热？是否下肢浮肿？是否意识障碍及程度。

（5）病情演变：何时开始出现呼衰表现？

（6）诊疗情况：在何处就诊过？做过何种检查？用何药物及疗效如何？

（7）一般情况：精神、体力、饮食、大小便如何？体重有何变化？

2. 其他相关病史

（1）有无药物过敏史；

（2）有无家族发病史；

（3）既往有无深静脉血栓（VTE）史、肿瘤病史；

【体查要点】

1. 体温、脉搏、呼吸、血压、体位、神志。

2. 呼吸困难的特点　气促、活动后明显。

3. 缺氧程度　甲床、嘴唇、舌的颜色。

4. 头部　皮肤颜色，头皮血管扩张程度，出汗情况。

5. 颈部　颈静脉充盈度、气管位置。

6. 胸部　视、触、叩、听。

7. 心脏 视、触、叩、听。

8. 腹部 视、触、叩、听。

9. 双下肢浮肿情况。

【辅助检查报告单展示】

1. X 线胸片

（1）肺动脉阻塞征。

（2）肺动脉高压征及右心室扩大征。

（3）肺组织继发改变。

2. 肺动脉造影 表现为血管腔充盈缺损、动脉截断或“剪枝征”。

【知识精要】

1. 临床特点

（1）症状：症状多样，缺乏特异性，从无症状到猝死。常见有：①不明原因的呼吸困难及气促，尤以活动后明显；②胸痛：发生率均达 80%以上；③咯血：常为小咯血；④烦躁不安、惊恐甚至濒死感；⑤晕厥，可为 PTE 的唯一或首发症状；⑥咳嗽、心悸等。

（2）体征

1）呼吸系统体征：常见为呼吸急促、紫绀、肺部湿啰音或哮鸣音，胸膜摩擦音或胸腔积液体征；

2）循环系统体征：心动过速，血压变化，严重时血压下降甚至休克，颈静脉充盈或搏动，P_2 亢进或分裂，急慢性肺心病相应表现；

3）发热：约 40%患者有低至中等度发热，少数患者早期有高热。

（3）DVT 的症状与体征

主要表现为患肢肿胀、周径增粗、疼痛或压痛、皮肤色素沉着等，但有部分患者无自觉症状。双下肢周径相差 1cm 即考虑有临床意义。

2. 辅助检查

（1）一般项目：WBC 增高，但一般少于 15×10^9/L；ESR 加快；血清 LDH、CPK、AST、FDP 升高；

（2）血 D-二聚体：通常采用酶联免疫吸附法（ELASA），临界值为 500μg/L，对于肺栓塞的诊断的敏感度达 92%，但特异性低，仅 40%～43%，急性 PTE 时升高，因特异性差，对于 PTE 无诊断价值。若其含量低于 500μg/L，则基本除外急性 PTE。

（3）动脉血气分析：常表现为低氧血症、低碳酸血症，肺泡-动脉血氧分压差（$P_{A-a}O_2$）增大。生理死腔增大，使死腔气/潮气量比值（VD/VT）增高，大于 40%提示肺栓塞可能。

（4）心电图：大多数非特异性心电图异常。可作为诊断的参考依据，尤其是出现比较有意义的 SⅠQⅡTⅢ 型（Ⅰ导联 S 波变深，ST 段压低；Ⅱ导联 Q 波显著及 T 波倒置）改变，无其他原因解释的窦性心动过速，QRS 电轴右偏，完全性或不完全性右束支传导阻滞，低电压，假性心肌梗死图型，肺型 P 波，心律失常等更应引起初诊医师的重视。

（5）X 线胸片：①肺动脉阻塞征：区域性肺纹理变细、稀疏或消失，肺野透亮度增加；②肺动脉高压征及右心室扩大征：右下肺动脉干增宽或伴截断征，肺动脉段膨隆及右心室扩大；③肺组织继发改变：显示斑片状浸润、肺不张或膨隆不全、尖端指向肺门的楔型阴影，尤其是以胸膜为基底凸面朝向肺门的圆形致密阴影（Hampton 驼峰），常位于下肺肋膈角区；肺不张侧见膈肌抬高、有时合并胸腔积液。

（6）核素肺通气/灌注扫描：是 PTE 的重要渗断方法。典型征象是呈肺段分布的肺灌注缺损，并与通气显像不匹配。

（7）肺动脉造影：是诊断肺栓塞最特异的方法。直接征象有肺动脉内造影剂充盈缺损，伴或不伴轨道征的血流阻断；间接征象有肺动脉造影剂流动缓慢，局部低灌注等。是一种有创性检查技术，应严格掌握其适应证。造影不能显示≤2mm 直径小血管，因此多发性小栓塞常易漏诊。

（8）磁共振和磁共振肺动脉造影：MRI 肺动脉造影（MRPA）科直接显示肺动脉内的栓子及 PTE 所致的低灌注区，可确诊 PTE，对段及段以上肺动脉内血栓的诊断敏感性和特异性均较高。对于肺段以下的诊断价值有限。另外，可用于对碘造影剂过敏的患者。

（9）超声心动图：对提示 PTE 和除外其他心血管疾患以及进行急性 PTEE 危险度分层有重要价值。对于严重的 PTE 病例，可以发现右心室功能障碍，可提示或高度怀疑 PTE，为划分 PTE 危险分层提供依据。若在右心房或右心室发现血栓，同时患者的临床表现符合 PTE，即可作出诊断。超声检查偶可因发现肺动脉中心端的血栓而直接确诊。若长期存在肺动脉高压，可见右心室壁肥厚，因此对于诊断慢性血栓栓塞性肺动脉高压有帮助。符合以下两项指标时即可诊断右心室功能障碍：①右心室扩张；②右心室壁运动幅度减低；③吸气时下腔静脉不萎陷；④三尖瓣反流压差>30mmHg。有心比增厚>5mm 对于提示是否存在慢性血栓栓塞性肺动脉高压有重要意义。

（10）螺旋 CT：进行 CT 肺动脉造影（CT-PA），是简单、安全的方法，能够发现段以上肺动脉内的血栓，是最常用的 PTE 确诊手段之一。①直接征象：可见肺动脉内的低密度充盈缺损，部分或完全包周在不透光的血流之间（轨道征），或者呈完全充盈缺损，远端血管不显影。②间接征象：肺野契形密度增高影，条带状高密度区，中心动脉扩张，远端血管分支减少或消失。

3. 诊断

（1）诊断方案和策略

1）根据临床情况疑诊PTE：①从临床表现识别可疑的PTE患者　在高危病例出现难以解释的突发性呼吸困难、胸闷、咳嗽、咯血或头晕、晕厥等症状，尤其是伴有单侧或双侧不对称性下肢肿胀、疼痛等应考虑到PTE的可能；如果出现虚脱/低血压，不能解释的低氧血症、颈静脉怒张、右心奔马律等，应高度怀疑大面积PTE，此时需要进行相关检查；②利用常规检查对患者进行进一步筛查　结合动脉血气分析、心电图、胸部X线平片等检查进行初步评价。血浆D—二聚体对急性PTE有较大的排除诊断价值。

2）对疑诊病例合理安排进一步检查以明确PTE诊断：①核素肺通气/灌注扫描是PTE重要的诊断方法。典型征象是呈肺段分布的肺灌注缺损，并与通气显像不匹配；②螺旋CT和电子束CT肺动脉造影（CTPA）能够发现段以上肺动脉内的栓子，是PTE的确诊手段之一；③磁共振成像（MRI）对段以上肺动脉内栓子诊断的敏感性和特异性均较高，适用于造影剂过敏的患者；④肺动脉造影为PTE诊断的经典与参比方法。但其为一种有创性检查技术，有致命性或发生严重并发症的可能性，故应严格掌握其适应证。

在急诊情况下，一旦高度疑诊PTE即应进行急诊影像学检查：①床旁经胸超声心动图检查；②肺核素显像分为，正常的肺核素分为三类：高度可能、正常或接近正常、非特异性诊断异常。通常认为高度可能性的肺核素显像结果可以诊断 PTE；③CTPA 被推荐为首选的肺部影像学检查，高质量 CTPA 检查阴性的患者不需要做针对 PTE 的进一步检查或治疗。

3）寻找 PTE 的成因和危险因素

①明确有无 DVT 对某一病例只要疑诊 PTE，即应明确是否并存 DVT，检查手段包括超声技术、放射性核素或 X 线静脉造影 、CT 静脉造影（CTV）、MRI 静脉造影（MRV）、肢体阻抗容积图（IPG）等，其中静脉造影是诊断 DVT 的金标准。②寻找发生 DVT 和 PTE 的诱发因素 如制动、避孕药口服、创伤、肿瘤等。同时对某些患者应进行易栓症的相关检查。对原因不明的 PTE 患者应进行隐源性肿瘤的排查。

（2）PTE 的临床分型

1）急性血栓栓塞症：①高危（大面积）PTE（massive PTE） 临床上以休克和低血压为主要表现，即体循环动脉收缩压＜90mmHg，或较基础值下降幅度≥40mmHg，持续 15min 以上。须除外新发生的心律失常、低血容量或感染中毒症所致血压下降；临床病死率>15%。②中危（次大面积）PTE（non－massive PTE）血流动力学稳定，但存在右心功能不全和心肌损伤。右心功能不全的诊断标准：右心功能不全临床表现，超声提示存在右心功能障碍，BNP 升高，NT-BNP 升高。心肌损伤：心电图 ST 段升高或压低，或 T 波倒置；cTNI 升高。③低危 PTE：血流动力学稳定，无右心功能不全及心肌损伤。

2）慢性血栓栓塞性肺动脉高压（CTEPH）：存在呈慢性、进行性病程经过的肺动脉高压的相关表现，后期出现右心衰竭；影像学检查证实肺动脉阻塞，并经常呈多部位、广泛阻塞，可见肺动脉内偏心性分布、有钙化倾向的团块状物等慢性肺动脉血栓栓塞的征象；右心导管检查示静息肺动脉平均压＞25mmHg，活动后肺动脉平均压＞30mmHg，超声波检查示右心室壁增厚，符合慢性肺源性心脏病诊断标准。

4. 鉴别诊断

（1）冠心病：冠脉造影可见冠状动脉粥样硬化、管腔阻塞证据。心肌梗死时心电图、心肌酶有相应的特征性改变。

（2）肺炎：有肺部和全身感染的表现。如咳脓痰、发热、血象显著增高，抗菌治疗有效。

（3）原发性肺动脉高压：CTPA 显示无管腔内占位，放射性核素肺灌注扫描正常或显影稀疏。

（4）主动脉夹层：疼痛较剧烈，常有高血压病史。胸部平片示纵隔影增宽，心血管超声或胸部 CT 可见特征性改变。

5. 治疗　早期诊断、早期治疗，根据患者的危险度分层选择合适的治疗方案。

（1）一般处理与呼吸循环支持治疗：①对高度疑诊或确诊 PTE 的患者，应进行严密监护，监测呼吸、心率、血压、静脉压、心电图及血气的变化；②绝对卧床，保持大便通畅，避免用力；③适当使用镇静、止痛、镇咳及舒张支气管等相应的对症治疗；④采用经鼻导管或面罩吸氧，以纠正低氧血症；⑤对于出现右心功能不全但血压正常者，可使用多巴酚丁胺和多巴胺；若出现血压下降，可增大剂量或使用其他血管加压药物，如去甲肾上腺素等；⑥对于液体负荷疗法需持审慎态度，一般所予负荷量限于 500ml 之内。

（2）特异性方法：包括溶栓、抗凝和手术治疗。

1）溶栓治疗

a. 适应证：①主要适用于高危（大面积）PTE 病例；②对于部分中危（次大面积）PTE，若无禁忌证可考虑溶栓，但存在争议；③对于血压和右心室运动功能均正常的病例，不推荐溶栓。溶栓的时间窗一般定位 14 天。

b. 禁忌证：①绝对禁忌证 活动性内出血、近期自发性颅内出血（对于致命性大面积 PTE，上述绝对禁忌证亦应被视为相对禁忌证）；②相对禁忌证 2 周内的大手术、分娩、器官活检或不能以压迫止血部位的血管穿刺；3 个月内的缺血性脑卒中，10 天内的胃肠道出血；15 天内的严重创伤；1 个月内的神经外科或眼科手术；难于控制的重度高血压（收缩压＞180mmHg，舒张压＞110mmHg）；创伤性心肺复苏；血小板计数＜100×10^9/L；妊娠；心包炎或心包积液；抗凝过程中（如正在应用华法林）；细菌性心内膜炎；严重肝、肾功能不全；糖尿病出血性视网膜病变等。

c. 溶栓方案与剂量

尿激酶：负荷量 4400IU/kg，静注 10 分钟，随后以 2 200IU/（kg·h）持续静滴 12 小时；另可考虑 2 小时溶栓方案：按 20 000IU/kg 剂量，持续静滴 2 小时。

链激酶：负荷量 250 000IU，静注 30 分钟，随后以 100 000IU/h 持续静滴 24 小时。链激酶具有抗原性，故用药前需肌注苯海拉明或地塞米松，以防止过敏反应。链激酶 6 个月内不宜再次使用。

r-PA：50～100mg 持续静脉滴注 2 小时。

d. 注意事项：①溶栓治疗宜高度个体化；②溶栓的时间窗一般定为 14 天以内。对有溶栓指征的病例宜尽早开始溶栓；③溶栓应尽可能在 PTE 确诊的前提下慎重进行；④用药前应充分评估出血的危险性，必要时应配血，做好输血准备。溶栓前宜留置外周静脉套管针，以方便溶栓中取血监测，避免反复穿刺血管；⑤以 r-PA 溶栓时，必须同时应用肝素治疗；⑥溶栓治疗结束后，应每 2～4 小时测定一次凝血酶原时间（PT）或活化部分凝血活酶时间（APTT），当其水平延长至正常值的 2 倍时，即应开始规范的肝素治疗；⑦溶栓后应注意对临床及相关辅助检查情况进行动态观察，评估溶栓疗效。

2）抗凝治疗

a. 适应证：临床拟诊 PTE 时，即可使用肝素或低分子肝素进行有效的抗凝治疗。

b. 禁忌证：活动性出血、凝血功能障碍、未予控制的严重高血压等。对于确诊的 PTE 病例，大部分禁忌证属相对禁忌证。

c. 抗凝血药物：主要有肝素、低分子肝素和华法林（warfarin）。一般认为，抗血小板药物的抗凝作用尚不能满足 PTE 或 DVT 的抗凝要求。

d. 注意事项：应用肝素/低分子肝素前应测定基础 APTT、PT 及血常规（含血小板计数、血红蛋白）；注意是否存在抗凝的禁忌证。

e. 抗凝方案、剂量与注意事项：普通肝素的推荐用法：予 3000～5000IU 或按 80IU/kg 静注，继之以 18IU/（kg·h）持续静滴。在开始治疗后的最初 24 小时内每 4～6 小时测定 APTT，根据 APTT 调整剂量，尽快使 APTT 达到并维持于正常值的 1.5～2.5 倍。达稳定治疗水平后，改每天测定 APTT 一次。肝素亦可用皮下注射方式给药。一般先予静注负荷量 3000～5000IU，然后按 3IU/kg 剂量每 12 小时皮下注射一次。调节注射剂量，使注射后 6～8 小时的 APTT 达到治疗水平。

因可能会引起肝素诱导的血小板减少症（HIT），在使用肝素的第 3～5 天必须复查血小板计数。若较长时间使用肝素，尚应在第 7、10 天和 14 天复查。若出现血小板迅速或持续降低达 30%以上，或血小板计数<100×10^9/L，应停用肝素。

低分子肝素（LMWH）的用法：根据体重给药，不需监测 APTT 和调整剂量。

肝素或低分子肝素须至少应用 5 天，直到临床情况平稳。对大面积 PTE 或髂股静脉血栓，肝素须用至 10 天或更长。

华法林：在肝素开始应用后的第 1～3 天加用口服抗凝剂华法林，初始剂量为 3. 0～10mg。由于华法林需要数天才能发挥全部作用，因此与肝素需至少重叠应用 4～5 天，当连续两天测定的国际标准化比率（INR）达到 2.5（2.0～3.0）时，或 PT 延长至正常值的 1.5～2.5 倍时，方可停止使用肝素，单独口服华法林治疗。应根据 INR 或 PT 调节华法林的剂量。

抗凝治疗的持续时间因人而异。一般口服华法林的疗程至少为 3～6 个月。部分病例的危险因素短期可以消除，例如服雌激素或临时制动，疗程可能为 3 个月即可；对于栓子来源不明的首发病例，需至少给予 6 个月的抗凝；对复发性 VTE、并发肺心病或危险因素长期存在者，抗凝治疗的时间应更为延长，达 12 个月或以上，甚至终生抗凝。

妊娠的前 3 个月和最后 6 周禁用华法林，可用肝素或低分子肝素治疗。产后和哺乳期妇女可以服用华法林，育龄妇女服用华法林者需注意避孕。

华法林的主要并发症是出血。华法林所致出血可以用维生素 K 拮抗。华法林有可能引起血管性紫癜，导致皮肤坏死，多发生于治疗的前几周。

3）肺动脉血栓摘除术：风险大，死亡率高，需要较高的技术条件，仅适用于经积极的内科治疗或导管介入治疗无效的紧急情况，如致命性肺动脉主干或主要分支堵塞的大面积 PTE，或有溶栓禁忌证者。

4）肺动脉导管碎解和抽吸血栓：用导管碎解和抽吸肺动脉内巨大血栓，同时还可进行局部小剂量溶栓。适应证为肺动脉主干或主要分支的大面积 PTE，并存在以下情况者：溶栓和抗凝治疗禁忌；经溶栓或积极的内科治疗无效；缺乏手术条件。

5）放置腔静脉滤器：为防止下肢深静脉大块血栓再次脱落阻塞肺动脉，可考虑放置下腔静脉滤器。对于上肢 DVT 病例，还可应用上腔静脉滤器。置人滤器后如无禁忌证，宜长期口服华法林抗凝，定期复查有无滤器上血栓形成。

6）慢性血栓栓塞性肺动脉高压的治疗：若阻塞部位处于手术可及的肺动脉近端，可考虑行肺动脉血栓内膜剥脱术；口服华法林 3. 0～5. 0mg/d，根据 INR 调整剂量，保持 INR 为 2～3；反复下肢深静脉血栓脱落者，可放置下腔静脉滤器。

【复习思考题】

1. 简答题

（1）引起肺血栓栓塞症的主要危险因素有哪些？

（2）肺血栓栓塞症的临床特征有哪些？

（3）肺血栓栓塞症如何分型？

（4）肺血栓栓塞症抗凝治疗的适应证、禁忌证分别有哪些？

（5）肺血栓栓塞症抗凝治疗中最常见的并发症和最危险的并发症分别是什么？如何防治？

2. 病史采集训练 男性，54 岁，因突发呼吸困难、胸痛、咯血 2 小时入院。请围绕主诉采集相关病史。

3. 病例分析 找一临床肺血栓栓塞症典型病例或病历资料，要求做出以下分析：

（1）诊断及诊断依据。

（2）鉴别诊断。

（3）进一步检查。

（4）治疗原则。

笔记栏

（曾赛丽）

见习五（1） 肺 结 核

【见习要求】

1. 掌握肺结核的临床类型，诊断及鉴别诊断要点、抗结核药物作用机制及抗结核治疗原则、措施、大咯血的处理原则及措施。

2. 熟悉肺结核 X 线特点及病理变化的关系，痰结核菌的检查方法，PPD 试验的方法及意义。

【见习时数】 2 学时。

【见习准备】

1. 典型患者 1 人/小组。

2. 典型 X 线胸片、胸部 CT 片 各 1 套/小组。

【见习过程】

1. 教师讲授病史采集、体格检查要点，学生分组进病房采集病史，并做体格检查；

2. 学生回示教室汇报病历摘要、阳性体征，提出必要的辅助检查并说明其目的；教师展示典型 X 线胸片、胸部 CT 片。

3. 学生归纳临床特点，作出完整的诊断（包括分型、分期及并发症诊断），并说明诊断依据。

4. 结合患者的具体实际，教师以提问的方式小结。

【病史采集要点】

1. 现病史

（1）发病情况：缓慢或急骤起病？

（2）发病的原因或诱因：发病前是否过度劳累或存在其他降低肌体抵抗力的原因？

（3）主要症状：重点询问咳嗽、咯血、发热等情况。

（4）伴随症状：是否盗汗、乏力、食欲缺乏、体重下降？是否胸痛？是否呼吸困难？是否咳痰？

（5）病情演变：何时开始出现呼衰或窒息表现？

（6）诊疗情况：在何处就诊过？做过何种检查？用何药物及疗效如何？

（7）一般情况：精神、体力、饮食、大小便如何？体重有何变化？

2. 其他相关病史

（1）有无药物过敏史。

（2）有无肺结核密切接触史。

（3）有无卡介苗接种史。

（4）既往有无肺结核史、结核化疗史。

（5）有无艾滋病、糖尿病病史。

（6）是否使用免疫抑制剂、感染 HIV 或存在其他慢性疾患。

【体查要点】

1. 体温、脉搏、呼吸、血压、体重、体位、神志。

2. 呼吸困难的特点　气促、活动后明显。严重者鼻翼扇动、端坐呼吸。

3. 缺氧程度　甲床、嘴唇、舌的颜色。

4. 皮肤及浅表淋巴结　结节性红斑或环形红斑；肿大淋巴结部位、大小、光滑度、质地、压痛、与周围组织关系（活动度），是否有瘘口或窦道。

5. 颈部　抵抗感，气管是否移位

6. 胸部　视、触、叩、听。

7. 心脏　视、触、叩、听。

8. 腹部　视、触、叩、听。

9. 四肢关节　红、肿、热、活动障碍。

【辅助检查报告单展示】　典型 X 线胸片及胸部 CT 片。

（1）原发综合征　哑铃型阴影。

（2）血行播散型肺结核

1）急性粟粒型肺结核：由肺尖至肺底呈大小、密度和分布均匀的粟粒状结节阴影，结节直径约 2mm。

2）亚急性血行播散型肺结核：呈上中肺野为主的大小不等、密度不同和分布不均的粟粒状或结节状阴影。

（3）继发型肺结核

1）浸润型肺结核：多发生于肺尖或锁骨下，呈小片状或斑点状阴影，病灶融合或形成空洞。

2）空洞型肺结核：干酪性肺炎为虫蚀样空洞；薄壁空洞伴周围浸润；张力性空洞；干酪溶解性空洞等。

3）结核球：球星高密度阴影，球内有钙化灶或空洞，周围有卫星病灶。直径常小于 3cm。

4）干酪性肺炎：大叶性密度均匀磨玻璃状阴影，期间出现虫蚀样空洞。

5）纤维空洞性肺结核：纤维厚壁空洞和广泛纤维增生，肺门抬高，肺纹理垂柳状，纵隔向患侧移位。

【知识精要】

1. 临床特点

（1）症状

1）呼吸系统症状

a. 咳嗽咳痰：是肺结核最常见症状。

b. 咯血：约 1/3～1/2 的患者有咯血。

c. 胸痛：结核累及胸膜时可表现胸痛，为胸膜性胸痛。

d. 呼吸困难：多见于干酪样肺炎和大量胸腔积液患者。

2）全身症状：发热为最常见症状，多为长期午后潮热，即下午或傍晚开始升高，翌晨降至正常。部分患者有倦怠乏力、盗汗、食欲减退和体重减轻等。育龄女性患者可以有月经不调。

（2）体征：取决于病变性质和范围。病变范围较小时，可以没有任何体征；渗出性病变范围较大或干酪样坏死时，则可以有肺实变体征，如触觉语颤增强、叩诊浊音、听诊闻及支气管呼吸音和细湿啰音。较大的空洞性病变听诊也可以闻及支气管呼吸音。当有较大范围的纤维条索形成时，气管向患侧移位，患侧胸廓塌陷、叩诊浊音、听诊呼吸音减弱并可闻及湿啰音。结核性胸膜炎时有胸腔积液体征：气管向健侧移位，患侧胸廓望诊饱满、触觉语颤减弱、叩诊实音、听诊呼吸音消失。支气管结核可有局限性哮鸣音。

少数患者可以有类似风湿热样表现，称为结核性风湿症。多见于青少年女性。常累及四肢大关节。在受累关节附近可见结节性红斑或环形红斑，间歇出现。

2. 辅助检查

（1）X线胸片检查：胸部X线检查是诊断肺结核的重要方法。肺结核病影像特点是病变多发生在上叶的尖后段和下叶的背段，密度不均匀、边缘较清楚和变化较慢，易形成空洞和播散病灶。

（2）CT检查：较X线胸片更优越。易发现隐蔽的病变和微小病灶，显示病灶与支气管的关系，有无空洞，能准确显示纵隔淋巴结有无肿大。动态观察能灵敏反映病灶的变化。

（3）痰结核分枝杆菌检查：痰中找到结核菌是确诊肺结核的主要依据。

1）涂片法。

2）痰培养法。

3）药物敏感性测定。

4）其他检测技术：如PCR、核酸探针检测特异性DNA片断、色谱技术检测结核硬脂酸和分枝杆菌酸等菌体特异成分以及采用免疫学方法检测特异性抗原和抗体等，对快速诊断结核有益，但方法尚未成熟。

（4）纤维支气管镜检查：常应用于支气管结核和淋巴结支气管瘘的诊断，支气管结核表现为黏膜充血、溃疡、糜烂、组织增生、形成瘢痕和支气管狭窄，可以在病灶部位钳取活体组织进行病理学检查、结核分枝杆菌培养。对于肺内结核病灶，可以采集分泌物或冲洗液标本做病原体检查，也可以经支气管肺活检获取标本检查。

（5）PPD试验：用于临床诊断，硬结平均直径≤4mm为阴性，5～9mm为弱阳性，10～19mm为阳性，≥20mm或虽＜20mm但局部出现水泡和淋巴管炎为强阳性反应。结核菌素试验反应愈强，对结核病的诊断，尤其是对婴幼儿的结核病诊断愈重要。

（6）γ-干扰素释放试验：特异性大于 PPD 试验，可以区分结核分枝杆菌自然感染与卡介苗接种和大部分肺结核分枝杆菌感染。

3. 诊断

（1）诊断方法：①病史、症状和体征；②辅助检查。

（2）诊断程序：①可疑肺结核患者的筛选；②是否肺结核；③有无活动性；④是否排菌。

（3）肺结核分类标准

1）结核病分类标准：①原发型肺结核；②血行播散型肺结核；③继发型肺结核；④结核性胸膜炎；⑤其他肺外结核；⑥菌阴肺结核。

2）痰菌检查记录格式：方法有涂片、集痰、培养，分别记录为"涂"、"集"、"培"。阴性、阳性分别以（–）、（+）表示。

3）治疗状况记录

a. 初治：①尚未开始抗结核治疗的患者；②正进行标准化疗方案用药而未满疗程的患者；③不规则化疗未满 1 个月的患者。

b. 复治：有下列情况之一者为复治 ①初治失败的患者；②规则用药满疗程后痰菌又复阳的患者；③不规律化疗超过 1 个月的患者；④慢性排菌患者。

4）肺结核的记录方式：按结核病分类、病变部位、范围，痰菌情况、化疗史程序书写。

4. 鉴别诊断

（1）肺炎：主要与继发型肺结核鉴别。肺炎大多起病急伴有发热，咳嗽、咳痰明显。胸片表现密度较淡且较均匀的片状或斑片状阴影，抗菌治疗后体温迅速下降，

1～2 周阴影明显吸收。

（2）慢性阻塞性肺疾病：多表现为慢性咳嗽、咳痰，少有咯血。冬季多发，急性加重期可以有发热。肺功能检查为阻塞性通气功能障碍。胸部影像学检查有助于鉴别诊断。

（3）支气管扩张：慢性反复咳嗽、咳痰，多有大量脓痰，常反复咯血。轻者 X 线胸片无异常或仅见肺纹理增粗，典型者可见卷发样改变，CT 特别是高分辨 CT 能发现支气管腔扩大，可确诊。

（4）肺癌：肺癌多有长期吸烟史，表现为刺激性咳嗽，痰中带血、胸痛和消瘦等症状。胸部 X 线表现肺癌肿块常呈分叶状，有毛刺、切迹。癌组织坏死液化后，可以形成偏心厚壁空洞。多次痰脱落细胞和结核分枝杆菌检查和病灶活体组织检查是鉴别的重要方法。

（5）肺脓肿：多有高热、咳大量脓臭痰，胸片表现为带有液平面的空洞伴周围浓密的炎性阴影。血白细胞和中性粒细胞增高。

（6）纵隔和肺门疾病原发型肺结核：应与纵隔和肺门疾病相鉴别。小儿胸腺在婴幼儿时期多见，胸内甲状腺多发生于右上纵隔，淋巴系统肿瘤多位于中纵隔，多见于青年人，症状多，结核菌素试验可呈阴性或弱阳性。皮样囊肿和畸胎瘤多呈边缘清晰的囊状阴影，多发生于前纵隔。

（7）其他疾病：肺结核常有不同类型的发热，需与伤寒、败血症、白血病等发热性疾病鉴别。伤寒有高热、白细胞计数减少及肝脾大等临床表现，易与急性血行播散型肺结核混淆。但伤寒常呈稽留热，有相对缓脉、皮肤玫瑰疹，血、尿、便的培养检查和肥达试验可以确诊。败血症起病急，寒战及弛张热型，白细胞及中性粒细胞增多，常有近期感染史，血培养可发现致病菌。急性血行播散型肺结核有发热、肝脾大，偶见类白血病反应或单核细胞异常增多，需与白血病鉴别。后者多有明显出血倾向，骨髓涂片及动态 X 线胸片随访有助于诊断。

5. 治疗

（1）化学治疗的原则：早期、规律、全程、适量、联合。

（2）化学治疗的主要作用：①杀菌作用；②防止耐药菌产生；③灭菌。

（3）化学治疗的生物学机制：①药物对不同代谢状态和不同部位的结核分枝杆菌群的作用；②耐药性；③间歇化学治疗；④顿服。

（4）常用的抗结核药物：异烟肼、利福平、吡嗪酰胺、乙胺丁醇、链霉素、抗结核药品固定剂量复合制剂的应用。

1）异烟肼：单一抗结核药物中杀菌力最强者，对巨噬细胞内外的结核分枝杆菌均具有杀菌作用。偶可发生药物性肝炎，肝功能异常者慎用。

2）利福平：对巨噬细胞内外的结核分枝杆菌均有快速杀菌作用，特别是对 C 菌群有独特的杀灭菌作用。用药后可出现一过性转氨酶上升可继续用药、流感样症状、皮肤综合征、血小板减少等。

3）吡嗪酰胺：具有独特的杀灭菌作用，主要是杀灭巨噬细胞内酸性环境中的 B 菌群，常见不良反应为高尿酸血症、肝损害、食欲缺乏、关节痛和恶心。

4）乙胺丁醇：不良反应为视神经炎，应在治疗前测定视力与视野，治疗中密切观察，提醒患者发现视力异常应及时就医。鉴于儿童无症状判断能力，故不用。

5）链霉素：对巨噬细胞外碱性环境中的结核分枝杆

菌有杀菌作用，不良反应主要为耳毒性、前庭功能损害和肾毒性等，儿童、老人、孕妇、听力障碍和肾功能不良等要慎用或不用。

（5）常用抗结核药物方案

1）初治活动性肺结核（含涂阳和涂阴）治疗方案

2HRZE/4HR 或 2 $H_3R_3Z_3E_3/4H_3R_3$

2）复治涂阳肺结核治疗方案

2HRZSE/6～10HRE 或 2 $H_3R_3Z_3S_3E_3/6\text{-}10H_3R_3E_3$

（6）耐药肺结核耐药结核病：耐多药结核病是对 2 种以上至少包括对异烟肼、利福平等药物产生耐药的结核病。制定 MDR-TB 治疗方案应注意：①详细了解患者用药史，尽量用药敏试验结果指导治疗，治疗方案至少含 4 种可能的敏感药物。②药物至少每周使用 6 天。③吡嗪酰胺、乙胺丁醇、氟喹诺酮应每天用药，二线药物根据患者耐受性也可每天一次用药或分次服用；药物剂量依体重决定；氨基糖苷类或卷曲霉素注射剂类药物至少使用 6 个月；治疗期在痰涂片和培养阴转后至少治疗 18 个月，有广泛病变的应延长至 24 个月；吡嗪酰胺可考虑全程使用。

（7）其他治疗

1）对症支持治疗：咯血是肺结核的常见症状，在活动性和痰涂阳肺结核患者中，咯血症状分别占 30%和 40%。咯血处置要注意镇静、止血，患侧卧位，预防和抢救因咯血所致的窒息并防止肺结核播散。少量咯血可用氨基己酸、氨甲苯酸（止血芳酸）、酚磺乙胺（止血敏）、卡络柳钠（安络血）等药物止血；大咯血时先用垂体后叶素；对支气管动脉破坏造成的大咯血可采用支气管动脉栓塞法。

2）糖皮质激素：糖皮质激素在结核病的应用主要是

利用其抗炎、抗毒作用。

3）肺结核外科手术治疗：主要的适应证是经合理化学治疗后无效、多重耐药的厚壁空洞、大块干酪灶、结核性脓胸、支气管胸膜瘘和大咯血保守治疗无效者。

（8）肺结核与相关疾病

1）HIV/AIDS：与结核病双重感染病例的临床表现是症状和体征多，如体重减轻、长期发热和持续性咳嗽等，全身淋巴结肿大，可有触痛，肺部X线经常出现肿大的肺门纵隔淋巴结团块，下叶病变多见，胸膜和心包有渗出等，结核菌素试验常为阴性，应多次查痰。治疗过程中常出现药物不良反应，易产生获得性耐药。治疗仍以6个月短程化疗方案为主，可适当延长治疗时间，一般预后差。

2）肝炎：异烟肼、利福平和吡嗪酰胺均有潜在的肝毒性作用，用药前和用药过程中应定期监测肝功能。如有食欲不良、黄疸或肝大应立即停药，直至肝功能恢复正常。如肝炎严重，肺结核又必须治疗，可考虑使用2SRE/10HE方案。如为病毒性肝炎，则请专科会诊，必要时加用抗病毒治疗药物。

3）糖尿病：糖尿病对肺结核治疗的不利影响比较显著，必须在控制糖尿病的基础上肺结核的治疗才能奏效。肺结核合并糖尿病的化疗原则与单纯肺结核相同，只是治疗期可适当延长。

4）矽肺（硅沉着病）：矽肺患者是并发肺结核的高危人群。矽肺合并结核的治疗与单纯肺结核的治疗相同。

【复习思考题】

1. 简答题

（1）肺结核的临床表现有哪些？

（2）如何发现和确诊肺结核？

（3）肺结核如何分型？

（4）肺结核的化疗原则是什么？

（5）常用抗结核药物及不良反应有哪些？如何防治？

2. 病史采集训练 男性，22 岁，因咳嗽伴低热 3 个月、咯血 2 小时入院。请围绕主诉采集相关病史。

3. 病例分析 找一临床肺结核典型病例或病历资料，要求做出以下分析：

（1）诊断及诊断依据。

（2）鉴别诊断。

（3）进一步检查。

（4）治疗原则。

笔记栏

（涂蓉芳）

见习五（2） 胸 腔 积 液

【见习要求】

1. 掌握胸腔积液的主要病因。

2. 重点掌握结核性胸膜炎的诊断、鉴别诊断和治疗方法。

【见习时数】 2 学时。

【见习准备】

1. 典型患者：1 人/小组。

2. 典型 X 线胸片(少量、中量、大量及包裹性积液)：1 套/小组。

【见习过程】

1. 教师讲授病史采集、体格检查要点，学生分组进病房采集病史，并做体格检查。

2. 学生回示教室汇报病历摘要、阳性体征，提出必要的辅助检查并说明其目的；教师展示辅助检查资料。

3. 学生归纳临床特点，作出诊断，并说明诊断依据。

4. 结合患者的具体实际，教师以提问的方式小结。

【病史采集要点】

1. 现病史

（1）发病情况：缓慢或急骤起病？

（2）发病的原因或诱因：发病前是否过度劳累或存在其他降低肌体抵抗力的原因？

（3）主要症状：重点询问咳嗽、发热、胸痛、呼吸困难。

（4）伴随症状：是否盗汗、乏力、食欲缺乏、体重下降？是否咳痰、咯血？

（5）病情演变：何时开始出现呼衰表现？

（6）诊疗情况：在何处就诊过？做过何种检查？用何药物及疗效如何？

（7）一般情况：精神、体力、饮食、大小便如何？体重有何变化？

2. 其他相关病史

（1）有无药物过敏史。

（2）有无肺结核密切接触史。

（3）有无卡介苗接种史。

（4）既往有无肺结核史、结核化疗史。

（5）有无艾滋病、糖尿病病史。

（6）是否使用免疫抑制剂、感染 HIV 或存在其他慢性疾患。

【体查要点】

1. 体温、脉搏、呼吸、血压、体重、体位、神志。

2. 呼吸困难的特点 呼吸浅促，活动后后明显。

3. 缺氧程度 甲床、嘴唇、舌的颜色。

4. 皮肤及浅表淋巴结 结节性红斑或环形红斑；肿大淋巴结部位、大小、光滑度、质地、压痛、与周围组织关系（活动度），是否有瘘口或窦道。

5. 颈部 抵抗感，气管是否移位

6. 胸部 视、触、叩、听。

7. 心脏 视、触、叩、听。

8. 腹部 视、触、叩、听。

9. 四肢关节 红、肿、热、活动障碍。

【辅助检查报告单展示】

1. 典型胸部平片展示。

2. 胸水常规报告单

外观：草黄色，澄明；李凡他试验：阳性；细胞数：$> 500 \times 10^9/L$；胸水比重：≥ 1.018；蛋白含量：$>25g/L$。

【知识精要】

1. 临床特点

（1）症状

1）呼吸困难：是最常见的症状。

2）胸痛：早期纤维素性渗出，呼吸时两层胸膜摩擦引起，与呼吸有关，胸水出现后，疼痛缓解，大量胸水表现为胀痛及呼吸困难。

3）咳嗽：多为干咳，亦可有痰。

4）发热：常为低热，亦可出现高热。

（2）体征

1）少量积液：可无明显体征，或可触及胸膜摩擦感及闻及胸膜摩擦音。

2）中至大量积液：患侧胸廓饱满，语颤减弱，局部叩诊浊音，呼吸音减低或消失。可伴有气管、纵隔向健侧移位。

2. 辅助检查

（1）诊断性胸腔穿刺和胸水检查对明确积液性质及病因诊断均至关重要，大多数积液的原因通过胸水分析可确定。

1）胸水外观和气味：漏出液透明清亮，静置不凝固，比重<1. 016～1.018。渗出液多呈草黄色，稍混浊，易有凝块，比重>1.018。

2）胸水细胞学检查：漏出液细胞数常少于 $100×10^6$/L，以淋巴细胞与间皮细胞为主。渗出液的白细胞常超过 $500×10^6$/L。脓胸时白细胞多达 $10000×10^6$/L 以上。

3）胸水 pH 和葡萄糖：正常胸水 pH 接近 7.6。pH 降低可见于不同原因的胸腔积液如脓胸、食管破裂、类风湿性、结核性和恶性积液。

4）胸水病原体检测：结核性胸膜炎胸水沉淀后作结核菌培养，阳性率仅 20%，巧克力色胸水应镜检阿米巴滋养体。

5）蛋白质：渗出液的蛋白含量较高（>30g/L），胸水/血清比值大于 0.5。漏出液蛋白含量较低（<30g/L），以清蛋白为主，黏蛋白试验阴性。

6）类脂：乳糜胸的胸水呈乳状混浊，离心后不沉淀，苏丹Ⅲ染成红色；甘油三酯含量>1. 24mmol/L，胆固醇不高，脂蛋白电泳可显示乳糜微粒，多见于胸导管破裂。假性乳糜胸的胸水呈淡黄或暗褐色，含有胆固醇结晶及大量退变细胞（淋巴细胞、红细胞），胆固醇多大于5.18mmol/L，甘油三酯含量正常，见于陈旧性结核性胸膜炎、恶性胸水、肝硬化和类风湿性关节炎胸腔积液等。

7）酶：渗出液乳酸脱氢酶（LDH）含量增高，大于200U/L，且胸水/血清 LDH 比值大于 0.6。LDH>500U/L 常提示为恶性肿瘤或胸水已并发细菌感染。

8）免疫学检查：结核性胸膜炎胸水 γ-干扰素增高。SLE 和 RA 引起的胸腔积液中补体 C_3、C_4 成分降低，且免疫复合物的含量增高。SLE 胸水中抗核抗体滴度可达 1∶160 以上，RA 胸水中类风湿因子>1∶320。

9）肿瘤标志物：癌胚抗原（CEA）在恶性胸水中早期即可升高，且比血清更显著。若胸水 CEA 升高或胸水/血清 CEA>1，常提示为恶性胸水。近年还开展许多肿瘤标志物检测，如糖链肿瘤相关抗原、细胞角蛋白 19 片段、神经元特异烯醇酶、间皮瘤等。

（2）X 线和核素检查：极小量的游离性胸腔积液，胸部 X 线仅见肋膈角变钝；积液量增多时显示有向外侧、向上的弧形上缘的积液影。

（3）超声检查：超引导下胸腔穿刺用于包裹性和少量的胸腔积液。

（4）X 胸膜活检：经皮闭式胸膜活检对胸腔积液病因诊断有重要意义，可发现肿瘤、结核和其他胸膜肉芽肿性病变。

（5）胸腔镜或开胸活检：通过胸腔镜能全面检查胸膜腔，观察病变形态特征、分布范围及邻近器官受累情况，且可在直视下多处活检，故诊断率较高，肿瘤临床分期亦较准确。

（6）支气管镜检查：对有咯血或疑有气道阻塞者可行此项检查。

3. 诊断与鉴别诊断

（1）确定有无胸腔积液

1）症状加体征可以初步诊断。

2）胸腔 B 超、CT 可以证实诊断。

少量积液（0.3L）仅表现肋膈角变钝，有时易与胸膜粘连混淆，可行患侧卧位胸片，液体可散开于肺外带。体征上需与胸膜增厚鉴别，胸膜增厚叩诊浊音，听诊呼吸音减弱，但往往伴有胸廓扁平或塌陷，肋间隙变窄，气管向患侧移位，语音传导增强等体征。

（2）区别漏出液和渗出液：漏出液外观清澈透明，无色或浅黄色，不凝固；而渗出液外观颜色深，呈透明或混浊的草黄或棕黄色，或血性，可自行凝固。两者划分标准多根据比重（以 1.018 为界）、蛋白质含量（以 30g/L 为界）、细胞数（以 500×10^9/L 为界），小于以上界限为漏出液，反之为渗出液，但其诊断的敏感性和特异性较差。

目前多根据 Light 标准，尤其对蛋白质浓度在 25～35g/L 者，符合以下任何 1 条可诊断为渗出液：①胸腔积液/血清蛋白比例>0.5；②胸腔积液/血清 LDH 比例>0.6；③胸腔积液 LDH 水平大于血清正常值高限的三分之二。此外，诊断渗出液的指标还有胸腔积液胆固醇浓度>1.56mmol/L，胸腔积液/血清胆红素比例>0.6，血清一胸腔积液清蛋白梯度<12g/L。有些积液难以确切地划入漏出液或渗出液，见于恶性胸腔积液，系由于多种机制参与积液的形成。

（3）寻找胸腔积液的病因：

1）漏出液常见病因是充血性心力衰竭，多为双侧胸腔积液，积液量右侧多于左侧。强烈利尿可引起假性渗出液。肝硬化胸腔积液多伴有腹水。肾病综合征胸腔积液多为双侧，可表现为肺底积液。低蛋白血症的胸腔积液多伴有全身水肿。

2）渗出液最常见的病因为结核性胸膜炎。多见于青壮年，胸痛（积液增多后胸痛减轻或消失，但出现气急），并常伴有干咳、潮热、盗汗、消瘦等结核中毒症状，胸水检查以淋巴细胞为主，间皮细胞 5%，蛋白质多大于 40g/L，ADA 及 γ-干扰素增高，沉渣找结核杆菌或培养可呈阳性，但阳性率仅约 20%。胸膜活检阳性率达 60%～80%，PPD 冷皮试强阳性。老年患者可无发热，结核菌素试验亦常阴性。

3）类肺炎性胸腔积液：多有发热、咳嗽、咳痰和胸痛，影像学表现为肺部渗出性病灶，胸水量一般不多，血象：中性粒细胞计数或比例升高。胸水：细胞以中性粒细胞为主，糖和 pH 明显降低，涂片或培养可发现细菌。

4）恶性胸腔积液：以 45 岁以上中老年人多见，有胸部钝痛、咳血丝痰和消瘦等症状，胸水多呈血性、量大、增长迅速，CEA 或其他肿瘤标志物升高，LDH 多大于 500U/L，胸水脱落细胞检查、胸膜活检、胸部影像学、纤维支气管镜及胸腔镜等检查，有助于进一步诊断和鉴别。

4. 治疗

（1）结核性胸膜炎

1）一般治疗：包括休息、营养支持和对症治疗。

2）抽液治疗：原则是尽快抽尽液体，避免形成包裹和粘连。抽液可解除肺及心脏、血管受压，改善呼吸。大量胸水者每周抽液 2～3 次，首次不要超过 700ml，以后不超过1000ml，防止复张后肺水肿或循环衰竭。抽液时注意观察有无胸膜反应。

3）抗结核治疗。

4）糖皮质激素：有全身毒性症状严重、大量胸水者，在抗结核药物治疗的同时，可尝试加用泼尼松30mg/d，分3次口服，待体温正常、全身毒性症状减轻、胸水量明显减少时，即应逐渐减量以至停用。停药速度不宜过快，否则易出现反跳现象，一般疗程约4～6周。

（2）类肺炎性胸腔积液和脓胸

1）抗菌治疗：选用敏感抗生素。

2）积极抽吸脓液：可用生理盐水或2%苏打水冲洗，或胸腔插管行闭式引流。

3）慢性化脓性胸膜炎胸膜肥厚粘连：胸膜手术剥离。

4）营养支持。

（3）恶性胸腔积液

1）原发病治疗：化疗、局部放疗。

2）胸腔积液治疗：胸腔内注入化疗药物、生物免疫调节剂、胸膜粘连剂（滑石粉等），还可胸腔内插管持续引流。

【复习思考题】

1. 简答题

（1）如何判别有无胸腔积液？

（2）如何鉴别渗出液与漏出液？

（3）结核性胸膜炎的临床特点有哪些？

（4）肺结核性胸膜炎并胸腔积液如何治疗？

（5）恶性胸水有何特点？

2. 病史采集训练　男性，18岁，因咳嗽、胸痛2周，活动后呼吸困难3天入院。请围绕主诉采集相关病史。

3. 病例分析 找一临床结核性胸膜炎并胸腔积液的典型病例，要求做出以下分析：

（1）诊断及诊断依据。

（2）鉴别诊断。

（3）进一步检查。

（4）治疗原则。

笔记栏

（涂蓉芳）

见习六（1） 肺 癌

【见习要求】

1. 掌握肺癌的临床表现、辅助检查、诊断和鉴别诊断。

2. 掌握肺癌的综合治疗。

3. 熟悉肺癌的病因、病理和分类。

【见习时数】 2 学时。

【见习准备】

1. 典型患者：1 人/小组。

2. 典型 X 线胸片、胸部 CT 片：各 1 套/小组。

【见习过程】

1. 教师讲授病史采集、体格检查要点，学生分组进病房采集病史，并做体格检查。

2. 学生回示教室汇报病历摘要、阳性体征，提出必要的辅助检查并说明其目的；教师展示典型 X 线胸片、胸部 CT 片。

3. 学生归纳临床特点，作出诊断，并说明诊断依据。

4. 结合患者的具体实际，教师以提问的方式小结。

【病史采集要点】

1. 现病史

（1）发病情况：缓慢或急骤起病？

（2）发病的原因或诱因：发病前是否过度劳累、大量吸烟或患呼吸道疾病？

（3）主要症状：重点询问咳嗽、咯血、胸痛、呼吸困难、发热、体重下降等情况。

（4）伴随症状：是否伴有声音嘶哑、吞咽困难？是否伴有颈部、锁骨上窝淋巴结肿大？是否出现皮肤发红或黄疸？是否出现骨关节肥大？

（5）病情演变：何时开始胸痛剧烈、呼吸衰竭、意识障碍等。

（6）诊疗情况：在何处就诊过？做过何种检查？用何药物及疗效如何？

（7）一般情况：精神、体力、饮食、大小便如何？体重有何变化？

2. 其他相关病史

（1）有无药物过敏史。

（2）有无吸烟史（烟龄，烟草种类，每日吸烟数量，戒烟时间）。

（3）既往有无肺结核史、矽肺病史。

【体查要点】

1. 体温、脉搏、呼吸、血压、体重、体位、神志。

2. 呼吸困难的特点 气促、活动后明显。

3. 缺氧程度 甲床、嘴唇、舌的颜色。

4. 皮肤及浅表淋巴结 皮肤发红或黄疸；尤其注意颈部及锁骨上窝淋巴结。

5. Horner 综合征表现 同侧瞳孔缩小、上眼睑下垂、眼球内陷、额少汗。

6. 胸部 视、触、叩、听。注意有无男性乳房发育。

7. 心脏 视、触、叩、听。

8. 腹部 视、触、叩、听。注意有无矛盾呼吸。

9. 四肢关节 有无骨关节肥大。

【辅助检查报告单展示】

1. 胸部 X 线检查

（1）癌肿本身的征象：①周围型肺癌：圆形肿块，周边毛刺，见癌性空洞；②中央型肺癌：肺门肿块，分叶。

（2）支气管阻塞的征象：①局限性肺气肿；②阻塞性肺炎；③段和叶的肺不张；④癌性胸腔积液；⑤癌性淋巴管炎。

（3）细支气管-肺泡细胞癌：①结节型：与周围型不易区分；②弥漫型：双肺大小不等的结节状播散病灶，边缘清楚，常有增深的网状阴影。

【知识精要】

1. 临床特点

（1）原发肿瘤引起的症状和体征：①咳嗽：干咳或咳嗽性质改变，止咳效果不好；②咯血：占 50%～60%，持续性或间断性痰中带血，少有大咯血；③气短或喘鸣：支气管部分阻塞所致，可有呼吸困难、气短、喘息，听诊可发现局限性哮鸣音；④体重下降：消瘦为恶性肿瘤常见症状之一，晚期明显；⑤发热：肿瘤坏死组织可引起发热，多数发热由阻塞性肺炎所致。

（2）肺外胸内扩张引起的症状和体征：①胸痛：可有模糊或难以描述的胸痛或钝痛，由于肿瘤累及胸膜壁层或胸壁所致，也可由于阻塞性炎症所致。肿瘤压迫肋间神经，胸痛可累及其分布区；②声音嘶哑：压迫喉返神经；③胸水：通常提示肿瘤累及凶哦或肺淋巴回流受阻；④吞咽困难：侵犯或压迫食道；⑤上腔静脉综合征：压迫上腔静脉；⑥Horner 综合征：肺尖部肺癌又称肺上沟瘤（Pancoast 瘤）易压迫颈交感神经节，同侧瞳孔缩小、上眼睑下垂、眼球内陷、额少汗。也有压迫臂丛神经，造成以腋下为主、向上肢内侧放射的火灼样疼痛，夜间尤甚。

（3）胸外转移产生的症状和体征：①转移至中枢神经系统：颅高压症状如头痛、呕吐，脑疝，少见的症状有癫痫发作，小脑功能障碍等，此外可有脑病、肌无力及精神症状；②骨转移：可引起骨痛及病理性骨折，大多为溶骨性病变，少数为成骨性；③腹部转移：转移到胰腺，可表现为胰腺炎症状或阻塞性黄疸，也可转移肝脏、胃肠道、肾上腺等，多无临床症状，依靠 CT 等作出诊断；④远处淋巴结转移：锁骨上淋巴结是常见转移部位，典型者多位于前斜角肌区，固定且坚硬，逐渐增大、增多、可以融合，多无痛感。

（4）癌所引起胸外表现：指肺癌非转移性胸外表现，或称之为副癌综合征，主要有以下几个方面，①大性肺骨关节病：长骨远端受累，杵状指（趾）和肥大性骨关节病，鳞癌多见；②异位促性腺激素：大部分为大细胞癌，主要为男性乳房发育；③分泌促肾上腺皮质激素样物质：小细胞肺癌或支气管类癌是引起 Cushing 综合征最常见的细胞类型；④分泌抗利尿激素、稀释性低钠血症；⑤神经肌肉综合征；⑥类癌综合征：典型表现为皮肤、心血管、胃肠道和呼吸功能异常，5- 羟色胺增多，哮喘、阵发性心动过速、水泻、皮肤潮红；⑦高钙血症。

2. 辅助检查

（1）胸部 X 线检查

1）周围型肺癌：早期小斑片状浸润阴影，逐渐增大，密度增高，呈圆形或类圆形，边沿清楚常呈分叶状，有切迹或毛刺，HRCT 可见有肿瘤分叶、边缘毛刺、胸膜凹陷征、气管支气管充气征和空泡症。有时见癌性空洞（厚壁、偏心、内壁不规则，可有液平）。

2）中央型肺癌：肺门肿块，分叶，向管腔内生长可引起阻塞的征象。阻塞不完全时呈现段、叶局限性肺气肿，完善阻塞时表现为段、叶不张。肺不张伴有肺门淋巴结肿大时，下缘可表现为倒 S 状阴影，是中央型肺癌尤其是右上肺中央型肺癌的典型征象。

3）细支气管-肺泡细胞癌：①结节型：与周围型不易区分；②弥漫型：双肺大小不等的结节状播散病灶，边缘清楚，密度增高，常随病情加重病变增多，甚至融合成肺炎样片状阴影。

（2）胸部 CT 和 MRI：CT 的优点在于发现普通 X 线不能显示的解剖结构，特别是心脏后、脊柱旁、肺尖、近膈面下、肋骨头部位；可以辨认有无纵隔淋巴结肿大；肿块大于 3mm 者大多能发现。MRI 诊断价值跟 CT 相似，在明确肿瘤与大血管之间关系明显优于 CT，但发现小病灶（小于 5mm）方面又远不如 CT。

（3）支气管镜检查：为明确肿瘤的存在和获取组织学诊断均有重要价值。可以进行活检和肺泡灌洗。

（4）其他检查：痰脱落细胞检查。多次、深部咳出新鲜痰液、立即送检。放射性核素：SPECT。PET，针吸细胞学检查、淋巴结活栓、纵隔镜活检、胸腔镜活检、经皮肺活检。开胸肺活检。血和胸水癌胚抗原检查。

3. 诊断

（1）早期诊断：凡 40 岁男性吸烟者出现下列情况应疑及肺癌 ①刺激性咳嗽、持续 2～3 周以上，治疗无效者；②原有慢性呼吸道疾病，咳嗽性质改变；③持续或间断痰中带血，无其他原因可解释者；④反复同一部位肺炎；⑤原因不明的肺脓肿，无中毒症状，抗炎疗效不显著；⑥单侧局限性哮鸣音，不因咳嗽改变；⑦ X 线胸片示局限性肺气肿、肺不张、孤立性圆形病灶或单侧肺门增大；⑧孤立性圆形病灶和单侧性肺门增大；⑨原有肺结核病灶已稳定而形态或性质发生改变；⑩血性胸水，增长迅速，无毒性症状；⑪原因不明的四肢关节疼痛、杵状指。

（2）临床分期：按照 TNM 临床分期：0 期、Ⅰ期、Ⅱ期、ⅢA 期、ⅢB 期、Ⅳ期。

（3）病理诊断：确诊的依据。

4. 鉴别诊断

（1）中央型应与淋巴瘤、支气管淋巴结核鉴别诊断。

（2）周围型应与结核瘤、炎性假瘤、肺脓肿鉴别诊断。

（3）肺泡癌应与粟粒性肺结核鉴别诊断。

（4）肺癌并阻塞性肺炎应与肺炎鉴别诊断。

（5）癌性空洞应与肺脓肿鉴别诊断。

5. 治疗

小细胞肺癌多选用化疗和放疗加手术，非小细胞肺癌首先选用手术，然后是放疗或化疗。

这种治疗模式并非千篇一律，也要看具体情况。如小细胞肺癌少数Ⅰ、Ⅱ期患者可选用手术治疗，然后用化疗和放疗，而非小细胞肺癌因肺功能或患者机体情况不允许手术或肿瘤部位或Ⅲ期部分患者失去手术机会者可先行放疗和化疗，其后争取手术治疗。

【复习思考题】

1. 简答题

（1）肺癌临床表现有哪些？

（2）如何发现早期肺癌？

（3）肺癌有哪些病理类型？

（4）肺癌的治疗原则是什么？

（5）肺癌的影像学改变有哪些？

2. 病史采集训练 男性，65 岁，因反复咳嗽 5 年，加剧伴痰中带血、气促 1 个月入院。请围绕主诉采集相关病史。

3. 病例分析 找一临床肺癌典型病例，要求做出以下分析：

（1）诊断及诊断依据。

（2）鉴别诊断。

（3）进一步检查。

（4）治疗原则。

笔记栏

（曾赛丽）

见习六（2）　慢性呼吸衰竭

【见习要求】

1. 掌握慢性呼吸衰竭的病因、发病机制和病理生理改变。

2. 掌握慢性呼吸衰竭时血气分析改变、酸碱失衡和电解质紊乱的意义。

3. 掌握慢性呼吸衰竭的临床表现和处理原则。

【见习时数】　2 学时。

【见习准备】

1. 典型患者：1 人/小组。

2. 典型血气分析报告、肺功能报告：各 1 套/小组。

【见习过程】

1. 教师讲授病史采集、体格检查要点，学生分组进病房采集病史，并做体格检查。

2. 学生回示教室汇报病历摘要、阳性体征，提出必要的辅助检查并说明其目的；教师展示典型血气分析报告、肺功能报告。

3. 学生归纳临床特点，作出诊断，并说明诊断依据。

4. 结合患者的具体实际，教师以提问的方式小结。

【病史采集要点】

1. 现病史

（1）发病情况：缓慢或急骤起病？

（2）发病的原因或诱因：发病前是否有受凉感冒、是否急性下呼吸道感染；

（3）主要症状：重点询问咳嗽、呼吸困难等情况；

（4）伴随症状：是否伴有神经精神症状、血液循环系统症状、消化和泌尿系统症状等；

（5）病情演变：何时出现意识障碍等；

（6）诊疗情况：在何处就诊过？做过何种检查？用何药物及疗效如何？

（7）一般情况：精神、体力、饮食、大小便如何？体重有何变化？

2. 其他相关病史

（1）有无药物过敏史。

（2）有无 COPD 史、支扩病史、重症肺结核病史、尘肺/矽肺病史、支气管哮喘病史等。

（3）吸烟史等。

【体查要点】

1. 体温、脉搏、呼吸、血压、体重、体位、神志。

2. 呼吸困难的特点 气促、活动后明显。

3. 缺氧程度 甲床、嘴唇、舌的颜色。

4. 胸部 视、触、叩、听。

5. 心脏 视、触、叩、听。

6. 腹部 视、触、叩、听。

7. 四肢关节 杵状指（趾）。

【辅助检查报告单展示】

1. 典型血气分析报告 可出现低氧血症和高碳酸血症。严重者 PaO_2 降低，$PaCO_2$ 升高，也可出现代谢性酸中毒或/和呼吸性酸中毒。注意与血清电解质报告一起分析。

2. 肺功能报告。

【知识精要】

1. 临床特点

（1）呼吸困难：出现最早，并随呼吸功能减退而加重。外周性呼衰时，则表现为点头、提肩或皱眉样呼吸等，而中枢性呼衰时，主要表现为呼吸频率、节律改变。但是，呼衰并不一定有呼吸困难。如中枢神经药物中毒或严重的二氧化碳潴留，出现二氧化碳麻醉，都可能无呼吸困难的表现。

（2）紫绀：是缺氧的典型表现，但缺氧并不一定有紫绀。

（3）神经精神症状：与人体适应和代偿有密切关系。慢性缺氧仅有智力、定向功能障碍的表现。“肺性脑病”是二氧化碳严重潴留的表现，有神智淡漠、肌肉震颤、间歇抽搐、嗜睡、昏睡、昏迷等症状，而中枢抑制前的兴奋表现应引起重视，避免过量使用镇静、安眠药物。二氧化碳潴留时，可出现腱反射减弱或消失、锥体束征阳性等。

（4）血液循环系统的症状：缺氧和二氧化碳潴留时，心率加快、血压升高。严重缺氧时，可出现心律失常，心搏量下降，血压下降，导致循环衰竭。长期的肺动脉高压将诱发右心衰，表现为体循环淤血。二氧化碳潴留可直接扩张血管平滑肌，故外周浅静脉充皮肤温暖、红润、潮湿多汗、血压增高、脉搏洪大有力。因脑血管扩张而出现搏动性头痛。

（5）消化和泌尿系统症状：缺氧或肝淤血，可使谷丙转氨酶增高，达 100～200U 以上。胃肠道黏膜充血水肿糜烂渗血或应急性溃疡引起消化道出血。血清尿素氮、肌酐增高，并出现蛋白尿，或尿中出现红细胞和管型。

2. 诊断标准

（1）Ⅰ型呼衰：仅有缺氧而无二氧化碳潴留，PaO_2 <8 kPa（60mmHg），$PaCO_2$ 正常。

（2）Ⅱ型呼衰：既有缺氧又有二氧化碳潴留。PaO_2 <8 kPa（60mmHg）和 $PaCO_2$>6. 67kPa（50mmHg）。

3. 治疗

原则上应治疗原发病，改善呼吸功能。但当呼衰危及生命时，应迅速纠正缺氧和二氧化碳潴留，为治疗基础疾患和去除诱发因素争取时间。

纠正缺氧和二氧化碳潴留的措施如下：

（1）保持呼吸道通畅：主要措施有解痉平喘、湿化呼吸道。在重症呼衰，应考虑机械辅助通气，必要时建立气管插管、气管切开人工气道。

（2）氧疗

1）氧疗指征　低氧血症不是氧疗的指征。慢性呼衰患者氧疗指征为：①PaO_2<7. 3 kPa；②$PaO_2$7. 3～8kPa，伴右心功能不全，RBC 增多，红细胞比积>55%；③ PaO_2>8kPa，夜间睡眠时，SaO_2<88%。

2）氧疗方法

慢性呼衰急性发作时的氧疗：①单纯缺氧（Ⅰ型呼衰）一般以较高氧浓度可纠正；②缺氧伴二氧化碳潴留（Ⅱ型呼衰）应持续（每日不少于 15 小时）、低浓度（<30%）氧疗，常用鼻导管或鼻塞给氧，尤其注意夜间给氧。为防止二氧化碳麻醉，可加用呼吸兴奋剂。如无效，应给予鼻或口鼻面罩，或建立人工气道机械通气氧疗。

慢性呼衰缓解期的长期氧疗　应持续低浓度给氧。活动或呼吸锻炼时可适当增加吸入氧浓度。有条件者可开展家庭氧疗。若伴有二氧化碳潴留，晚间可作鼻罩双气道正压通气氧疗。

（3）增加通气量

1）使用呼吸兴奋剂：必须以通畅气道为前提。常用药物为尼可刹米。当神智转清时，应果断采取措施，及时湿化气道，鼓励咳嗽，帮助腹式呼吸等。治疗 12 小时无效则停药。应避免过量用药，以免引起肌肉抽搐、烦躁不安而增加氧耗量。

2）机械通气：以人工辅助通气装置（有创或无创呼

吸机）来改善通气和/或换气，即为机械通气。应用机械通气能维持必要的肺泡通气量，降低二氧化碳分压；改善肺的气体交换效能；使呼吸肌得以休息，有利于恢复呼吸肌功能。

（4）控制感染。

（5）酸碱失衡的处理：治疗前以呼酸并代酸多见。在使用碱剂纠酸时，必需考虑到增加通气量这一根本措施。

（6）支持治疗：应予重视。

【复习思考题】

1. 简答题

（1）何谓呼吸衰竭？

（2）慢性呼吸衰竭的常见病因有哪些？

（3）慢性呼吸衰竭的主要临床表现有哪些？其血气变化有何特点？

（4）何谓肺性脑病？

（5）如何处理慢性呼吸衰竭？

2. 病史采集训练　男性，65 岁，因反复咳嗽、咳痰 15 年，进行性呼吸困难伴下肢浮肿 5 年，烦躁不安 4 小时入院。请围绕主诉采集相关病史。

3. 病例分析　找一临床肺心病急性加重期（呼吸衰竭）典型病例，要求做出以下分析：

（1）诊断及诊断依据。

（2）鉴别诊断。

（3）进一步检查。

（4）治疗原则。

笔记栏

（陈　林）

见习七（1）　间质性肺疾病（ILD）

【见习要求】

1. 掌握肺间质疾病的概念、诊断方法。

2. 掌握特发性肺纤维化（IPF）的概念、临床表现、诊断标准及治疗。

3. 熟悉肺蛋白沉积症（PAP）的概念、临床表现、诊断及治疗。

【见习时数】　2.5 学时。

【见习准备】

1. 典型患者：1 人/小组；或多媒体光盘 1 套。

2. 典型 X 线胸片、胸部 CT 片、肺功能报告：各 1 套/小组。

【见习过程】

1. 教师讲授病史采集、体格检查要点，学生分组进病房采集病史，并做体格检查。

2. 学生回示教室汇报病历摘要、阳性体征，提出必要的辅助检查并说明其目的；教师展示典型 X 线胸片、胸部 CT 片。

3. 学生归纳临床特点，作出诊断，并说明诊断依据。

4. 结合患者的具体实际，教师以提问的方式小结。

如无临床病例，则观看多媒体录像资料。

【病史采集要点】

1. 现病史

（1）发病情况：缓慢或急骤起病？

（2）发病的原因或诱因：发病前是否接触有机或无机粉尘、有害气体或烟雾？是否使用抗肿瘤药物（如白消胺）、心血管药物（如胺碘酮）、抗癫痫药物（如卡马斯平）、口服降糖药物、避孕药物等？是否存在氧中毒或接受放疗？是否患肺部感染或存在肺水肿？是否有癌性淋巴管炎、慢性肾功能不全或肾移植？

（3）主要症状：重点询问咳嗽、呼吸困难等情况。

（4）伴随症状：是否伴有食欲减退、体重减轻、消瘦、无力等。

（5）病情演变：何时出现肺心病、呼吸衰竭。

（6）诊疗情况：在何处就诊过？做过何种检查？用何药物及疗效如何？

（7）一般情况：精神、体力、饮食、大小便如何？体重有何变化？

2. 其他相关病史

（1）有无药物过敏史。

（2）有无职业/环境粉尘接触史；毒气、烟雾接触史。

（3）长期用药史、肿瘤病史、氧疗或放疗史；肾移植史、肺部感染史等。

【体查要点】

1. 体温、脉搏、呼吸、血压、体重、体位、神志。

2. 呼吸困难的特点 气促、活动后明显。

3. 缺氧程度 甲床、嘴唇、舌的颜色。

4. 胸部 视、触、叩、听。

5. 心脏 视、触、叩、听。

6. 腹部 视、触、叩、听。

7. 四肢关节 杵状指（趾）。

【辅助检查报告单展示】

1. 胸部 X 线检查

1）IPF 的 X 线征象：X 线胸片或 HRCT 显示双下肺和胸膜下分布为主的网状改变或伴蜂窝肺，可伴有少量磨玻璃样阴影。

2）PAP 的 X 线征象：表现为两肺弥散性磨玻璃影，随着病情的进展逐渐出现斑片状影和融合实变影，常有支气管气相。肺内病灶分布不均匀，通常在肺门附近较明显，肋膈角附近受累少见，肺容积减少不明显。HRCT 可以更清晰地判断肺泡充填的影像学改变。

2. 肺功能 表现为进行性限制性通气功能障碍和弥散量减少。

【知识精要】

1. 临床特点

（1）症状

1）IPF：①通常为隐袭性起病，多为 50 岁以后发病，主要的症状是活动性呼吸困难，进行性加重，常伴干咳；②随着肺纤维化的发展，发作性干咳和气促逐渐加重；③经过数月至数年发展为呼吸衰竭和肺心病；④通常没有肺外表现，但可有一些伴随症状，如食欲减退、体重减轻、消瘦、乏力等。

2）PAP：①发病多隐袭，10%～30%诊断时无症状，早期轻症病例可无症状；②典型症状为呼吸困难伴咳嗽，偶有咳白色或黄色痰；经常是广泛的肺部渗出与轻微的临床症状不相符合；③全身症状不明显，但可继发肺感染而出现相应的症状。

（2）体征：①呼吸浅快；②双肺底闻及吸气末期 Velcro 啰音；③约半数杵状指（趾）；④晚期出现发绀等呼吸衰竭和肺心病（肺高压、右心衰）的表现。

2. 辅助检查

（1）胸部 X 线及 CT 检查

1）IPF：个别早期患者的胸片可能基本正常或呈磨玻璃样变化。双肺弥漫的网格状或网格小结节状浸润影，以双下肺和外周（胸膜下）明显。后期可出现直径多在 3～15mm 大小的多发性囊状透光影（蜂窝肺）。HRCT 有利于发现早期病变，如肺内呈现不规则线条网格样改变，伴有囊性小气腔形成，较早在胸膜下出现，小气腔互相连接可形成胸膜下线等，是诊断 IPF 的重要手段之一。

2）PAP：X 线表现为两肺弥散性肺泡渗出，HRCT 可以更清晰地判断肺泡充填的影像学改变，表现为弥漫性磨玻璃影及小叶间隔和小叶内间隔增厚，形成“铺路石征”，磨玻璃影与正常肺组织截然分开，形成“地图征”，随着病情的进展逐渐出现斑片状影和融合实变影，常有支气管气相。肺内病灶分布不均匀，通常在肺门附近较明显，形成“蝴蝶样图案”。

（2）肺功能：以限制性通气障碍、弥散量降低为主，肺活量及肺总量降低，残气量随病情进展而减少。

（3）支气管肺泡灌洗检查：根据 BALF 中炎症免疫效应细胞的比例，可将 ILD 分类为淋巴细胞增多型和中性粒细胞增多型。PAP 的 BALF 表现为奶白色，稠厚不透明，静置后沉淀分层，BALF 细胞过碘酸雪夫（PAS）染色阳性和阿辛蓝染色阴性可证实诊断。

（4）肺活检：①经皮穿刺肺活检并发气胸的可能性

较高，较少在 ILD 中使用；②通过经支气管肺活检（TBLB）创伤性小、费用较低，目前在临床上应用较多，但由于取得的肺组织很小（直径 1～2mm），有时难以确诊；③外科肺活检（SLB）可以取得较大的肺组织，有利于对特发性间质性肺炎等进行病理学诊断，临床上需慎重考虑，有加重病情的可能，对于 HRCT 呈不典型 UIP 改变、诊断不清楚、没有手术禁忌者可考虑。UIP 病理诊断标准为明显纤维化或结构改变，伴或不伴蜂窝肺，胸膜下、间质分布；斑片肺实质纤维化；成纤维细胞灶。

（5）全身系统检查：ILD 可以是全身性疾病的肺部表现，对于这类患者的诊断，全身系统检查特别重要。例如，结缔组织病的血清学异常和其他器官表现、Wegener 肉芽肿的鼻腔和鼻窦表现等，都是重要的诊断依据。

3. 诊断

（1）IPF：诊断标准①ILD 除外了其他原因（如环境、药物和结缔组织疾病等）；②HRCT 表现为 UIP 型；③联合 HRCT 和外科肺活检病理表现诊断 UIP。

IPF 急性加重：指 IPF 患者出现无已知原因可以解释的病情加重或急性呼吸衰竭。诊断标准：①过去或现在诊断 IPF；②一月内发生无法解释的呼吸困难加重；③低氧血症加重或气体交换功能严重受损；④新出现肺泡浸润影；⑤排除了肺感染、肺栓塞、气胸和心力衰竭等。

（2）PAP：主要根据临床、影像学（HRCT），和支气管肺泡灌洗物特点（牛奶状、放置后沉淀、脂蛋白等含量高和 PAS 染色阳性），或经纤维支气管镜肺活检病理诊断。

4. 鉴别诊断 主要依据临床、影像学，支气管肺泡灌洗物特点，或经纤维支气管镜或外科肺活检病理进行鉴别诊断。

5. 治疗

（1）IPF 的治疗：目前除肺移植外，暂无有效治疗 IPF 的药物。

1）药物治疗：目前没有循证医学证据证明任何药物治疗 IPF 有效，不推荐应用糖皮质激素、糖皮质激素+免疫抑制剂、糖皮质激素+免疫抑制剂+*N*-乙酰半胱氨酸、干扰素、波生坦以及华法林治疗；*N*-乙酰半胱氨酸或吡非尼酮可在一定程度上减慢肺功能恶化或减少急性加重频率，尼达尼布最近也被部分国家批准上市；AEIPF 临床上可使用糖皮质激素，但无循证医学证据。

2）非药物治疗：进行肺康复训练，静息状态下存在明显低氧血症患者建议长程氧疗，不推荐有创机械通气治疗 IPF 所致呼吸衰竭。

3）肺移植：目前 IPF 最有效治疗方法。

（2）PAP 的治疗：1/3 患者可自行缓解，近年来部分患者对 GM-CSF 替代治疗反应良好。主要采用肺灌洗治疗，首选在全麻下经双腔气管导管实行一侧肺通气、另一侧肺灌洗的方法。灌洗液用 37℃生理盐水，每次灌洗 200～500ml，直至回收液体清亮。通常需要的灌洗总量为 5000～12 000ml。一侧灌洗完后，根据患者的具体情况决定继续做另一侧肺灌洗或间隔几天后再做对侧灌洗。灌洗治疗后，多数患者的呼吸困难和肺功能显著改善或恢复正常，X 线胸片可变清晰。缓解状态多数可保持数年以上。少数患者复发，可再做肺灌洗。

【复习思考题】

1. 简答题

（1）何谓间质性肺疾病？

（2）IPF 的临床表现有哪些？如何诊断？

（3）治疗 IPF 的常用药物有哪些？如何使用？

2. 病史采集训练 男性，53 岁，因干咳伴活动后气促逐渐加剧 5 个月入院。请围绕主诉采集相关病史。

3. 病例分析 找一临床 IPF 典型病例或病历资料，要求做出以下分析：

（1）诊断及诊断依据。

（2）鉴别诊断。

（3）进一步检查。

（4）治疗原则。

笔记栏

（谢 莉）

见习七（2） 结 节 病

【见习要求】

1. 掌握结节病的临床表现、诊断、鉴别诊断及治疗。

【见习时数】 1.5 学时。

【见习准备】

1. 典型患者：1 人/小组；或多媒体光盘 1 套。

2. 典型 X 线胸片、胸部 CT 片：各 1 套/小组。

【见习过程】

1. 教师讲授病史采集、体格检查要点，学生分组进病房采集病史，并做体格检查。

2. 学生回示教室汇报病历摘要、阳性体征，提出必要的辅助检查并说明其目的。教师展示典型 X 线胸片、胸部 CT 片。

3. 学生归纳临床特点，作出诊断，并说明诊断依据。

4. 结合患者的具体实际，教师以提问的方式小结。

如无临床病例，则观看多媒体录像资料。

【病史采集要点】

1. 现病史

（1）发病情况：缓慢或急骤起病?

（2）发病的原因或诱因：发病前是否接触有机/无机粉尘或金属、有害气体或烟雾？是否使用抗肿瘤药物（如白消胺）、心血管药物（如胺碘酮）、抗癫痫药物（如卡马斯平）、口服降糖药物、避孕药物等？是否存在氧中毒或接受放疗？是否患肺部感染或存在肺水肿？是否有癌性淋巴管炎、慢性肾功能不全或肾移植?

（3）主要症状：重点询问咳嗽、咳痰、呼吸困难、咯血等情况；

（4）伴随症状：是否伴有食欲减退、体重减轻、低热、盗汗、消瘦、无力等；

（5）病情演变：何时出现肺心病、呼吸衰竭；

（6）诊疗情况：在何处就诊过？做过何种检查？用何药物及疗效如何?

（7）一般情况：精神、体力、饮食、大小便如何？体重有何变化?

2. 其他相关病史

（1）有无药物过敏史。

（2）有无职业/环境粉尘、金属接触史；毒气、烟雾接触史。

（3）长期用药史、肿瘤病史、氧疗或放疗史；肾移植史、肺部感染史等。

【体查要点】

1. 体温、脉搏、呼吸、血压、体重、体位、神志。

2. 呼吸困难的特点 气促、活动后明显。

3. 缺氧程度 甲床、嘴唇、舌的颜色。

4. 胸部 视、触、叩、听。

5. 心脏 视、触、叩、听。

6. 腹部 视、触、叩、听。

7. 四肢关节 杵状指（趾）。

【辅助检查报告单展示】

胸部 X 线检查 90%患者表现 X 线异常，双侧对称性肺门淋巴结明显肿大（伴或不伴有气管旁淋巴结肿大），呈土豆状，边界清晰，密度均匀。两侧肺部弥漫性网状、小结节状或片状阴影。后期肺间质纤维化或蜂窝肺。

【知识精要】

1. 临床特点 结节病是一种原因不明的多系统累及腭肉芽肿疾病，主要侵犯肺和淋巴系统，其次是眼部及皮肤。其临床过程表现多样，与起病缓急和脏器受累的不同及肉芽肿活动性有关。

（1）急性结节病：表现为双肺门淋巴结肿大，关节炎和结节性红斑，常伴有发热、肌肉痛、不适。85%一年内自然缓解。

（2）亚急性/慢性结节病 50%无症状。

1）系统症状：1/3 可有非特异性表现如发热、体重减轻、无力、不适和盗汗；

2）胸内结节病：90%累及肺脏，常见的呼吸道症状有咳嗽、无痰或少痰，偶有少量血丝痰；胸痛、呼吸困难，20%有气道高反应或伴喘鸣音。

3）胸外结节病：如结节病累及其他器官，可发生相应症状、体征：①皮肤的常见表现为结节性红斑（多见于面颈部、肩部或四肢）、冻疮样狼疮、皮下结节等；②眼部受累者可有虹膜睫状体炎、急性色素层炎、角膜-结膜炎等；③也可以累及外周淋巴结、肝、脾、骨关节、肌肉、心脏、神经系统、内分泌、胃肠、血液、生殖系统等，而出现相应的症状体征。

2. 辅助检查

（1）血液检查：无特异性变化。可有血沉增快、血清球蛋白部分增高（以 IgG 增高者多见）和 C 反应蛋白增高等。在活动期可有淋巴细胞中度减少、血钙增高、血清尿酸增加、血清碱性磷酸酶增高、血清血管紧张素转换酶（sACE）活性增加、血清中 IL-2R 和 sIL-2R 增高，对诊断和判断活动性有参考意义。

（2）结核菌素试验（PPD）：约 2/3 的结节患者对 5IU 结核菌素的皮肤试验呈阴性或极弱反应。

（3）影像学检查

X 线检查：异常的胸部 X 线表现常是结节病的首要发现，约有 90%以上的患者伴有胸片改变。肺门、气管旁、纵隔淋巴结肿大和肺部浸润影是主要的表现。典型的改变是双侧对称性肺门淋巴结明显肿大，呈土豆状，边界清晰，密度均匀。肺部病变多数为两侧弥漫性网状、网结节状、小结节状或片状阴影。后期可发展成肺间质纤维化或蜂窝肺。

CT（尤其是 HRCT）已广泛应用于结节病的诊断，典型表现为沿支气管血管束分布的微小结节，能较准确地估计结节病的类型、肺间质病变的程度和淋巴结肿大情况。结节病的淋巴结肿大通常无融合和坏死，也不侵犯邻近器官，有助于与淋巴瘤、淋巴结结核等疾病鉴别。

根据X线胸片对结节病分5期，以Ⅰ期和Ⅱ期为常见。

0期　肺部X线检查阴性，肺部清晰。

Ⅰ期　两侧肺门和（或）纵隔淋巴结肿大，常伴右支气管旁淋巴结肿大，肺内无异常。

Ⅱ期　肺门淋巴结肿大，伴肺浸润影。

Ⅲ期　仅见肺部浸润影，而无肺门淋巴结肿大。

Ⅳ期　肺纤维化、肺大泡和肺气肿、蜂窝肺的改变。

以上分期是相对的，也不一定按照顺序发生，Ⅲ期不一定从Ⅱ期发展而来。

（4）肺功能：80%以上Ⅰ期结节病患者肺功能正常，Ⅱ期Ⅲ期结节病肺功能异常占40%～70%，主要表现限制性通气功能障碍和弥散减低、氧合障碍，约1/3患者同时有气流受限。

（5）活体组织检查：是诊断结节病的重要方法。如果皮肤和浅表淋巴结受累，则是首选的活检部位。胸内型结节病，可以选择支气管黏膜和经纤维支气管镜肺活检，即使在直视下或X线胸片没有明确病变的部位取活检，或支气管内超声引导活检，阳性率也可以达到70%～90%。摘取多处组织活检，可提高诊断阳性率。病理特征为非干酪样上皮样细胞性肉芽肿。

（6）支气管肺泡灌洗液检查：结节病患者的支气管肺泡灌洗液（BALF）检查，在肺泡炎阶段淋巴细胞和多核白细胞升高，主要是T辅助细胞增多，$CD4^+$、$CD4^+/CD8^+$比值明显增高，对提示病变活动有一定的意义。

（7）镓-67（^{67}Ga）肺扫描检查：肉芽肿活性巨噬细胞摄取^{67}Ga明显增加，肺内结节病肉芽肿病变和肺门淋巴结可被^{67}Ga所显示，可协助诊断和判断活动性，但特异性不高。

3. 诊断　结节病的诊断应符合三个条件：①患者的临床表现和影像学表现与结节病相符合；②病理活检证实有非干酪样坏死性类上皮结节；③除外其他原因引起的肉芽肿性病变。

建立诊断以后，还需要判断累及器官的范围、分期（如上述）和活动性。ACE 活性增高、高血钙、高尿钙症、血清或 BALF 中 sIL-2R 升高、BALF 中淋巴细胞>10%等）和镓–67（^{67}Ga）肺扫描阳性，提示属于活动期。

4. 鉴别诊断

（1）肺门淋巴结结核：患者较年轻，常有中毒性症状，结核菌素试验多为阳性，肺门淋巴结肿大一般为单侧性，有时伴有钙化。可见肺部原发病灶。CT 可见淋巴结中心区有坏死。

（2）淋巴瘤：常见的全身症状有发热、消瘦、贫血等，胸膜受累，出现胸腔积液，胸内淋巴结肿大多为单侧或双侧不对称肿大，淋巴结可呈现融合，常累及上纵隔、隆突下等处的纵隔淋巴结。肿瘤组织可侵犯邻近器官，如出现上腔静脉阻塞综合征等。结合其他检查及活组织检查可作鉴别。

（3）肺门转移性肿瘤：肺癌和肺外癌肿转移至肺门淋巴结，皆有相应的症状和体征。对可疑原发灶作进一步的检查可助鉴别。

（4）其他肉芽肿病：如外源性过敏性肺泡炎、铍肺、硅沉着病、感染性、化学性因素所致肉芽肿，应与结节病相鉴别，结合临床资料及有关检查综合分析判断。

5. 治疗　因部分患者可自行缓解，对于病情稳定、无症状且肺功能正常的Ⅰ期无需治疗，对于无症状、病情稳定的Ⅱ期和Ⅲ期患者，肺功能轻度异常无需立即治疗，每 3 个月复查胸片和肺功能等，无进展则不需治疗。

随诊中出现恶化或症状明显，尤其累及心脏、神经系统等需全身用糖皮质激素，治疗。常用泼尼松 0.5mg/kg·d，连续周，病情好转可逐渐减量至维持量，5～10mg，总疗程 6～24 个月，需注意激素的不良反应。当激素不能耐受或无效时，可考虑其他的免疫抑制剂如甲氨蝶呤、硫唑嘌呤，甚至英夫利昔单抗。结节病复发率高，治疗结束后每 3～6 个月随诊一次，至少 3 年或直至病情稳定。

【复习思考题】

1. 简答题 何谓结节病？其诊断标准有哪些？

2. 病例分析 找一临床结节病典型病例或病历资料，要求做出以下分析：

（1）诊断及诊断依据。

（2）鉴别诊断。

（3）进一步检查。

（4）治疗原则。

笔记栏

（谢　莉）

见习八 胸腔穿刺术

【见习要求】

1. 掌握胸腔穿刺的适应证及禁忌证。

2. 掌握胸腔穿刺的操作流程。

3. 熟悉胸腔穿刺并发症及处理。

4. 熟悉葡萄球菌肺炎、支原体肺炎的临床特点、诊断和治疗用药。

【见习时数】 4学时。

【见习准备】

1. 胸腔穿刺模型1个/小组。

2. 胸腔穿刺包及相关物品。

【见习过程】

1. 讲授胸腔穿刺的适应证及禁忌证、操作流程、并发症及处理。

2. 教师给学生示范胸腔穿刺术操作过程。

3. 学生完成胸腔穿刺术操作。

4. 结合学生操作，教师和学生共同分析及小结。

【知识精要】

1. 适应证

（1）胸腔积液需要明确诊断；

（2）大量胸腔积液且患者有呼吸困难等压迫症状，需要抽出液体促进肺复张，缓解症状；

（3）胸腔内给药。

2. 禁忌证

（1）凝血功能障碍或重症血小板减少者；

（2）穿刺部位有感染。

3. 操作流程

（1）嘱患者取坐位面向椅背，两前臂置于椅背上，前额伏于前臂上。不能起床者可取半卧位，患侧前臂上举抱于枕部。

（2）穿刺点应根据胸部叩诊选择实音最明显部位进行，一般选择肩胛线或腋后线第7～8肋间；必要时也可选腋中线第6～7肋间或腋前线第5肋间。穿刺前应结合X线或超声波检查定位；在皮肤上作穿刺点标记。

（3）常规消毒皮肤，戴无菌手套，覆盖消毒洞巾。

（4）用2%利多卡因（lidocaine）在下一肋骨上缘的穿刺点自皮至胸膜壁层进行局部浸润麻醉。

（5）术者以左手食指与中指固定穿刺部位的皮肤，右手将穿刺针后的胶皮管用血管钳夹住，然后进行穿刺，再将穿刺针在麻醉处缓缓刺人，当针锋抵抗感突然消失时，再接上注射器，松开止血钳，抽吸胸腔内积液，抽满后再次用血管钳夹闭胶管，后取下注射器，将液体注入弯盘中，计算抽液量及送检。助手用止血钳协助固定穿刺针，以防针刺入过深损伤肺组织。也可用带三通活栓的穿刺针进行胸膜腔穿刺，进入胸膜腔后，转动三通活栓使其与胸腔相通，进行抽液。注射器抽满后，转动三通活栓使其与外界相通，排出液体。根据需要抽液完毕后可注入药物。

（6）抽液毕拔出穿刺针，覆盖无菌纱布，稍用力压迫穿刺部位片刻，用胶布固定后，嘱患者静卧。

4. 并发症及处理

（1）胸膜反应：停止操作，平卧，皮下注射0.1%肾上腺素 0.3～0.5ml；开放静脉通道，必要时予以心电监护，吸氧（采用常规湿化，氧流量调节为2～4L/min）。

（2）气胸：少量气胸且生命体征稳定者观察即可，同时予以吸氧；大量气胸或生命体征不稳定者，立即予以锁骨中线第2肋间穿刺排气，行胸腔闭式引流术。

（3）复张性肺水肿：吸氧，心电监护、建立静脉通道；限制入量，利尿（呋塞米 20mg 静脉注射）；必要时使用地塞米松 5mg 静脉注射。

（4）血胸：输液、胸腔闭式引流，必要时输血；甚至开胸探查止血。

（5）腹腔脏器损伤：尽量避免在肩胛下角线第 9 肋间和腋后线第 8 肋间以下穿刺防止发生腹腔脏器损伤；一旦发生则建立静脉通道，补液，必要时输血，甚至外科手术治疗。

【复习思考题】

1. 简答题

（1）胸腔穿刺术的适应证和禁忌证？

（2）胸膜反应如何处理？

（3）胸腔穿刺术常用穿刺点有哪些？

笔记栏

（张秀峰　陈　哲）

第二章　循环系统疾病

见习一　心 律 失 常

【见习要求】

1. 掌握常见心律失常病因及临床表现。

2. 熟悉常见心律失常的心电图特征。

3. 掌握常见心律失常的治疗原则。

【见习时数】　4学时。

【见习准备】

1. 典型患者1人/小组。

2. 典型心电图图纸、分规1份/小组。

【见习过程】

1. 在老师带领下，学生采集病史，认真体会常见心律失常的临床表现。

2. 教师讲授心电图图纸阅读要点，结合具体病例，由学生自己阅读心电图，老师小结心电图诊断，鉴别诊断与治疗原则。

3. 由教师讲解心律失常的知识精要，以讨论方式完成复习思考题。

【病史采集要点】

1. 现病史

（1）发病情况：起病缓急？持续时间？终止过程？

（2）发病的原因或诱因：是否情绪激动、过度疲劳、精神紧张？烟酒茶、咖啡过量等？是否吸烟、饮酒？是否用抗心律失常药物，用药时间和剂量？有无引起电解质紊乱（低钾、低镁）的因素？

（3）主要症状：心悸、胸闷、气促等症状起止方式、特点及持续时间？如何缓解和加重？对药物和非药物的反应？

（4）伴随症状：有无头晕、黑朦、晕厥、气促、多汗等？

（5）病情演变：是否出现心绞痛、心功能不全的表现？病情发作终止的特点以及发作过后的表现如何？发作频率？

（6）诊疗情况：在何处就诊过？做过何种检查尤其是否做过心电图等？用何药物治疗及疗效如何？

（7）一般情况：精神、体力、饮食、大小便、体重如何？

2. 其他相关病史

（1）有无药物过敏史。

（2）既往有无慢性疾病史（如高血压、冠心病、风心病、甲亢及肺部疾病史等）；有无传染病病史，如乙肝、结核、伤寒等；有无精神刺激史；有无药物、食物过敏史；有无输血、手术、外伤史；预防接种史。

（3）个人史：烟酒史（品种、时间、频率）；疫水、毒物、结核病接触史；野游史。

【体查要点】

1. 体温、脉搏（强弱、速率、节律、有无脉搏短绌等）、呼吸、血压、神志。

2. 缺氧表现　甲床、口唇、舌的颜色。

3. 颈部　颈静脉充盈度、气管位置。

4. 胸部　视、触、叩、听。

5. 心脏　心尖搏动的位置，各瓣膜区有无震颤，心界大小，心率、节律、心音（S1 强弱）、额外心音、杂音强度及性质、心包摩擦音等。

6. 腹部及下肢 肝脏是否肿大，肝颈回流征是否阳性，有无移动性浊音；双下肢水肿情况等。

【辅助检查介绍】

1. 静息心电图、发作时心电图、24 小时动态心电图记录。

2. 运动试验、食管心电图检查（食管电生理检查）。

3. 心内电生理检查等简要介绍及主要适应证。

【知识精要】

1. 概述

（1）心脏传导系统的解剖及生理。

（2）心律失常的发生机制及分类：①冲动形成异常（窦性心律与异位心律）；②冲动传导异常（生理性、病理性、房室间传导途径异常）。

（3）心律失常的诊断：病史、体格检查及相关辅助检查。

2. 常见心律失常表现

（1）窦性心律：P 波在Ⅰ、Ⅱ、aVF 导联直立，aVR 倒置；PR 间期 0.12～0.20s。

（2）窦性心动过速：①心电图：成人窦性心律的频率超过 100 次/分。②可见于健康人吸烟、饮茶或咖啡、饮酒、体力活动及情绪激动时。某些病理状态（发热、甲状腺功能亢进、贫血、休克、心肌缺血、充血性心力衰竭以及应用肾上腺素、阿托品等）可引起。③治疗：针对病因、去除诱因，必要时药物治疗（B 受体阻滞剂或非二氢吡啶类钙通道阻滞剂）。

（3）窦性心动过缓：①成人窦性心律的频率低于 60 次/分。②常见于健康的青年人、运动员与睡眠状态。其他原因包括颅内疾患、严重缺氧、低温、甲状腺功能减退、阻塞性黄疸以及药物。③治疗：无症状无需治疗。

有症状可应用阿托品、麻黄碱或异丙肾上腺素等药物，必要时心脏起搏治疗。

（4）窦性停搏：①窦房结不能产生冲动。②心电图：正常 P—P 间期显著长的间期内无 P 波发生，或 P 波与 QRS 波群均不出现，长的 P—P 间期与基本的窦性 P—P 间期无倍数关系。③治疗：参照病态窦房结综合征。

（5）病态窦房结综合征

1）窦房结病变导致功能减退，产生多种心律失常的综合表现。

2）表现心、脑等脏器供血不足的症状，严重者可发生晕厥。

3）心电图：①持续而显著的窦性心动过缓（50 次/分以下）；②窦性停搏与窦房传导阻滞；③窦房传导阻滞与房室传导阻滞同时并存；④心动过缓-心动过速综合征。

4）治疗：无症状，不治疗；有症状，起搏器治疗。

（6）房性期前收缩：①心电图：P 波提前发生，与窦性 P 波形态不同。②不完全性代偿间歇与完全性代偿间歇。③治疗：无需治疗，有症状药物治疗（普罗帕酮、莫雷西嗪或 β 受体阻滞剂）。

（7）房性扑动

1）可发生于无器质性心脏病者，也可见于心脏病患者。

2）心电图：①心房活动呈现规律的锯齿状扑动波称为 F 波，扑动波之间的等电线消失，在Ⅱ、Ⅲ、aVF 或 V-导联最为明显。典型房扑的心房率通常为 250～300 次/分；②心室率规则或不规则，取决于房室传导比率是否恒定；

3）治疗：治疗原发病、直流电复律、药物治疗、射频消融。

（8）房性颤动

1）常发生于原有心血管疾病者。发生在无心脏病变的中青年，称为孤立性房颤。

2）心电图：①P 波消失，代之以 f 波，频率约 350～600 次/分；②心室率极不规则；③QRS 波群形态通常正常，当心室率过快，发生室内差异性传导，QRS 波群增宽变形。

3）治疗：减慢心室率、复律，预防栓塞，消融治疗。

（9）阵发性室上性心动过速

1）大多数心电图表现为 QRS 波群形态正常、R—R 间期规则的快速心律。大部分由折返引起。房室结内折返性心动过速是最常见类型。发作突然起始与终止，持续时间长短不一。

2）心电图：①心率 150～250 次/分，节律规则；②QRS 波群形态与时限均正常，但发生室内差异性传导或原有束支传导阻滞时，QRS 波群形态异常；③P 波为逆行性，常埋藏于 QRS 波群内或位于其终末部分，P 渡与 QRS 波群保持固定关系；④起始突然。

3）电生理检查：在房室结双径路。

4）治疗：急性发作期（刺激迷走神经、药物复律、食管心房调搏、直流电复律）；预防复发（药物、导管消融可根治）。

（10）预激综合征

1）解剖学基础是在房室传导组织以外，还存在房室旁路。

2）心电图：①窦性心搏的 P—R 间期短于 0.12 秒；②某些导联之 QRS 波群超过 0.12 秒，QRS 波群起始部分粗钝（称 delta 波），终末部分正常；③ST-T 波呈继发性改变，与 QRS 波群主波方向相反。

3）可分为 A 型预激和 B 型预激。

4）治疗：无发作、或症状轻微者，无需治疗；药物和导管消融术。

（11）室性期前收缩

1）见于正常人、心脏病患者、药物、电解质紊乱等。

2）心电图：①提前发生的 QRS 波群，时限通常超过 0.12 秒、宽大畸形，ST 段与 T 波的方向与 QRS 主波方向相反；②为配对间期恒定；③有完全性代偿间歇、间位性室性期前收缩。

3）类型：二联律、三联律、室性心动过速（单形性、多形性）。

4）治疗：①无器质性心脏病（消除症状为主，避免诱因、必要时药物选择）；②急性心肌缺血（早期开通血管、药物治疗）；③慢性心脏病变（Ⅰ类药物应避免，β 受体阻滞剂可降低总病死率）。

（12）室性心动过速

1）常发生于各种器质性心脏病患者，非持续性室速可无症状，持续性室速常伴有血流动力学障碍与心肌缺血。

2）心电图：①3 个或以上的室性期前收缩连续出现；②QRS 波群形态畸形，时限超过 0.12 秒；ST-T 波方向与 QRS 波群主波方向相反；③心室率通常为 100～250 次/分，心律规则，但亦可略不规则；④室房分离；⑤通常发作突然开始；⑥心室夺获与室性融合波。

3）治疗：①原则是有器质性心脏病或有明确诱因应首先给以针对性治疗；无器质性心脏病患者如无症状或血流动力学影响，处理的原则与室性期前收缩相同；②持续性室速（药物、电复律终止发作）；③预防复发

（药物、埋藏式心室起搏装置、导管射频消融）。

4）尖端扭转是多形性室速的一个特殊类型：①心电图：QRS 波群的振幅与波峰呈周期性改变，频率 200～250 次/分，Q—T 间期通常超过 0.5 秒，U 波显著；②治疗：去除导致 Q—T 间期延长的病因和停用有关药物；静脉注射镁盐；临时心房或心室起搏，起搏前可先试用异丙肾上腺素或阿托品；左颈胸交感神经切断术，或置人埋藏式心脏复律除颤器。

（13）心室扑动与心室颤动：①心电图：心室扑动呈正弦图形，波幅大而规则，频率 150～300 次/分；心室颤动的波形、振幅与频率均极不规则，无法辨认 QRS 波群、ST 段与 T 波。②临床症状包括意识丧失、抽搐、呼吸停顿甚至死亡、听诊心音消失、脉搏触不到、血压亦无法测到。③治疗参阅本篇第四章“心脏骤停与心脏性猝死”。

（14）房室传导阻滞

1）心电图：第一度房室阻滞 P—R 间期超过 0.20 秒；第二度房室阻滞（Ⅰ型为 ① P—R 间期进行性延长、直至一个 P 波受阻不能下传心室。②相邻 R—R 间期进行性缩短，直至一个 P 波不能下传心室。③包含受阻 P 波在内的 R—R 间期小于正常窦性 P—P 间期的两倍；Ⅱ型为心房冲动传导突然阻滞，但 P—R 间期恒定不变）；第三度（完全性）房室传导阻滞（①心房与心室活动各自独立、互不相关；②心房率快于心室率，心房冲动来自窦房结或异位心房节律；③心室起搏点通常在阻滞部位稍下方）。

2）治疗：①病因治疗；②第一度房室阻滞与第二度Ⅰ型房室阻滞心室率不太慢者，无需特殊治疗；第二度Ⅱ型与第三度房室阻滞如心室率显著缓慢，伴有明显症状或血流动力学障碍，给予起搏治疗。

（15）室内阻滞

1）心电图：①右束支阻滞（QRS 时限≥0.12s。$V_{1\sim2}$导联呈 rsR，R 波粗钝；V_5、V_6导联呈 qRS，S 波宽阔。T 波与 QRS 主波方向相反）。②左束支阻滞（QRS 时限≥0.12 秒。V_5、V_6导联 R 波宽大，顶部有切迹或粗钝，其前方无 q 波。V_1、V_2导联呈宽阔的 QS 波或 rS 波形。$V_{5\sim6}$ T 波与 QRS 主波方向相反）。

2）治疗：无症状，无需接受治疗；晕厥或 Adams-STroke 综合征发作者，则心脏起搏器治疗。

3. 抗心律失常药物

（1）Ⅰ类药阻断快速钠通道。

1）ⅠA 类药物减慢动作电位 0 相上升速度（V_{max}），延长动作电位时程，奎尼丁、普鲁卡因胺、丙吡胺等属此类。

2）ⅠB 类药物不减慢 V_{max}，缩短动作电位时程，美西律、苯妥英钠与利多卡因属此类。

3）ⅠC 类药减慢 V_{max}，减慢传导与轻微延长动作电位时程，氟卡尼、恩卡尼、普罗帕酮及莫雷西嗪均属此类。

（2）Ⅱ类药阻断 β 肾上腺素能受体，美托洛尔、阿替洛尔、比索洛尔等均属此类。

（3）Ⅲ类药阻断钾通道与延长复极，包括胺碘酮和索他洛尔。

（4）Ⅳ类药阻断慢钙通道，维拉帕米、地尔硫䓬等属此类。

【复习思考题】

1. 简答题

（1）心房颤动的心电图特点是什么？

（2）阵发性室性心动过速首选何种药物？心脏骤停（心室扑动、颤动、停搏）的紧急处理？

（3）心律失常的非药物治疗方法有哪些？

2. 病史采集训练 男性，25 岁，因反复阵发性心悸、心慌 15 年，再发加重伴头晕 1 小时入院。请围绕主诉采集相关病史。

3. 病例分析 找一临床心房颤动的典型病例，要求做出以下分析：

（1）诊断及诊断依据。

（2）鉴别诊断。

（3）进一步检查。

（4）治疗原则。

笔记栏

（曾高峰　秦英楠）

见习二（1）　原发性高血压

【见习要求】

1. 掌握高血压定义和分类。

2. 掌握高血压病的危险分层、临床表现。

3. 掌握高血压病的并发症。

4. 掌握高血压病的诊断、鉴别诊断。

5. 掌握高血压病的基本治疗方法和高血压急症的处理。

【见习时数】 2学时。

【见习准备】

1. 典型患者1人/小组。

2. 台式汞柱血压计一台/小组。

【见习过程】

1. 在老师带领下，学生采集病史，并指导正确的测量血压方法。

2. 以讨论的方式由学生发言形式提出患者诊断和鉴别诊断与治疗，结合具体病例教师予以纠正和讲授高血压病的定义（危险分层分层等）、临床表现、鉴别诊断与治疗原则及药物治疗措施。

3. 由教师讲解高血压病的知识精要，以讨论方式完成复习思考题。

【病史采集要点】

1. 现病史

（1）发病情况：体检发现？相关症状就诊发现？症状缓急？症状如何缓解？

（2）发病的原因或诱因及加重因素：是否情绪激动、过度疲劳、烟酒茶过量等？

是否吸烟、饮酒？是否天气变化？

（3）主要症状：有无头昏、头晕、头疼、心悸、胸闷等症状特点及持续时间？如何缓解和加重？对药物和非药物的反应？

（4）伴随症状：有无视物模糊、黑朦、晕厥、肢体乏力及活动障碍、心绞痛等？有无恶心呕吐、视物旋转？

（5）病情演变：血压变化情况，是否出现心绞痛、心肾功能不全的表现？

（6）诊疗情况：在何处就诊过？做过何种检查？用何药物治疗及疗效如何？

（7）一般情况：精神、体力、睡眠、饮食、大便、体重如何？有无多尿、夜尿等？

2. 其他相关病史

（1）有无药物过敏史。

（2）既往有无心肺疾病史（如冠心病、肺部疾病、肾脏病史等）；有无全身性疾病病史，如风湿病、急性传染病等。有无传染病病史，如乙肝、结核、伤寒等；有无精神刺激史；有无药物、食物过敏史；有无输血、手术、外伤史；预防接种史。

（3）个人史：吸烟史（品种、日吸烟量、烟龄）、饮酒史、疫水、毒物、结核病接触史；野游史；特殊职业史。

（4）有无高血压、心脑血管病家族史。

【体查要点】

1. 体温、脉搏（双侧桡动脉、股动脉、足背动脉搏动情况）、呼吸、血压（双侧上肢、有时须测量下肢血压）、神志。

2. 缺氧表现 甲床、口唇、舌的颜色。

3. 颈部 颈静脉充盈度、气管位置。

4. 胸部 视、触、叩、听。

5. 心脏 心尖搏动的位置，各瓣膜区有无震颤，心界大小，心率、节律、心音（S1 强弱）、额外心音、杂音强度及性质、心包摩擦音等。

6. 腹部及下肢 有无血管杂音，有无搏动包块，肝脏是否肿大，肝颈回流征是否阳性等、肾区有无叩击痛等。下肢有无水肿等。

【辅助检查报告单展示】

1. 尿常规 有无血尿、蛋白尿、管型尿、尿比重等。

2. 血常规 有无贫血等。

3. 血生化检查 血糖、血脂情况；肝肾功能电解质、同型半胱氨酸、血浆肾素活性、血尿醛固酮、血尿儿茶酚胺等。

4. 24 小时答题血压监测 可以了解 24 小时血压的特征值、血压负荷、血压波动曲线等；还可以鉴别“诊室高血压”，评价降压药物的疗效。

5. 心电图检查 有无心律失常、心肌缺血、左室肥大等；

6. 心脏超声 有无心室壁肥厚和心室扩大等，了解心脏结构和功能。

7. 颈动脉超声 了解内膜中层厚度。

8. 腹部 B 超 重点查看肾脏和肾上腺情况。

9. 眼底检查 有无视网膜改变。

【知识精要】

1. 高血压的临床特点

（1）定义：原发性高血压是以体循环动脉压增高为主要表现的临床综合征。原发性高血压（即高血压病）占 95%。继发性高血压占 5%左右。

（2）血压水平的定义和分类

1）高血压定义：未使用降压药物情况下诊室收缩压≥140mmHg 和（或）舒张压≥90mmHg。

2）根据血压升高水平，进一步将高血压分为 1～3 级（表 2-1）。

表 2-1 高血压分级

类别	收缩压（mmHg）		舒张压（mmHg）
正常血压	＜120	和	＜80
正常高值	120～139	和（或）	80～89
高血压	≥140	和（或）	≥90

续表

类别	收缩压（mmHg）		舒张压（mmHg）
1 级高血压（轻度）	140～159	和（或）	90～99
2 级高血压（中度）	160～179	和（或）	100～109
3 级高血压（重度）	≥180	和（或）	≥110
单纯收缩期高血压	≥140	和	<90

（3）高血压的临床表现

1）症状：起病缓慢，早期约半数患者无自觉症状，部分患者可有头晕、头痛、颈项板紧、疲劳、心悸等，也可出现视物模糊、鼻出血等。出现心脏、脑、肾并发症时可有明显的相关症状。

2）体征：较少。重点检查周围血管搏动、血管杂音、心脏杂音等。

2. 高血压的并发症 脑血管病、心力衰竭和冠心病、慢性肾衰、主动脉夹层。

3. 鉴别诊断 肾实质性高血压、肾血管性高血压、原发性醛固酮增多症、嗜铬细胞瘤、皮质醇增多症、主动脉缩窄。

4. 高血压心血管危险分层 见表 2-2。

表 2-2 高血压心血管危险分层

其他危险因素和病史	高血压		
	1 级高血压	2 级高血压	3 级高血压
无	低危	中危	高危
1～2 个其他危险因素	中危	中危	很高危
≥3 个其他危险因素或靶器官损害	高危	高危	很高危
临床并发症或合并糖尿病	很高危	很高危	很高危

5. 高血压的治疗

（1）治疗目的：减少心、脑血管病的发生率和死亡率。

（2）治疗原则

1）治疗性生活方式干预（减轻体重、减少钠盐摄入、补充钾盐、减少脂肪摄入、戒烟限酒、增加运动、减轻精神压力）。

2）治疗对象：高血压 2 级或以上患者；高血压合并糖尿病，或者已经有心、脑、肾靶器官损害和并发症；凡血压持续升高，改善生活行为后血压仍未获得有效控制患者；高危和极高危患者必须使用降压药物强化治疗。

3）控制目标：至少＜140/90mmHg；糖尿病或慢性肾脏病患者，血压控制目标值＜130/80mmHg；老年收缩期性高血压收缩压 140～150mmHg，舒张压＜90mmHg 但不低于 65～70mmHg。

4）多重心血管危险因素协同控制。

（3）降压药物

1）基本原则：小剂量开始、优先选择长效制剂、联合用药、个体化。

2）种类：五大类（利尿剂、β 受体阻滞剂、钙通道阻滞剂、血管紧张素转换酶抑制剂和血管紧张素Ⅱ受体阻滞剂）。

3）联合治疗方案：ACEI/ARB+二氢吡啶类 CCB、ACEI/ARB+噻嗪类利尿剂、二氢吡啶类 CCB+噻嗪类利尿剂、二氢吡啶类 CCB+β 受体阻滞剂。

（4）高血压急症和亚急症的治疗

1）及时降低血压：静脉滴注给药，及早开始口服降压药治疗。

2）控制性降压。

3）合理选择降压药：硝普钠、硝酸甘油、尼卡地平和拉贝洛尔。

4）避免使用的药物（利血平、强力的利尿剂）。

【复习思考题】

1. 简答题

（1）高血压诊断定义和分类是什么？

（2）用于高血压病分层的危险因素有哪些？

（3）高血压治疗原则是什么，五大类降压药物有哪些，各举出一个代表药物？

2. 病史采集训练 男性，55 岁，因发现血压高 5 年，再发加重伴头晕 1 个月入院。请围绕主诉采集相关病史。

3. 病例分析 找一高血压病典型病例，要求做出以下分析：

（1）诊断及诊断依据。

（2）鉴别诊断。

（3）进一步检查；

（4）治疗原则。

笔记栏

（曾高峰　秦英楠）

见习二（2）　心 力 衰 竭

【见习要求】

1. 掌握心力衰竭的定义、类型、分期与分级、病因及诱因。

2. 掌握慢性心力衰竭的临床表现、实验室检查、诊断与鉴别诊断、治疗。

3. 掌握急性心力衰竭的概念、临床表现和治疗。

【见习时数】　2 学时。

【见习准备】

1. 典型患者 1 人/小组。

2. 典型 X 线胸片、心脏超声报告单各 1 份/小组。

【见习过程】

1. 讲授病史采集、体格检查要点，学生分组进病房采集病史，并做体格检查。

2. 学生回示教室汇报病历摘要、阳性体征，提出必要的辅助检查并说明其目的；教师展示典型 X 线胸片及心脏超声报告单。

3. 学生归纳总结病例特点，作出完整的诊断，并说明诊断依据及治疗方法。

4. 结合患者的具体实际，教师以提问的方式小结。

【病史采集要点】

1. 现病史

（1）发病情况：缓慢或急骤起病？

（2）发病的原因或诱因及加重因素：是否上呼吸道感染？是否劳累缺乏休息？是否冬春季节或天气寒冷？是否情绪激动？

（3）主要症状：呼吸困难（程度与劳力程度的关系，有无端坐呼吸或夜间阵发性呼吸困难）、咳嗽、咯血、胸闷、心悸、厌食、恶心、腹胀、水肿等症状特点及持续时间。

（4）伴随症状：是否咳脓痰、胸痛、发热？是否食欲缺乏、少尿？

（5）病情演变：是否反复发作、逐年加重？

（6）诊疗情况：在何处就诊过？做过何种检查？诊断为什么？用何药物（近半个月来是否用过洋地黄药物，种类、剂量如何？），治疗效果如何？

（7）一般情况：精神、体力、饮食、睡眠、大小便如何？体重有何变化？

2. 其他相关病史

（1）有无药物过敏史。

（2）既往有无心肺疾病史（如高血压心脏病、冠心病、风心病、先天性心脏病、心肌病、肺结核、支扩、支气管哮喘等）。有无全身性疾病病史，如糖尿病、肾病等。有无传染病病史，如乙肝、结核、伤寒等；有无精神刺激史；有无药物、食物过敏史；有无输血、手术、外伤史；预防接种史。

（3）个人史：吸烟史（品种、日吸烟量、烟龄）、饮酒史、疫水、毒物、结核病接触史；野游史。特殊职业史。

（4）家族史：有无高血压、心脑血管病家族史。

【体查要点】

1. 体温、脉搏、呼吸、血压、体位、神志。

2. 呼吸困难的特点 与体位的关系，有无端坐呼吸等。

3. 缺氧程度 甲床、口唇、舌的颜色。

4. 头部 皮肤颜色，头皮血管扩张程度，出汗情况。

5. 颈部 颈静脉充盈度、气管位置。

6. 胸部　视、触、叩、听（肺部啰音粗细、分布位置等）。

7. 心脏　心尖搏动的位置，心界大小，心率、节律、心音、奔马律、杂音（性质部位及强度）、心包摩擦音等。

8. 腹部　肝脏是否肿大，肝颈静脉回流征是否阳性，有无移动性浊音。

9. 双下肢浮肿情况。

【辅助检查报告单展示】

1. 利钠肽　临床上常用 BNP 及 NT-proBNP，未经治疗者利钠肽水平正常可基本排除心衰，其水平高，提示预后差，但其特异性不高。

2. 胸部 X 线胸片检查　确诊左心衰肺水肿主要依据。可反映心影大小、形态；有肺淤血，肺门血管影增强、Kerley B 线、肺泡性肺水肿，肺门蝴蝶状影、胸腔积液等。

3. 心脏超声　是诊断心衰最主要的仪器检查。可了解心脏结构、房室大小、瓣膜结构受累、心室壁运动情况，心脏收缩功能（EF 值）及舒张功能测定 E/A 比值，还有助于明确病因诊断。

4. 放射性核素检查　评价心腔大小、射血分数测定等，反映心脏舒张功能。

5. 心脏磁共振　能评价左右心室容积、心功能、阶段性室壁运动、心肌厚度、心脏肿瘤、瓣膜、先天畸形及心包疾病等。

6. 有创血流动力学检查　漂浮导管测定心脏房室压力、肺小动脉压（PCWP）计算心排量等。

7. 冠状动脉造影　有助于明确有无冠心病，也有助于病因诊断。

8. 心-肺吸氧运动试验　计算最大耗氧量和无氧阈

值，在运动状态下测定患者对运动的耐受量，更能说明心脏的功能状态。

【知识精要】

1. 心力衰竭的定义、类型

（1）定义：是各种心脏结构或功能性疾病导致心室充盈及（或）射血能力受损，心排出量不能满足机体组织代谢需要，以肺循环和（或）体循环淤血，器官、组织血液灌注不足为临床表现的一组综合征，主要表现为呼吸困难、体力活动受限和液体潴留。

（2）类型：①左心衰竭、右心衰竭和全心衰竭。②急性心力衰竭和慢性心力衰竭。③收缩性和舒张性心力衰竭。

2. 心力衰竭分级 NYHA 分级法：

（1）Ⅰ级：心脏病患者日常活动量不受限制，一般活动不引起乏力、呼吸困难等心衰症状。

（2）Ⅱ级：心脏病患者体力活动轻度受限，休息时无自觉症状，一般活动可出现心衰症状。

（3）Ⅲ级：心脏病患者体力活动明显受限，低于一般活动即引起心衰症状。

（4）Ⅳ级：心脏病患者不能从事任何体力活动，休息状态下也出现心衰症状，活动后加重。

3. 心力衰竭病因及诱因

（1）病因：①原发性心肌损害（缺血性心肌损害、心肌炎和心肌病、心肌代谢障碍性疾病）；②心脏负荷过重　压力负荷（后负荷）过重及容量负荷（前负荷）过重。

（2）诱因：感染、心律失常、血容量增加、过度体力消耗或情绪激动、治疗不当、原有心脏病加重或并发其他疾病。

4. 慢性心力衰竭

（1）左心衰：以肺淤血及心排血量降低为主要表现。

1）症状：①不同程度的呼吸困难　劳力性呼吸困难、端坐呼吸、夜间阵发性呼吸困难、急性肺水肿。②咳嗽、咳痰、咯血（痰中带血，粉红色泡沫痰，大咯血等）。③乏力、疲倦、运动耐量减低等器官组织灌注不足及代偿性心率加快所致症状。④少尿及肾功能损害症状。

2）体征：①肺部湿啰音：肺底、全肺。②心脏体征　原心脏病体征、心脏扩大、奔马律、P2 亢进等。

（2）右心衰：以体循环淤血为主要表现。

1）症状：①消化道症状：腹张、食欲不振、恶心、呕吐等。②劳力性呼吸困难：继发于左心衰竭，单纯性右心衰竭为分流性先心病或肺部疾患所致。

2）体征：①水肿（低垂部位、胸腔积液）、颈静脉征（肝颈静脉回流征阳性）、肝大、腹水等。②心脏体征　右室增大、三尖瓣反流杂音等。

（3）全心衰特点：左心衰竭累及右心衰竭时，肺淤血症状呼吸困难反而有所减轻；或以一侧心力衰竭表现为主。

（4）诊断：病史+症状+体征+辅助检查，一般可确立诊断。

（5）鉴别诊断：支气管哮喘、心包积液、缩窄性心包炎、肝硬化腹水伴下肢水肿。

（6）治疗

1）目标：①防止和延缓心力衰竭的发生发展；②缓解临床症状，提高生活质量；③改善其长期预后，降低病死率与住院率。

2）原则：采取综合治疗措施，包括对各种可致心功能受损的疾病的早期管理，调节心力衰竭的代偿机制，减少其负面效应，阻止或延缓心肌重塑的进展。

3）一般治疗：①生活方式管理（患者教育、体重管理、饮食管理）。②休息与活动。③病因治疗（治疗病因、消除诱因）。

4）药物治疗：①利尿剂（袢利尿剂、噻嗪类利尿剂、保钾利尿剂）。②RASS 抑制剂（ACEI、ARB、醛固酮受体拮抗剂、肾素抑制剂）。③β 受体阻滞剂。④正性肌力药。⑤扩血管药。⑥抗心衰药物（rhBNP、左西孟旦、伊伐布雷定、AVP 受体拮抗剂）。

5）非药物治疗：CRT、左室辅助装置、心脏移植、细胞替代治疗。

5. 急性心力衰竭

（1）严重程度分类：Killip 分级

1）Ⅰ级：无心衰症状和体征。

2）Ⅱ级：有心衰症状和体征，肺部 50%以下肺野湿性啰音，心脏奔马律，肺静脉高压，肺淤血。

3）Ⅲ级：严重心衰症状和体征，严重肺水肿，肺部 50%以上肺野湿性啰音。

4）Ⅳ级：心源性休克。

（2）临床表现

1）突发严重呼吸困难，呼吸频率增快，强迫坐位、面色灰白、发绀、大汗、烦躁，咳粉红色泡沫状痰，极重者可导致神志模糊。

2）听诊时两肺满布湿性啰音和哮鸣音，心尖部第一心音减弱，频率快，有舒张早期奔马律，肺动脉瓣第二心音亢进。

3）胸部 X 线片有肺水肿表现。

（3）治疗：

1）体位　半卧或坐位，双腿下垂。

2）吸氧 高流量鼻导管给氧。

3）救治准备 建立静脉通道 心电监护。

4）镇静 吗啡静注。

5）快速利尿 呋塞米静注。

6）氨茶碱。

7）洋地黄类药物。

8）血管活性药物 血管扩张剂（硝普钠、硝酸酯类等）。

9）正性肌力药物（β受体兴奋剂、磷酸二酯酶抑制剂）。

10）机械辅助治疗。

【复习思考题】

1. 简答题

（1）心力衰竭的基本病因和诱因？

（2）左心衰竭、右心衰竭及全心衰竭的临床特征有哪些？

（3）简述心功能分级？

（4）心力衰竭的治疗原则，洋地黄类药物治疗适应证、禁忌证？

（5）洋地黄类药物治疗适应证、禁忌证、中毒表现和处理？

（6）急性左心衰竭的处理？

2. 病史采集训练 女性，60岁，因反复活动后心悸、胸闷气促10年，再发加重伴咳嗽1周入院。请围绕主诉采集相关病史。

3. 病例分析 男性，67岁，汉族，已婚，退休工人，因胸闷、心悸伴咳嗽、气促4年，加重2月，于1997年6月9日9：00入院。患者自诉4年前开始出现胸闷、心悸，多在情绪激动或天气变化、劳累时发生，每次数秒到十分钟不等，伴咳嗽，偶有咳痰，以后出现呼吸困难，影响日常生活，先后 4 次在我院住院，作 ECG、心脏 B 超、血脂、血糖等检查后诊断“冠心病”、“心力衰竭”，最后一次出院时间为 1997 年 3 月 25 日，以后反复出现阵发性夜间呼吸困难，双下肢浮肿。体查：T36.5℃ P86 次/分 R18 次/分 Bp16/10 kPa，发育正常，皮肤无异常，浅表淋巴结无肿大，颈软，气管居中，甲状腺正常，胸廓呈桶状，肋间隙增宽，呼吸运动减弱，叩诊呈过清音，左肺底有少量湿性啰音，心界扩大，心率 102 次/分，房颤律，腹软，肝肋下 1.5cm，剑突下 3.0cm。ECG：心房颤动伴室内差异性传导。

问题：

（1）诊断及诊断依据。

（2）鉴别诊断。

（3）进一步检查。

（4）治疗原则。

笔记栏

（雷长城　秦英楠）

见习三　冠　心　病

【见习要求】

1. 掌握典型心绞痛发作的特点，及稳定型心绞痛和不稳定型心绞痛的表现、 诊断和鉴别诊断。

2. 掌握急性心肌梗死的临床表现及心电图的特征改变。

3. 掌握急性心肌梗死的诊断、鉴别诊断及并发症。

4. 掌握急性心肌梗死的治疗原则及抢救措施。

5. 了解冠状动脉造影主要适应证和方法、PTCA 及支架植入方法等。

【见习时数】　4 学时。

【见习准备】

1. 典型病例 1 人/小组。

2. 典型心电图 1 份/小组。

3. 正常冠状动脉造影图片、PTCA 及支架植入图片各 1 份/小组。

【见习过程】

1. 带教老师讲授病史采集要点，由学生采集病史，并做体格检查。

2. 结合病史病历，教师小结诊断，鉴别诊断与治疗措施。

3. 结合病例，讲解心绞痛及心肌梗死心电图、冠状动脉造影图片、PTCA 及支架植入图片。

【病史采集要点】

1. 现病史

（1）发病情况：缓慢或急骤起病？

（2）发病的原因或诱因：激动、劳累、紧张？是否冬春季节或天气寒冷？饱食？是否上呼吸道感染？

（3）心绞痛：发作部位、性质、诱因、持续时间、缓解方式等及病程的长短。心肌梗死：疼痛、发热、胃肠道症状、心律失常、低血压休克、心力衰竭等。

（4）伴随症状：心悸、气促、呼吸困难、咳嗽与体位变化等?

（5）病情演变：心绞痛发作的频度、持续时间、缓解程度及方法、是否恶化？心肌梗死发生胸痛持续时间，是否发生泵衰竭?

（6）诊疗情况：在何处就诊过？做过何种检查？用何药物及疗效如何?

（7）一般情况：精神、体力、饮食、大小便如何?

2. 其他相关病史

（1）有无药物过敏史。

（2）既往有无高血压病史，糖尿病病史，风心病史，高血脂病史，呼吸道或上消化道疾病史，心包炎等病史。

（3）个人史：吸烟史（品种、日吸烟量、烟龄）、职业史。

（4）家族史：有无高血压病史，心脑血管病家族史。

【体查要点】

1. 体温（急性心梗体温在 24 小时可达摄氏 38～39℃之间）、脉搏、呼吸、血压（心绞痛发作时血压多升高，而心肌梗死多下降甚至心源性休克）、体位、神志。

2. 呼吸困难的特点　有无端坐呼吸等。

3. 缺氧程度　甲床、嘴唇、舌的颜色。

4. 头部　皮肤颜色，出汗情况。

5. 颈部　颈静脉充盈度、气管位置。

6. 胸部　视、触、叩、听（双肺底有无干湿啰音）。

7. 心脏　心尖搏动的位置，心界大小，心率、节律、心音、奔马律、杂音、心包摩擦音等。

8. 腹部　肝脏是否肿大，肝颈静脉回流征是否阳性，有无移动性浊音。

9. 双下肢浮肿情况。

【辅助检查报告单展示】

1. 心电图检查

（1）心绞痛型冠心病：静息心电图可正常或 ST-T 改变；发作时心电图多有缺血型（水平，下降型）ST 下移，T 波低平倒置，发作后恢复正常。部分患者呈“假性正常化”图形改变如原有 T 波倒置发作时 T 波反而直立。动态心电图：可长时间记录患者 24 小时或更长时间内有无心律失常，ST-T 动态改变并与患者症状相关分析。平板运动试验对静息心电图正常而又怀疑心绞痛患者，行平板运动试验提高心率负荷，可增加心肌耗氧量而显示出心肌缺血的证据。静息时可正常或有 ST-T 改变；发作时多有 ST 段下移，T 波低平倒置；变异型心绞痛发作时 ST 段一过性抬高，发作后恢复原来水平。

（2）心肌梗死型冠心病：①特征图形：Q 波性心肌梗死：病理性 Q 波—心肌坏死区；ST 段弓背上抬—心肌损伤区；T 波倒置—缺血区。非 Q 波心肌梗死：普遍性 ST 段下移≥0. 1mv；或对称性 T 波倒置。②心电图动态衍变：超急期—数小时—T 波高尖；急性期—数小时后—ST 弓背上抬与 T 波形成单相曲线、病理性 Q 波、R 波减低；亚急性期—数日或 2 周— ST 段回落，T 波低平倒置；陈旧期—数周或数月—病理性 Q 缩小、T 波深倒，少数 ECG 转为正常。③心电图定位诊断　根据坏死 Q 波及 ST 段抬高出现导联定位：前间壁梗死—V_1、V_2（V_3）；前壁—$V_{3、4}$；下壁—Ⅱ、Ⅲ、aVF；广泛前壁—V_1～V_5（V_6）；高侧壁—Ⅰ、aVL；正后壁—V_6、V_7，而 V_1～ V_3 高 R 波。右心室梗死者 V_{3R}～V_{5R} ST 段抬高。

2. 放射性核素检查及心脏超声　可了解心绞痛型冠心病、心肌梗死恢复期心脏缺血区心肌缺血状况和坏死区域，评价心脏结构和功能，对估计预后指导运动方式和强度等有帮助。

3. 冠状动脉造影 了解冠状动脉病变部位、范围及程度等，估计病情并指导下一步治疗。心绞痛型冠心病85%患者存在冠脉有意义的狭窄；15%无显著狭窄者系冠脉痉挛或微血管灌注障碍等因素引起。心肌梗死型冠心病者，多存在广泛弥漫或严重的冠状动脉粥样硬化病变、冠状动脉血栓形成管腔闭塞。

4. 实验室检查

（1）血常规：心绞痛型冠心病多正常；心肌梗死型冠心病 WBC 增高，ESR 增快。

（2）心肌酶学检查：心绞痛型冠心病多正常；心肌梗死型冠心病 CK、AST、LDH 升高并呈动态序列变化。

（3）心肌梗死型冠心病心肌坏死标记物血清肌红蛋白、肌钙蛋白 I 或 T、肌酸激酶同工酶 CK-MB 增高，而心绞痛型冠心病多正常。

【知识精要】

1. 冠心病的临床类型 无症状型冠心病；心绞痛型冠心病；心肌梗死型冠心病；缺血性心肌病型冠心病；猝死型冠心病；“急性冠脉综合征”：包括不稳定型心绞痛、非 ST 段上抬型和 ST 段上抬型心肌梗死、猝死型。共同发病机制“动脉粥样斑块的不稳定性”引起急性冠状动脉血栓形成。

2. 心绞痛型冠心病临床特点 冠状动脉供血不足，心肌急剧暂时缺血、缺氧，表现为阵发性胸痛为特点的临床综合征。可分为稳定性心绞痛和不稳定性心绞痛两大类，除稳定性劳累型心绞痛外，其他各种心绞痛均为不稳定性心绞痛，属“急性冠脉综合征”范畴，随时可发展为急性心肌梗死。

3. 心肌梗死型冠心病 冠状动脉严重狭窄或阻塞

致心肌缺血性坏死。表现为剧烈胸痛、发热、心肌酶增高及心电图动态演变，可发生心律失常、休克、心力衰竭等，属冠心病的严重类型。当前更主张分为 ST 段抬高型心肌梗死（STEMI）和非 ST 段抬高型心肌梗死（NSTEMI），主要是为了争取和赢得诊治时间，治疗措施亦有所差异。

4. 诊断　根据病史、体征、心电图及血清心肌坏死标志物改变一般可确立诊断，部分需要结合有创性检查如冠状动脉造影等才可确立诊断。

（1）发作性心前区或胸骨后疼痛，劳累或休息或夜间发作，持续数分钟，至十几分钟。休息或含化硝酸甘油或速效救心丸，可能缓解。部分患者有放射痛至颈部、下颌部、左臂等，则支持心绞痛。

（2）持续时间超过半小时以上不缓解，甚至胸痛时间程度等发生改变，均需严密观察有无发展为心肌梗死。

（3）心绞痛发作时多伴有血压上升，而心肌梗死患者则多表现为血压下降，濒死感。部分老年患者或糖尿病患者发作心肌梗死呈无疼痛或轻微疼痛而表现出严重心律失常，心衰及休克等。

5. 鉴别诊断

（1）与心绞痛型冠心病有关的鉴别诊断有：胸壁疾病（肋软骨炎，肋间神经痛，带状疱疹等）；食道疾病如食管溃疡等；胸膜炎、心包炎；肺部疾病如肺炎、结核、肺癌等；心肌梗死；心脏神经症等。

（2）与心肌梗死型冠心病鉴别：心绞痛、心包炎、肺梗死、急腹症、主动脉夹层等。

6. 治疗原则

（1）心绞痛型冠心病

1）发作时治疗：休息、舌下含服硝酸甘油片，硝酸异山梨酯，速效救心丸或复方丹参滴丸等。部分病需要静滴硝酸甘油等。

2）预防发作：①硝酸酯类　硝酸甘油、双（单）硝酸异山梨酯；②β 受体阻滞剂如美托洛尔，比索洛尔，剂量相对大一些；③钙离子拮抗剂 血管痉挛性心绞痛首选，如硝苯地平，地尔硫卓（恬尔心）等。上述三类药可酌情合用，但 β 阻滞不与维拉帕米等钙离子拮抗剂合用以免加重心动过缓或加重房室传导阻滞；④其他药物调节血脂他汀类药物还有稳定斑块作用；抗血小板聚集药物如肠溶阿司匹林，氢氯吡格雷；抗凝药物有肝素、低分子肝素，尤其是不稳定性心绞痛更要强调抗血小板和抗凝治疗。

3）正规药物治疗效果差者，及早进行冠状动脉造影以决定是否行 PTCA 及冠状动脉支架植入术、冠脉搭桥治疗。

（2）心肌梗死型冠心病

1）强调争取时间，加强监护，收住 CCU 或 ICU 病房等可及早发现因室性心动过速、室性颤动等严重心律失常，及时抢救治疗可使死亡率明显下降。

2）争取早期明确诊断尽早开通犯罪冠状动脉减少心肌梗死面积，挽救濒死心肌，保护心脏功能，改善预后。具体办法有：首选冠状动脉介入治疗如 PTCA+冠状动脉支架植入（急诊直接、补救、择期），无冠状动脉介入治疗条件可静脉溶栓治疗（链激酶、尿激酶、组织型纤溶酶原激活剂等），尚可急诊冠状动脉旁路移植术等。循证医学表明非 ST 段抬高性心肌梗死（NSTEMI）一般不主张进行静脉溶栓治疗。

3）及时有效的处理各种并发症如严重心律失常、心力衰竭、心源性休克等。

4）康复治疗及其他：运动处方。预防控制心血管病有关危险因素等。

【复习思考题】

1. 简答题

（1）变异性心绞痛与急性非Q波型心肌梗死的鉴别要点？

（2）急性心肌梗死的诊断及鉴别诊断？

（3）急性心肌梗死再灌注治疗方法有哪些？

2. 病史采集训练 男性，55岁，因反复心前区痛5年，再发加重1小时入院。请围绕主诉采集相关病史。

3. 病例分析 找一急性心肌梗死病例，要求做出以下分析：

（1）诊断及诊断依据。

（2）鉴别诊断。

（3）进一步检查。

（4）治疗原则。

笔记栏

（雷长城 朱 翔）

见习四（1） 扩张型心肌病

【见习要求】 掌握扩张型心肌病的临床特征、诊断、鉴别诊断与治疗。

【见习时数】 2 学时。

【见习准备】

1. 典型患者 1 人/小组。

2. 典型超声心动图报告单、X 线胸片、心电图各 1 份/小组。

【见习过程】

1. 讲授病史采集、体格检查要点，学生分组进病房采集病史，并做体格检查。

2. 学生回示教室汇报病历摘要、阳性体征，提出必要的辅助检查并说明其目的；教师展示典型 X 线胸片、心电图、超声心动图报告。

3. 学生归纳总结病例特点，作出完整的诊断（包括对心衰严重程度作出分级及并发症诊断），并说明诊断依据。

4. 结合患者的具体实际，教师以提问的方式小结。

【病史采集要点】

1. 现病史

（1）发病情况：缓慢或急骤起病？

（2）发病的原因或诱因：是否上呼吸道感染？是否吸烟，酗酒？是否冬春季节或天气寒冷？ 精神创伤，内分泌或代谢紊乱？

（3）主要症状：胸闷、心悸、气促、浮肿等症状特点及持续时间（病程的长短）。

（4）伴随症状：是否咳嗽、咳痰、胸痛、发热？是否腹胀、食欲缺乏、消瘦？

（5）病情演变：何时出现心功能不全的表现？

（6）诊疗情况：在何处就诊过？做过何种检查？用何药物及疗效如何？

（7）一般情况：精神、体力、饮食、大小便如何？体重有何变化？

2. 其他相关病史

（1）有无药物过敏史。

（2）既往有无心肺疾病史（如高血压心脏病、冠心病、风心病、心肌炎、支气管哮喘等）。

（3）个人史：吸烟史（品种、日吸烟量、烟龄）、饮酒史、职业史。

【体查要点】

1. 体温、脉搏、呼吸、血压、体位、神志。

2. 呼吸困难的特点　劳力性呼吸困难。

3. 缺氧程度　甲床、嘴唇、舌的颜色。

4. 头部　皮肤颜色，头皮血管扩张程度，出汗情况。

5. 颈部　颈静脉充盈度、气管位置。

6. 胸部　视、触、叩、听。

7. 心脏　心尖搏动的位置，心界大小，心率、节律、心音、杂音。

8. 腹部　肝脏是否肿大，肝颈静脉回流征是否阳性，有无移动性浊音。

9. 双下肢浮肿情况。

【辅助检查报告单展示】

（1）胸部X线胸片检查：心影常增大，心胸比大于50%，有心衰症状者可有不同程度肺淤血肺水肿表现。

（2）心电图：通常无特征性心电图改变，可以见到R波递增不良，室内传导阻滞及左束支传导阻滞、ST-T改变等。

（3）心脏超声：早期可有心腔轻度扩大或晚期各心腔均显著扩大，室壁运动弥漫性减弱，心脏收缩功能下降；彩色血流多普勒常显示二、三尖瓣轻、中度反流；

左室射血分数降低。

【知识精要】

1. 扩张型心肌病的临床特点

（1）症状：①大多发病隐匿而无任何症状；②当心脏功能失代偿时出现典型心力衰竭症状：活动时胸闷、心悸、气促；③出现心房颤动、室性心动过速的患者可出现心悸及血流动力异常症状；④ 部分患者可出现体循环栓塞（脑栓塞所致中风最常见），甚者猝死；⑤其他　晚期患者有体重下降、食欲减退等。

（2）相关病史：既往可有病毒性心肌炎，嗜酒，遗传，围生期心脏病等病史。

（3）体征：①体格检查时常可发现心界明显扩大，心尖搏动弥散；②心音减弱，病理性第三或四心音，奔马律；③出现心房颤动、室性心动过速的患者可出现相应体征；④心力衰竭患者可出现肺循环及体循环体液潴留体征。

2. 辅助检查

（1）胸部 X 线胸片检查：心影常明显增大，有心力衰竭症状者可有不同程度肺淤血表现。

（2）心电图：通常无特征性心电图改变，可有 R 波递增不良、心室肥大、病理性 Q 波、房颤、室内传导阻滞及左束支传导阻滞、ST-T 改变等。QRS 波增宽常提示预后不良。

（3）心脏超声：可有心腔轻度扩大或各心腔均显著扩大，室壁运动弥漫性减弱，心肌收缩功能下降；彩色血流多普勒常显示二、三尖瓣轻、中度反流。

3. 诊断　本病缺乏特异性诊断指标。对于有慢性心力衰竭临床表现的患者，如心脏超声证实有心腔扩大和心脏收缩功能下降，即应考虑有本病的可能，但一定要排除各种病因明确的器质性心脏病如风心病、高血压心脏病、先心病、冠心病等方可确立诊断。

4. 鉴别诊断

（1）心脏瓣膜病。

（2）先天性心脏病。

（3）高血压心脏病。

（4）冠心病。

5. 治疗 扩张型心肌病的治疗主要着重于三个方面，即心力衰竭的控制、猝死的预防和栓塞的预防。

（1）病因治疗：控制感染，限酒戒酒，治疗免疫病或内分泌病等。

（2）预防和控制心力衰竭：与一般心力衰竭的处理原则基本相同；特别强调 ACEI/ARB，盐皮质激素受体拮抗剂及 β 受体阻滞剂的应用，有可能使扩大的心脏缩小、生活质量改善、生存时间延长；其他治疗：考虑植入抗心力衰竭双腔或三腔生理起搏器进行心脏再同步化治疗及心脏移植。

（3）预防猝死：预防猝死非常重要。持续性室性心动过速，室颤有较高的猝死率。①药物：胺碘酮、β 受体阻滞剂；②ICD 植入。

（4）预防栓塞：给予阿司匹林，氢氯吡格雷或长期华法林治疗。

【复习思考题】

1. 简答题

（1）简述扩心病的心脏超声特点。

（2）简述扩心病的并发症。

（3）简述心肌病分类。

（4）简述扩心病治疗原则及死亡主要原因。

2. 病史采集训练 女性，35 岁，因反复胸闷、心悸、气促、浮肿 1 年，再发加重 1 个月入院。请围绕主诉采集相关病史。

3. 病例分析　男性，30 岁。一年来活动后心跳气短，半年来逐渐加重，安静时亦明显，下肢肿，近一个月不能平卧，上腹胀。体检血压正常，半卧位，颈静脉怒张，心界向两侧扩大，心率 100 次 / 分，律齐，心尖第一心音减低，Ⅲ级吹风样收缩期杂音，奔马律。超声心动图检查：左右心房、左右心室均增大，以左侧增大为主，左心室流出道扩大；室间隔、左室后壁运动减弱。二尖瓣无异常。

问题：

（1）诊断及诊断依据

（2）鉴别诊断及进一步检查。

（3）治疗原则。

笔记栏

（黄　斌）

见习四（2）　肥厚型心肌病

【见习要求】　掌握的肥厚型心肌病临床特征、诊断、鉴别诊断与治疗。

【见习时数】　2 学时。

【见习准备】

1. 典型患者1人/小组。

2. 典型X线胸片、心电图、超声心动图报告单各1份/小组。

【见习过程】

1. 讲授病史采集、体格检查要点，学生分组进病房采集病史，并做体格检查。

2. 学生回示教室汇报病历摘要、阳性体征，提出必要的辅助检查并说明其目的；教师展示典型X线胸片、心电图、超声心动图报告。

3. 学生归纳总结病例特点，作出完整的诊断（包括对心力衰竭严重程度作出分级及并发症诊断），并说明诊断依据。

4. 结合患者的具体实际，教师以提问的方式小结。

【病史采集要点】

1. 现病史

（1）发病情况：缓慢或急骤起病?

（2）发病的原因或诱因：是否活动中发生及缓解方式?

（3）主要症状：胸痛、心悸、气促、头晕等症状特点及持续时间（病程的长短）。

（4）伴随症状：是否晕厥?

（5）病情演变：何时出现临床表现?

（6）诊疗情况：在何处就诊过?做过何种检查?用何药物及疗效如何?

（7）一般情况：精神、体力、饮食、大小便如何?

2. 其他相关病史

（1）有无药物过敏史。

（2）既往有无心肺疾病史（如高血压心脏病、冠心病、风心病等）。

（3）家族史：有无?

【体查要点】

1. 体温、脉搏、呼吸、血压、体位、神志。

2. 胸痛、心悸的特点 运动性或体位性发生。

3. 缺氧程度 甲床、嘴唇、舌的颜色。

4. 头部 皮肤颜色，头皮血管扩张程度，出汗情况。

5. 颈部 颈静脉充盈度、气管位置。

6. 胸部 视、触、叩、听。

7. 心脏 心尖搏动的位置，心界大小，心率、节律、心音、杂音。

8. 腹部 肝脏是否肿大，有无移动性浊音。

9. 双下肢浮肿情况。

【辅助检查报告单展示】

（1）胸部X线胸片检查：心影多不增大，如有心力衰竭则呈现心影明显增大。

（2）心电图：左室高电压、ST-T改变、病理性Q波；部分患者心电图可完全正常。

（3）心脏超声：①心室非对称性肥厚，舒张期室间隔与左室后壁厚度之比≥1.3，心腔不大；②流出道梗阻者左室流出道狭窄<20mm；SAM现象：二尖瓣前叶收缩期前向移动与肥厚的室间隔相接，造成左室流出道的进一步狭窄。

【知识精要】

1. 肥厚型心肌病的临床特点

（1）症状：劳力性呼吸困难、乏力、胸痛、心悸、晕厥。

1）部分患者可无任何自觉症状，可因猝死或在体检中被发现；

2）心悸：发生室性心律失常及心房颤动患者可表现心悸症状；

3）劳力性呼吸困难：与左室顺应性差、充盈受限、舒张末期压力升高及肺淤血有关；

4）非典型心绞痛：尤其是心尖部肥厚型心肌病主要表现为心绞痛。其特点是常因体力活动而诱发，持续时间长，含硝酸甘油后不减轻反而加重；

5）眩晕或晕厥：主要见于伴有流出道梗阻者或室性快速心律失常患者，在突然起立或运动时心排血量进一步减少所致；

6）猝死：多在剧烈运动时或其后发生，猝死前多无症状或症状轻微；

7）心力衰竭：气促、心悸、不能平卧、肝脏肿大及双下肢浮肿等心力衰竭的症状。

（2）相关病史：可有家族心脏疾病史。

（3）体征：①心界常无扩大或仅有轻度扩大，在病程晚期可见心界明显向左下扩大及心尖搏动弥散；②心脏杂音　胸骨左缘第 3～4 肋间粗糙的收缩中晚期喷射样杂音伴震颤是肥厚梗阻型心肌病的典型体征，可因心肌收缩力和左室容量发生改变而增强或减弱（立位、屏气后用力作呼气动作或应用硝酸甘油可使回心血量减少而使杂音增强，而蹲位、下肢抬高或紧握双拳可使回心血量增加而使杂音减弱；应用洋地黄、多巴胺等强心药可增强心肌收缩力而使杂音进一步增强，而应用 β 受体阻滞剂可抑制心肌收缩力而使杂音减弱）；③病程晚期出现心力衰竭的体征，如肺部湿啰音、颈静脉充盈、肝大、双下肢浮肿等。

2. 辅助检查

（1）胸部 X 线胸片检查：心影多不增大，如有心力衰竭则呈现心影明显增大。

（2）心电图：左室肥厚、ST-T 改变、病理性 Q 波；部分患者心电图可完全正常。

（3）心脏超声：①室间隔非对称性肥厚，室间隔与左室后壁厚度之比＞1.3，心腔变小或不大；②流出道梗阻者左室流出道狭窄＜20mm；SAM 现象：二尖瓣前叶收缩期前向移动与肥厚的室间隔相接处，造成左室流出道的进一步狭窄。

3. 诊断 根据患者的临床症状（如非典型心绞痛、劳力性呼吸困难、眩晕或晕厥等）、体征（如胸骨左缘 3～4 肋间粗糙的收缩中晚期喷射样杂音伴震颤）结合心电图及心脏超声（舒张期室间隔厚度达 15mm 或与后壁厚度之比≥1.3）等检查一般诊断不困难，如有阳性家族史（猝死、心肌肥大）更有助于诊断。

4. 鉴别诊断

（1）主动脉瓣狭窄。

（2）高血压性心脏病。

（3）先天性心脏病。

5. 治疗 肥厚型心肌病的治疗原则是：弛缓肥厚的心肌，减轻左心室流出道狭窄；防止心律失常，预防猝死。

（1）药物治疗：目前主张应用 β 受体阻滞剂及非二氢吡啶类钙拮抗剂。

（2）非药物治疗：起搏器，化学消融或室间隔切除治疗。

【复习思考题】

1. 简答题

（1）肥厚型心肌病的诊断？

（2）肥厚型心肌病的治疗原则？

（3）简述肥厚型心肌病患者胸痛机制。

2. 病史采集训练　女性，20 岁，因反复胸痛、心悸、气促 2 个月，再发加重伴晕厥一次入院。请围绕主诉采集相关病史。

3. 病例分析　男性，20 岁，因反复胸痛、心悸、气促 3 个月，再发加重伴晕厥一次入院。胸部 X 线胸片检查：心影多不增大，如有心力衰竭则呈现心影明显增大。心电图示左室肥厚、ST-T 改变、病理性 Q 波；心脏超声示室间隔非对称性肥厚，室间隔与左室后壁厚度之比＞1.3～1.5，心腔变小，左室流出道狭窄。

问题：

（1）诊断及诊断依据。

（2）鉴别诊断。

（3）进一步检查。

（4）治疗原则。

笔记栏

（黄　斌）

见习五（1）　心　肌　炎

【见习要求】　掌握的心肌炎临床特征、诊断、鉴别诊断与治疗。本节重点叙述病毒性心肌炎。

【见习时数】 1学时。

【见习准备】

1. 典型患者1人/小组。

2. 典型X线胸片、心电图、超声心动图、心肌酶报告单各1份/小组。

【见习过程】

1. 讲授病史采集、体格检查要点，学生分组进病房采集病史，并做体格检查。

2. 学生回示教室汇报病历摘要、阳性体征，提出必要的辅助检查并说明其目的；教师展示典型X线胸片、心电图、超声心动图、心肌酶报告。

3. 学生归纳总结病例特点，作出完整的诊断，并说明诊断依据。

4. 结合患者的具体实际，教师以提问的方式小结。

【病史采集要点】

1. 现病史

（1）发病情况：缓慢或急骤起病？

（2）发病的原因或诱因：是否上呼吸道或肠道病毒感染史？

（3）主要症状：胸闷、心悸、气促等症状特点及持续时间（病程的长短）。

（4）伴随症状：是发热、乏力、咳嗽、恶心、呕吐、腹泻？

（5）病情演变：何时出现上述表现？

（6）诊疗情况：在何处就诊过？做过何种检查？用何药物及疗效如何？

（7）一般情况：精神、体力、饮食、大小便如何？

2. 其他相关病史

（1）有无药物过敏史。

（2）既往有无心肺疾病史（如高血压心脏病、冠心病、风心病等）。

（3）个人史：吸烟史（品种、日吸烟量、烟龄）、职业史。

【体查要点】

1. 体温、脉搏、呼吸、血压、体位、神志。

2. 呼吸困难的特点　劳力性呼吸困难。

3. 缺氧程度　甲床、嘴唇、舌的颜色。

4. 头部　皮肤颜色，头皮血管扩张程度，出汗情况。

5. 颈部　颈静脉充盈度、气管位置。

6. 胸部　视、触、叩、听。

7. 心脏　心尖搏动的位置，心界大小，心率、节律、心音、杂音。

8. 腹部　肝脾是否肿大，肝颈静脉回流征是否阳性，有无移动性浊音。

9. 双下肢浮肿情况。

【辅助检查报告单展示】

1. 心肌损害标记物　血清 CK-MB、肌钙蛋白等心脏标记物均升高。

2. 病毒学检查　发病 3 周内，相隔 2 周的两次血清病毒中和抗体滴度 4 倍或以上增高，或 1 次高达 1∶640，特异型 CVB IgM 1∶320 以上。

3. 心电图检查　窦性心动过速和室性早搏房、室传导阻滞、ST-T 改变。

4. X 线胸片检查　心脏扩大，心包积液，肺淤血，肺水肿征象。

5. 心脏超声检查　心脏增大，室壁运动减弱，左室收缩和（或）舒张功能障碍。

【知识精要】

1. 临床特点

（1）症状：①约半数以上患者发病前1～3周内有病毒感染前驱症状，如发热、全身倦怠感，即所谓“感冒”样症状或恶心、呕吐、腹泻等消化道症状；②心脏受累表现：心悸、呼吸困难、心前区不适或胸痛、浮肿甚至阿斯综合征发作；③部分不典型临床表现：胸痛、肌痛、发热、关节痛、少尿、晕厥等全身症状为主，而心脏本身症状不明显。

（2）体征：①可有心界扩大，心尖区收缩期吹风样杂音，奔马律；②各种心律失常，表现为心动过速且常与体温升高不相称，部分患者可能因合并房室传导阻滞而出现心动过缓；期前收缩常见。

2. 辅助检查

（1）心肌损害标记物：急性期或慢性心肌炎活动期血清CK-MB、肌钙蛋白等心脏标记物均升高，表明心肌坏死。

（2）病毒学检查：临床上主要行病毒中和抗体滴度动态检测来帮组病毒性心肌炎的诊断。发病3周内，相隔2周的两次血清病毒中和抗体滴度（最常测定柯萨奇病毒中和抗体滴度，CVB）呈4倍或以上增高，或1次高达1∶640，特异型CVB IgM 1∶320以上，外周血白细胞肠道病毒核酸阳性第，均是一些可能但不肯定的病因指标。

（3）心电图检查：最多见者为窦性心动过速、室性早搏、房、室传导阻滞、ST-T改变。

（4）X线胸片检查：约1/4患者有不同程度心脏扩大，少数可见心包积液（累及心包所致），严重病例可因左心衰而有肺淤血甚至肺水肿征象。

（5）超声心动图检查：轻者可正常；重者有心脏增大，室壁运动减弱，左室收缩和/或舒张功能障碍；附壁血栓等。

3. 诊断　主要为临床诊断，根据典型的前驱感染史、相应的临床表现及体征、心电图、心肌酶学检查或超声心动图、CMR 显示的心肌损伤证据，应考虑此诊断。确诊有赖于心肌活检。

诊断标准如下：

（1）病史与体征：在上呼吸道感染、腹泻等病毒感染后 3 周内出现与心脏相关的表现，如不能用一般原因解释的感染后严重乏力、胸闷头晕（心排血量降低）、心尖第一心音明显减弱、舒张期奔马律、心包摩擦音、心脏扩大、充血性心力衰竭或阿-斯综合征等。

（2）上述感染后 3 周内出现下列心律失常或心电图改变者：①窦性心动过速、房室传导阻滞、窦房阻滞或束支阻滞；②多源、成对室性期前收缩，自主性房性或交界性心动过速，阵发或非阵发性室性心动过速，心房或心室扑动或颤动；③两个以上导联 ST 段呈水平型或下斜型下移≥0.05mV 或 ST 段异常抬高或出现异常 Q 波。

（3）心肌损伤的参考指标：病程中血清心肌肌钙蛋白 I 或肌钙蛋白 T（强调定量测定）、CK-MB 明显增高。超声心动图示心腔扩大或室壁活动异常和/或核素心功能检查证实左室收缩或舒张功能减弱。

（4）病原学依据：①在急性期从心内膜、心肌、心包或心包穿刺液中检测出病毒、病毒基因片段或病毒蛋白抗原；②病毒抗体：第 2 份血清中同型病毒抗体（如柯萨奇 B 组病毒中和抗体或流行性感冒病毒血凝抑制抗体等）滴度较第 1 份血清升高 4 倍（2 份血清应相隔 2 周以上）或一次抗体效价≥640 者为阳性，320 者为可疑；③病毒特异性 IgM 以≥1∶320 者为阳性。如同时有血中肠道病毒核酸阳性者更支持有近期病毒感染。

[注]：同时具有上述（1）、（2）（①②③中任何一项）、（3）中任何二项。在排除其他原因心肌疾病后临床上可

诊断急性病毒性心肌炎。如具有（4）中的第①项者可从病原学上确诊急性病毒性心肌炎；如仅具有（4）中第②③项者，在病原学上只能拟诊为急性病毒性心肌炎。

重症病毒性心肌炎：患者有阿-斯综合征发作、充血性心力衰竭伴或不伴心肌梗死样心电图改变、心源性休克、急性肾衰竭、持续性室性心动过速伴低血压发作或心肌心包炎等在内的一项或多项表现。

4. 鉴别诊断

（1）风湿性心肌炎。

（2）甲状腺功能亢进。

（3）影响心功能的其他疾患如结缔组织病、血管炎、药物及毒物等引起的心肌炎。

5. 治疗

（1）一般治疗：应卧床休息，休息是病毒性心肌炎最重要的治疗手段之一。

（2）改善心肌营养和代谢：包括维生素 C、B、B_{12}、辅酶 A、肌苷、1，6-二磷酸果糖（FDP）、极化液。

（3）对症治疗：①纠正心律失常；室速出现血流动力学紊乱时或发现室扑、室颤应迅速电复律；Ⅱ度Ⅱ型房室传导阻滞和完全性房室传导阻滞，尤其是有脑供血不足表现或阿斯综合征发作者应及时安置临时起搏器，若传导阻滞不能恢复应考虑永久起搏器植入；②心力衰竭时使用利尿剂、血管扩张剂、血管紧张素转换酶抑制剂等。目前不主张早期使用糖皮质激素，但对有房室传导阻滞、难治性心力衰竭、重症患者或考虑有自身免疫的情况下则可慎用。

【复习思考题】

1. 简答题

（1）简述心肌炎的心肌酶变化。

（2）简述病毒性心肌炎诊断的直接依据。

（3）简述病毒性心肌炎激素使用指征。

2. 病史采集训练　女性，20 岁，因感冒后出现胸闷、心悸、气促，请围绕主诉采集相关病史。

3. 病例分析　女性，20 岁，1 周前出现发热、咽痛、乏力，自认为“感冒”，未在意。近三天心悸、胸闷、气促。体检：血压 100/65mmHg。半卧位，气促状。双肺底少许湿啰音啰音。心界不大，心率 100 次 / 分，律不齐，频可闻及早搏，心尖第一心音减低，Ⅲ级吹风样收缩期杂音，奔马律。超声心动图检查：心脏不大，左室运动减弱，收缩功能降低，瓣膜无异常；心电图改变有病理性 Q 波，ST-T 改变，频发室早。血常规：WBC 4×10^{9}/L，N0.5%，L0.45%。诊断考虑“病毒性心肌炎”。

问题：

（1）诊断及诊断依据。

（2）鉴别诊断。

（3）进一步检查。

（4）治疗原则。

笔记栏

（曾海燕）

见习五（2） 心 包 疾 病

【见习要求】 掌握急性心包疾病的临床特征、诊断、鉴别诊断与治疗。

【见习时数】 1 学时。

【见习准备】

1. 典型患者 1 人/小组。

2. 典型 X 线胸片、心电图、超声心动图报告单各 1 份/小组。

【见习过程】

1. 讲授病史采集、体格检查要点，学生分组进病房采集病史，并做体格检查。

2. 学生回示教室汇报病历摘要、阳性体征，提出必要的辅助检查并说明其目的；教师展示典型心电图、X 线胸片、超声心动图报告单。

3. 学生归纳总结病例特点，作出完整的诊断，并说明诊断依据。

4. 结合患者的具体实际，教师以提问的方式小结。

【病史采集要点】

1. 现病史

（1）发病情况：缓慢或急骤起病？

（2）发病的原因或诱因：是否感染、手术、心肌梗死史？

（3）主要症状：胸痛、心悸、呼吸困难、心前区不适、浮肿等症状特点及持续时间（病程的长短）。

（4）伴随症状：是否咯血、发热、腹胀、食欲缺乏、消瘦？

（5）病情演变：何时出现上述表现？

（6）诊疗情况：在何处就诊过？做过何种检查？用

何药物及疗效如何？

（7）一般情况：精神、体力、饮食、大小便如何？体重有何变化？

2. 其他相关病史

（1）有无药物过敏史。

（2）既往有无心肺疾病史（如高血压心脏病、冠心病、风心病，肺结核、肿瘤等）。

（3）个人史：吸烟史（品种、日吸烟量、烟龄）、职业史。

【体查要点】

1. 体温、脉搏、呼吸、血压、体位、神志。

2. 胸痛、呼吸困难的特点。

3. 缺氧程度　甲床、嘴唇、舌的颜色。

4. 颈部　颈静脉充盈度、气管位置。

5. 胸部　视、触、叩、听。

6. 心脏　心尖搏动的位置，心界大小，心率、节律、心音、杂音、心包摩擦音。急性心包炎最具诊断价值的体征为心包摩擦音。

7. 腹部　肝脏是否肿大，肝颈静脉回流征是否阳性，有无移动性浊音。

8. 双下肢浮肿情况。

【辅助检查报告单展示】

1. X 线胸片　可无异常发现，如中等量以上心包积液可见心影向两侧增大，呈“普大型”或“烧瓶状”，心缘搏动普遍减弱以至消失，肺部无明显充血。

2. 心电图

（1）急性心包炎：除 aVR 和 V_1 导联以外的所有常规导联 ST 段弓背向下型抬高但随后即回到基线，无对应导联的 ST 段压低且不存在病理性 Q 波。

（2）常有窦性心动过速，积液量较大的情况下可以出现 QRS 波低电压，电交替。

（3）不存在病理性 Q 波及 Q—T 间期延长。

3. 超声心动图 心包腔内液性暗区，超声心动图可确诊有无心包积液。

4. MRI 诊断心包积液准确可靠，帮助鉴别分辨积液性质。还能显示心腔、心室壁情况，测量心包厚度。也能同时了解纵隔、肺部疾病。

【知识精要】

1. 临床特点

（1）症状

1）纤维素性心包炎：主要症状是胸痛。位于胸前或胸骨后，钝痛或尖锐痛，轻重不等，可向肩颈部放射，通常在咳嗽和深呼吸时加重，坐起和前倾位可缓解。其他表现可有气促、干咳、发热、寒战和乏力。

2）渗出性心包炎：①压迫症状：轻度心包压塞患者较为突出症状是呼吸困难，可能与支气管、肺受压及肺淤血有关；若积液压迫气管、食管可伴发干咳、声音嘶哑、吞咽困难等；②快速、严重心包压塞患者出现急性循环衰竭、休克表现，患者出现心动过速、呼吸困难、端坐呼吸等。

（2）相关病史：既往有无结核、肿瘤、严重感染、免疫疾病、代谢疾病等病史。

（3）体征

1）心包摩擦音：是纤维素性心包炎典型体征，听诊闻及即可作出纤维素性心包炎诊断。呈近耳的挠刮样、三相（心房收缩、心室收缩、和心室舒张期）或二相（收缩期和舒张期）粗糙音，常间歇、短暂出现；

2）心包积液时心缘搏动普遍减弱，心脏绝对浊音界向两侧增大，心音低、遥远；

3）静脉系淤血体征：大量心包积液时出现颈静脉充盈、肝大、腹水、浮肿；

4）Beck 三联征和奇脉：急性心包压塞患者出现 Berk 三联征（静脉压升高、动脉压降低、心音低弱），奇脉（吸气时桡动脉搏动明显减弱或收缩压明显降低，收缩压降低超过 10mmHg）。

2. 辅助检查

（1）X 线胸片：纤维素性心包炎及少量（250ml 以下）心包积液，X 线胸片可无阳性所见；中等量以上心包积液示心影向两侧增大，呈“普大型”或“烧瓶状”，心缘搏动普遍减弱以至消失，肺部无明显充血。

（2）心电图

1）急性心包炎 ECG 检查可示 ST 段弓背向下型抬高但随后即回到基线，无对应导联的 ST 段压低（除 aVR 和 V_1 外）且不存在病理性 Q 波。

2）心包积液时 QRS 波低电压，电交替。

3）不存在病理性 Q 波及 Q—T 间期延长。

（3）超声心动图：表现为心包腔内液性暗区，对心包积液的定性和定量诊断有重要意义，在目前是确诊心包积液的首选方法。

（4）MRI：诊断心包积液准确可靠，还能显示心腔、心室壁情况，也能同时了解纵隔、肺部疾病。

（5）心包穿刺：心包穿刺的主要适应证是心脏压塞，可减轻压塞症状；对心包穿刺液体做生化或常规检验有助于病因诊断，对部分患者可向心包内注射药物治疗。

3. 诊断　诊断根据急性起病、典型胸痛、心包摩擦音、特征性的心电图表现。超声心动图可以确诊并判断积液量。结合相关病史、全身表现及相应的辅助检查有助于对病因作出诊断。

4. 鉴别诊断 诊断急性心包炎应注意与其他可引起急性胸痛的疾病相鉴别，如：

（1）冠心病

（2）主动脉夹层

（3）肺栓塞

5. 治疗 包括病因治疗、解除心脏压塞及对症支持治疗。对于顽固性复发性心包炎病程超过 2 年、激素无法控制的患者，或伴严重胸痛的患者可考虑外科心包切除术治疗。

【复习思考题】

1. 简答题

（1）简述心包穿刺的主要指征及意义。

（2）简述纤维素性心包炎主要症状及体征。

（3）急性心包炎分哪两种？常见病因有哪些？

（4）奇脉有哪些临床表现？

2. 病史采集训练 男性，22 岁，因低热半个月，心悸、气促、下肢浮肿 1 周入院。请围绕主诉采集相关病史。

3. 病例分析 男性，22 岁。因低热半个月，心悸、气促、下肢浮肿 1 周入院，查体：BP100/85mmHg. 端坐位，颈静脉怒张，心界向两侧扩大，心率 130 次/分，心音低钝。肝大肋下 2cm；奇脉。双下肢浮肿。超声心动图：心包腔内液性暗区 3.0cm, X 线检查：肺野清晰，心影扩大。

问题：

（1）诊断及诊断依据。

（2）鉴别诊断。

（3）进一步检查。

（4）治疗原则。

笔记栏

（曾海燕）

见习五（3）　感染性心内膜炎

【见习要求】　掌握感染性心内膜炎的临床特征、诊断、鉴别诊断与治疗。

【见习时数】　2 学时。

【见习准备】

1. 典型患者 1 人/小组。

2. 典型血培养、血常规、X 线胸片、胸片、超声心动图报告单各 1 份/小组。

【见习过程】

1. 讲授病史采集、体格检查要点，学生分组进病房采集病史，并做体格检查。

2. 学生回示教室汇报病历摘要、阳性体征，提出必要的辅助检查并说明其目的；教师展示典型血培养、血常规、X 线胸片、胸片、超声心动图报告单。

3. 学生归纳总结病例特点，作出完整的诊断，并说明诊断依据。

4. 结合患者的具体实际，教师以提问的方式小结。

【病史采集要点】

1. 现病史

（1）发病情况：缓慢或急骤起病？

（2）发病的原因或诱因：是否有感染、基础心脏史？

（3）主要症状：发热、呼吸困难、咳嗽、咯血、胸痛等症状特点及持续时间（病程的长短）。

（4）伴随症状：是否头痛、乏力、全身酸痛、腹胀、寒战？

（5）病情演变：何时出现上述表现？

（6）诊疗情况：在何处就诊过？做过何种检查？用何药物及疗效如何？

（7）一般情况：精神、体力、饮食、大小便如何？体重有何变化？

2. 其他相关病史

（1）有无药物过敏史。

（2）既往有无心脏病史（如冠心病、风心病等）。

（3）个人史　吸烟史（品种、日吸烟量、烟龄）、职业史。

【体查要点】

1. 体温、脉搏、呼吸、血压、体位、神志。

2. 呼吸困难的特点。

3. 缺氧程度　甲床、嘴唇、舌的颜色。

4. 颈部　颈静脉充盈度、气管位置。

5. 胸部　视、触、叩、听。

6. 心脏　心尖搏动的位置，心界大小，心率、节律、心音、杂音。80%～85%的患者可闻及心脏杂音，可由基础心脏病和（或）心内膜炎导致瓣膜损害所致。

7. 腹部　肝脾是否肿大。

8. 双下肢浮肿情况。

【辅助检查报告单展示】

1. 血液　白细胞计数增高，分类计数核左移；正常色素正常细胞性贫血；血沉增快。

2. 血培养　是诊断菌血症和感染性心内膜炎最重要的方法。应在抗生素使用前间隔 1 小时采血 1 次，共 3 次。每次采静脉血 10～20ml，做需氧和厌氧培养。已用过抗生素者，停药 2～7 天后采血。

3. 超声心动图　明确基础心脏病，发现赘生物及瓣周并发症。

【知识精要】

1. 概念　感染性心内膜炎（infective endocarditis，IE）为心脏内膜表面的微生物感染，伴赘生物形成。赘生物为大小不等、形状不一的血小板和纤维素团块，内含大量微生物和少量炎症细胞。瓣膜为最常受累部位，但感染也可发生在间隔缺损部位、腱索或心壁内膜。根据病程分为急性和亚急性，急性特点：①中毒症状明显；②病程进展迅速，数天至数周引起瓣膜破坏；③感染迁移多见；④病原体主要为金黄色葡萄球菌。亚急性特点：①中毒症状轻；②病程数周至数月；③感染迁移少见；④病原体以草绿色链球菌多见，其次为肠球菌。根据瓣膜材质感染性心内膜炎又可分为自体瓣膜心内膜炎和人工瓣膜心内膜炎。

2. 临床表现　从短暂性菌血症发生至症状出现时间间隔长短不一，多在 2 周以内，但不少患者无明确的细菌进入途径可寻。

（1）发热：最常见的症状，急性者呈暴发性败血症过程。

（2）心脏杂音：出现杂音强度和性质的变化，或出现新的杂音。

（3）周围体征：①淤点；②指和趾甲下线状出血；③Roth 斑；④Osler 结节；⑤Janeway 损害。

（4）动脉栓塞：赘生物引起动脉栓塞占 20%～40%，栓塞可发生在机体任何部位。

（5）感染的非特异性症状：①脾大；②贫血。

3. 并发症

（1）心脏：①心力衰竭为最常见并发症；②心肌脓肿常见于急性患者；③急性心肌梗死大多由冠状动脉栓塞引起；④化脓性心包炎不多见，主要发生于急性患者。⑤心肌炎。

（2）细菌性动脉瘤：约占 3%～5%，多见于亚急性者。受累动脉依次为近端主动脉（包括主动脉窦）、脑、内脏和四肢，一般见于病程晚期。

（3）迁移性脓肿：多见于急性患者，亚急性者少见，多发生于肝、脾、骨髓和神经系统。

（4）神经系统：约 1/3 患者有神经系统受累的表现：①脑栓塞占其中 1/2，大脑中动脉及其分支最常受累；②脑细菌性动脉瘤；③脑出血，由脑栓塞或细菌性动脉瘤破裂所致；④中毒性脑病，可有脑膜刺激征；⑤脑脓肿；⑥化脓性脑膜炎。

（5）肾脏：①肾动脉栓塞和肾梗死，多见于急性患者；②免疫复合物所致局灶性和弥漫性肾小球肾炎（后者可致肾衰竭），常见于亚急性患者；③肾脓肿不多见。

4. 辅助检查

（1）常规检验

1）尿液：常有显微镜下血尿和轻度蛋白尿。肉眼血尿提示肾梗死。红细胞管型和大量蛋白尿提示弥漫性肾小球性肾炎。

2）血液：亚急性者正常色素型正常细胞性贫血常见，

白细胞计数正常或轻度升高。红细胞沉降率几乎均升高。

（2）免疫学检查：25%的患者有高丙种球蛋白血症。80%的患者出现循环中免疫复合物。上述异常在感染治愈后消失。

（3）血培养：是诊断菌血症和感染性心内膜炎的最重要方法。阳性率可高达95%以上，其中90%以上患者的阳性结果获自入院后第一日采取的标本。对于未经治疗的亚急性患者，应在第一日间隔1小时采血1次，共3次。如次日未见细菌生长，重复采血3次后，开始抗生素治疗。已用过抗生素者，停药2～7天后采血。急性患者应在入院后3小时内，每隔1小时1次共取3个血标本后开始治疗。本病的菌血症为持续性，无需在体温升高时采血。每次取静脉血10～20ml作需氧和厌氧培养，至少应培养3周，并周期性作革兰染色涂片和次代培养。血培养阴性率为2.5%～64%。真菌、衣原体等致病时，血培养阴性。

（4）X线检查：肺部多处小片状浸润阴影提示脓毒性肺栓塞所致肺炎。左心衰竭时有肺淤血或肺水肿征。

（5）心电图：偶可见急性心肌梗死或房室、室内传导阻滞，后者提示主动脉瓣环或室间隔脓肿。

（6）超声心动图：如果超声心动图发现赘生物、瓣周并发症等支持心内膜炎的证据，可帮助明确IE诊断。经胸超声检查可检出50%～75%的赘生物；经食管超声（TTE）可检出＜5mm的赘生物，敏感性高达95%以上，因此，当临床诊断或怀疑IE时，主张行TEE检查，超声心动图未发现赘生物时并不能除外IE，必须密切结合临床。赘生物≥10mm时，易发生动脉栓塞。感染治愈后，赘生物可持续存在。

5. 诊断　阳性血培养对本病诊断有重要价值。凡有提示细菌性心内膜炎的临床表现，如发热伴第九章感染性心内膜炎有心脏杂音，尤其是主动脉瓣关闭不全杂音，贫血，血尿，脾大，白细胞增高和伴或不伴栓塞时，血培养阳性，可诊断本病。

亚急性感染性心内膜炎常发生在原有心瓣膜病变或其他心脏病的基础之上，如在这些患者发现周围体征（淤点、线状出血、Roth 斑、Osler 结节和杵状指）提示本病存在，超声心动图检出赘生物对明确诊断有重要价值。

[杜克（Duke）标准（修订版）]

（1）主要标准：

1）血培养阳性（符合下列至少一项标准）

a. 两次不同时间的血培养检出同一典型 IE 致病微生物（如草绿色链球菌、链球菌、金黄色葡萄球菌）。

b. 多次血培养检出同一 IE 致病微生物（两次至少间隔＞12 小时的血培养阳性、所有 3 次血培养均为阳性、或四次或四次以上的多数血培养阳性。）

c. 伯纳特立克次体一次血培养阳性或第一相免疫球蛋白 G（IgG）抗体滴度＞1∶800。

2）心内膜受累的证据（符合以下至少一项标准）

a. 超声心动图异常（赘生物、脓肿、人工瓣膜裂开）。

b. 新发瓣膜反流。

（2）次要标准

a. 易感因素：易患 IE 的心脏病变：静脉药物成瘾者；

b. 发热：体温≥38℃；

c. 血管征象：主要动脉栓塞. 化脓性肺栓塞、霉菌性动脉瘤、颅内出血、结膜出血、Janeway 结；

d. 免疫性征象：肾小球肾炎、Olser 结、Roth 斑、类风湿因子阳性等；

e. 微生物证据：血培养阳性但不满足以上的主要标准或与感染性心内膜炎一致的急性细菌感染的血清学证据；

（3）确诊 IE：符合 2 项主要标准或 1 项主要标准＋3 项次要标准或 5 项次要标准。

（4）可能的 IE：1 项主要标准＋1 项次要标准或 3 项次要标准。

6. 鉴别诊断　亚急性者应与急性风湿热、系统性红斑狼疮、左房黏液瘤、淋巴瘤、腹腔内感染、结核病等鉴别。急性者应与金黄色葡萄球菌、淋球菌、肺炎球菌和革兰阴性杆菌败血症鉴别。

7. 治疗

（1）抗微生物药物治疗：为最重要的治疗措施。

用药原则为：①早期应用，在连续送 3～5 次血培养后即可开始治疗；②充分用药，选用杀菌性抗微生物药物，大剂量和长疗程，旨在完全消灭藏于赘生物内的致病菌；③静脉用药为主，保持高而稳定的血药浓度；④病原微生物不明时，急性者选用针对金黄色葡萄球菌、链球菌和革兰阴性杆菌均有效的广谱抗生素，亚急性者选用针对大多数链球菌（包括肠球菌）的抗生素；⑤已分离出病原微生物时，应根据致病微生物对药物的敏感程度选择抗微生物药物。

经验治疗：在病原菌尚未培养出时，急性者采用萘夫西林加氨苄西林或加庆大霉素，亚急性者按常见的致病菌链球菌的用药方案以青霉素为主或加庆大霉素。

已知致病微生物时的治疗：

1）对青霉素敏感的细菌：草绿色链球菌、牛链球菌、肺炎球菌等多属此类。①首选青霉素；②青霉素联合庆大霉素；③青霉素过敏时可选择头孢曲松或万古霉素，所有病例均至少用药 4 周。

2）对青霉素耐药的链球菌：①青霉素加庆大霉素；②万古霉素。

3）肠球菌心内膜炎：①青霉素加庆大霉素；②氨苄西林加庆大霉素，治疗过程中酌减或撤除庆大霉素，预防其毒副作用；③上述治疗效果不佳或患者不能耐受者可改用万古霉素。

4）金黄色葡萄球菌和表皮葡萄球菌：①萘夫西林或苯唑西林，加庆大霉素；②青霉素过敏或无效者用头孢唑林加庆大霉素；③如青霉素和头孢菌素无效，可用万古霉素。

5）金黄色葡萄球菌和表皮葡萄球菌：万古霉素治疗 4～6 周。

6）其他细菌：用青霉素、头孢菌素或万古霉素，加或不加氨基糖苷类。

7）真菌感染用静脉滴注两性霉素 B，用够疗程后口服氟胞嘧啶。

（2）外科治疗：尽管有与日俱进的抗生素的治疗，各种类型 IE 的死亡率一直为 10%～50%，虽然其死亡率部分与患者的年龄的增长、基础心脏病有关，但 IE 的心内和神经系统并发症对死亡起了重要作用。有些威胁生命的心内并发症，对抗生素无反应，而手术治疗可改善患者的预后。因此，有严重心内并发症或抗生素治疗无效的患者应及时考虑手术治疗。

活动性自体瓣膜心内膜炎手术指征：①由瓣膜功能衰竭所致的心力衰竭。②再发栓塞。③尽管积极抗生素治疗情况下，仍有持续败血症。④脓肿、假性动脉瘤以及 1 个（多个）瓣叶破裂或瘘引起异常交通的征象表明局部感染扩散（局部感染没有控制）时。⑤不容易治愈

（如真菌、布鲁菌和 Q 热病原体）或对心脏结构破坏力大的病原微生物感染时。

如果二尖瓣赘生物＞10mm 或抗生素治疗下赘生物体积增大或赘生物位于二尖瓣闭合的边缘时应考虑尽早手术治疗。

右心系统 IE 预后较好。复发的肺动脉栓塞后三尖瓣赘生物＞20mm 时，必须手术治疗。

8. 预后　未治疗的急性患者几乎均在 4 周内死亡。亚急性者的自然史一般≥6 个月。预后不良因素中以心力衰竭最为严重，其他包括主动脉瓣损害、肾衰竭、革兰阴性杆菌或真菌致病、瓣环或心肌脓肿、老年等。死亡原因为心力衰竭、肾衰竭、栓塞、细菌性动脉瘤破裂和严重感染。除耐药的革兰阴性杆菌和真菌所致的心内膜炎者外，大多数患者可获细菌学治愈。但本病的近期和远期病死率仍较高，治愈后的 5 年存活率仅 60%～70%。10%在治疗后数月或数年内再次发病。

9. 预防　目前认为预防感染性心内膜炎的最有效措施是良好的口腔卫生习惯和定期的牙科检查，在任何静脉导管插入或其他有创性操作过程中都必须严格无菌操作。预防性使用抗生素预防感染性心内膜炎应较以往减少，仅限于最高危患者。

【复习思考题】

1. 简答题

（1）简述感染性心内膜炎的诊断标准。

（2）简述感染性心内膜炎血培养的方法。

（3）简述超声心动图对感染性心内膜炎的诊断意义。

（4）简述感染性心内膜炎手术适应证。

2. 病史采集训练　男性，22 岁，因反复发热半个月，心悸、气促 1 周入院。请围绕主诉采集相关病史。

3. 病例分析 男性，22 岁，风湿性心脏病患者，因反复发热半个月，心悸、气促 1 周入院，查体：T39℃，BP100/85mmHg。指尖可有疼痛的红色皮下结节，手掌、足底 1～4mm 无痛性红斑。心率 130 次/分，闻及心脏杂音。

问题：

（1）诊断及诊断依据。

（2）鉴别诊断。

（3）进一步检查。

（4）治疗原则。

笔记栏

（朱　翔　曾海燕）

见习六（1）　二尖瓣狭窄

【见习要求】 掌握二尖瓣狭窄的临床表现、诊断及鉴别诊断、并发症、治疗。

【见习时数】 1 学时。

【见习准备】

1. 典型患者 1 人/小组。

2. 典型 X 线胸片、胸部 CT、心电图、超声心动图报告单各 1 份/小组。

3. 典型二尖瓣狭窄的教学视频、典型二尖瓣狭窄杂音的音频多媒体文件各 1 份。

【见习过程】

1. 讲授病史采集、体格检查要点，学生分组进病房采集病史，并做体格检查重点强调二尖瓣狭窄杂音的听诊。

2. 学生回示教室汇报病历摘要、阳性体征，提出必要的辅助检查并说明其目的；教师展示典型 X 线胸片、心电图、超声心动图报告单、音频及视频文件。

3. 学生归纳总结病例特点，作出完整的诊断，并说明诊断依据。

4. 结合患者的具体实际，教师以提问的方式小结。

【病史采集要点】

1. 现病史

（1）发病情况：缓慢或急骤起病？

（2)发病的原因或诱因:是否冬春季节或天气寒冷？是否上呼吸道感染？是

否有情绪激动？是否有活动量增加？

（3）主要症状：呼吸困难、心前区不适或胸痛、血栓栓塞、心悸、咳嗽、咯血、浮肿等症状特点及持续时间（病程的长短）。

（4）伴随症状：是否声嘶、吞咽困难、食欲减退、恶心、腹胀、食欲缺乏。

（5）病情演变：何时出现上述表现，症状发作的频率。

（6）诊疗情况：在何处就诊过？做过何种检查？用何药物及疗效如何？

（7）一般情况：精神、体力、饮食、大小便如何？体重有何变化？

2. 其他相关病史

（1）有无药物过敏史。

（2）既往有无风湿热。

（3）个人史　吸烟史（品种、日吸烟量、烟龄）、职业史。

【体查要点】

1. 体温、脉搏、呼吸、血压、体位、神志。

2. 呼吸困难的特点　劳力性呼吸困难。

3. 缺氧程度　甲床、嘴唇、舌的颜色，有无口唇发绀。

4. 头部　皮肤颜色，头皮血管扩张程度，出汗情况，是否有两颧绀红色的典型二尖瓣面容。

5. 颈部　颈静脉充盈度、气管位置。

6. 胸部　视、触、叩、听。

7. 心脏　心尖搏动的位置，心界大小，心率、节律、心音、杂音。

8. 腹部　肝脏是否肿大，肝颈回流征是否阳性，有无移动性浊音。

9. 双下肢浮肿情况。

【辅助检查报告单展示】

1. X 线胸片及胸部 CT 检查

（1）心影增大，呈双心房“梨形心”或称“二尖瓣型心”。

（2）肺部提示肺静脉压力增高的迹象。

2. 心电图检查　可见“二尖瓣型 P 波”和右心室肥大。

3. 超声心电图　①轻度狭窄；②中度狭窄；③重度狭窄。

【典型临床资料多媒体展示】　典型二尖瓣狭窄的教

学视频、典型二尖瓣狭窄杂音的音频多媒体文件展示。

【知识精要】

1. 临床特点

（1）症状

1）呼吸困难：最常见最早期症状，在运动、情绪激动、妊娠、感染或快速型房颤时最易被诱发，可表现为劳力性呼吸困难→阵发性夜间呼吸困难→端坐呼吸→心源性哮喘。

2）咯血：①大咯血，严重二尖瓣狭窄，肺静脉与支气管静脉侧支循环破裂：大口咯鲜红色血痰；②痰中带血或血痰，肺泡或支气管黏膜毛细血管破裂：咳痰带血丝；③肺梗死：咯暗红色胶稠痰；④咯粉红色泡沫痰，急性肺水肿。

（2）相关病史：既往可有风湿热史。

（3）体征：二尖瓣面容（颧赤唇绀）；心脏：视诊包括心尖搏动的位置、心界大小、右心扩大时可见心界左移或心前区隆起；触诊有无触及舒张期震颤，叩诊第 2、3 肋间心脏浊音界是否向左侧扩大；听诊包括：心脏频率、心脏节律是否整齐、是否合并房颤、心音早期，是否有第一心音亢进，若合并肺动脉高压时，是否有 P_2 亢进和分裂；二尖瓣狭窄的特征性杂音：①第一心音减弱，开瓣音消失提示瓣叶钙化僵硬，心尖区舒张中晚期低调的隆隆样杂音，局限，不传导，常可触及舒张期震颤；② Graham-Steell 杂音：当肺动脉扩张引起相对性肺动脉瓣关闭不全时，可在胸骨左缘第二肋间闻及舒张早期吹风样杂音；③右心室扩大时，因相对三尖瓣关闭不全，可于胸骨左缘第 4、5 肋间闻及全收缩期吹风样杂音。

2. 辅助检查

（1）X 线胸片检查

1）“梨形心”或称“二尖瓣型心”：①左房增大；②右心室增大；③肺动脉总干突出；④主动脉结小。

2）肺淤血：①肺门阴影增重模糊；②肺下部血管纹理减少，而肺上部血管影增重。

（2）心电图检查：可见“二尖瓣型 P 波”和右心室肥大。

（3）超声心电图：瓣口狭窄程序评估　正常二尖瓣口面积 4～6cm^2。①轻度狭窄：面积 1.5～2.0cm^2；②中度狭窄：面积 1.0～1.5cm^2；③重度狭窄：面积＜1. 0cm^2。

3. 诊断　心尖部舒张期隆隆样杂音伴 X 线胸片或心电图示左房扩大可诊断，提示二尖瓣狭窄，超声心动图可确诊。

4. 鉴别诊断

（1）主动脉瓣关闭不全。

（2）左房黏液瘤。

（3）经二尖瓣口血流量增加

5. 并发症　①心房颤动：常为就诊首发病症，可使心排出量减少 20%～25%；②急性肺水肿，重度二尖瓣狭窄严重并发症；③血栓栓塞，20%患者可发生体循环栓塞，其中 80%伴房颤；④右心衰竭，晚期常见并发症；⑤感染性心内膜炎，较少见；⑥肺部感染。

6. 治疗

（1）一般治疗：①有风湿活动者应给予抗风湿治疗；②预防感染性心内膜炎；③无症状者避免剧烈体力活动，定期复查；④呼吸困难者应减少体力活动，限制钠盐摄入，口服利尿剂，避免和控制诱发急性肺水肿的因素，如急性感染、贫血等。

（2）并发症的处理

1）大量咯血：应取坐位，用镇静剂，静脉注射利尿剂，以降低肺静脉压。

2）急性肺水肿：处理原则与急性左心衰竭所致的肺水肿相似。但应注意：避免使用以扩张小动脉为主、减轻心脏后负荷的血管扩张药物，应选用扩张静脉系统、减轻心脏前负荷为主的硝酸酯类药物；正性肌力药物对二尖瓣狭窄的肺水肿无益，仅在心房颤动伴快速心室率时可静注毛花苷 C，以减慢心室率。

3）心房颤动：急性快速型房颤，应立即控制心室率，可静脉注射洋地黄类药物如西地兰，若效果不佳，可静脉注射地尔硫卓或艾司洛尔，血流动力学不稳定时，应立即电复律；慢性房颤患者应争取介入治疗或者外科手术解除狭窄，在此基础上对于房颤病史＜1 年，左房内径＜60mm，且无窦房结及房室结功能障碍者，可考虑药物电复律或药物复律。复律后长期服用抗心律失常药物，防止复发，复律前 3 周后 4 周口服华法林预防栓塞。

4）预防栓塞，二尖瓣合并房颤，若无禁忌，均应长期口服华法林抗凝，监测国际标准化比值（INR）2.5～3.0，预防血栓形成。

（3）介入和手术治疗

1）经皮球囊二尖瓣成形术：仅适用于单纯二尖瓣狭窄患者。禁忌证，近期（3 个月）内有血栓栓塞史，伴中度二尖瓣关闭不全，右心明显扩大及脊柱畸形等。

2）二尖瓣分离术：闭式分离术，适应证和效果与经皮球囊二尖瓣成形术相似，目前临床已很少使用；直视分离术，适于瓣叶严重钙化、病变累及腱索和乳头肌、左心房内有血栓的二尖瓣狭窄的患者较闭式分离术解除瓣口狭窄的程度大，因而血流动力学改善更好。手术死亡率<2%。

3）人工瓣膜置换术：适应证为：①严重瓣叶和瓣下结构钙化、畸形，不宜做分离术者；②二尖瓣狭窄合并明显二尖瓣关闭不全者。手术应在有症状而无严重肺动脉高压时考虑。严重肺动脉高压增加手术风险，但非手术禁忌，术后多有肺动脉高压减轻。人工瓣膜置换术手术死亡率（3%～8%）和术后并发症均高于分离术。术后存活者，心功能恢复较好。

【复习思考题】

1. 简答题

（1）简述二尖瓣狭窄的听诊特点及二尖瓣狭窄的超声心电图瓣口狭窄程序评估。

（2）简述二尖瓣狭窄常见并发症及其治疗原则。

2. 病史采集训练 男性，21 岁，因劳累后胸闷、心悸、气促 6 年，咯血 1 周入院。请围绕主诉采集相关病史。

3. 病例分析 女性，26 岁，风湿性心脏病患者，因反复胸闷、心悸、气促 1 年入院，查体：BP 110/85mmHg. 双肺底湿啰音。心率 130 次/分，第一心音强弱不等节律不齐，心尖区可闻及舒张期隆隆样杂音。

问题：

（1）诊断及诊断依据。

（2）鉴别诊断。

（3）进一步检查。

（4）治疗原则。

笔记栏

（欧阳劭）

见习六（2）　二尖瓣关闭不全

【见习要求】　掌握二尖瓣关闭不全的临床表现、诊断及鉴别诊断、并发症、治疗。

【见习时数】　1 学时。

【见习准备】

1. 典型患者 1 人/小组。

2. 典型 X 线胸片、心电图、超声心动图报告单各 1 份/小组。

3. 典型二尖瓣狭窄的教学视频、典型二尖瓣狭窄杂音的音频多媒体文件各 1 份。

【见习过程】

1. 讲授病史采集、体格检查要点，学生分组进病房采集病史，并做体格检查，重点强调二尖关闭不全杂音的听诊。

2. 学生回示教室汇报病历摘要、阳性体征，提出必要的辅助检查并说明其目的；教师展示典型 X 线胸片、心电图、超声心动图报告单。

3. 学生归纳总结病例特点，作出完整的诊断，并说

明诊断依据。

4. 结合患者的具体实际，教师以提问的方式小结。

【病史采集要点】

1. 现病史

（1）发病情况：缓慢或急骤起病？

（2）发病的原因或诱因：是否上呼吸道感染？

（3）主要症状：乏力、气短、心悸等症状特点及持续时间（病程的长短）。

（4）伴随症状：是否咯血、胸痛、发热？

（5）病情演变：何时出现上述表现？

（6）诊疗情况：在何处就诊过？做过何种检查？用何药物及疗效如何？

（7）一般情况：精神、体力、饮食、大小便如何？体重有何变化？

2. 其他相关病史

（1）有无药物过敏史。

（2）既往有无心脏病史（如高血压心脏病、冠心病、风心病等）。

（3）个人史　吸烟史（品种、日吸烟量、烟龄）、职业史。

【体查要点】

1. 体温、脉搏、呼吸、血压、体位、神志。

2. 呼吸困难的特点　劳力性呼吸困难。

3. 缺氧程度　甲床、嘴唇、舌的颜色。

4. 头部　皮肤颜色，头皮血管扩张程度，出汗情况。

5. 颈部　颈静脉充盈度、气管位置。

6. 胸部　视、触、叩、听。

7. 心脏　心尖搏动的位置，心界大小，心率、节律、心音、杂音。

8. 腹部　肝脏是否肿大，肝颈静脉回流征是否阳性，有无移动性浊音。

9. 双下肢浮肿情况。

【辅助检查报告单展示】

1. X 线胸片　可见左房和左室增大。

2. 心电图　显示左室肥大及劳损。

3. 超声心动图　M 超声可见左房左室内径增大，左房后壁曲线有“C 凹”；B 超声见瓣膜关闭不能合拢，彩色 Doppler 见左房内有五彩血液反流。

【典型临床资料多媒体展示】　典型二尖瓣关闭不全的临床表现的教学视频及二尖瓣关闭不全杂音的音频多媒体文件展示。

【知识精要】

1. 临床特点

（1）症状：①急性 轻者仅有轻微劳力性呼吸困难，重者有急性左心衰，肺水肿，心源性休克；②慢性，轻者，轻度持续终生无症状，重者，严重反流有心排出量减少，首先出现的突出症状是疲乏无力，肺淤血的症状如呼吸困难出现较晚。

（2）体征

1）急性：心尖搏动为高动力型。第二心音肺动脉瓣成分亢进。非扩张的左心房强有力收缩所致心尖区第四心音常可闻及。由于收缩末左室房压差减少，心尖区反流性杂音于第二心音前终止，而非全收缩期杂音，低调，呈递减型，不如慢性者响。严重反流也可出现心尖区第三心音和短促舒张期隆隆样杂音。

2）慢性

a. 心尖搏动：呈高动力型，左心室增大时向左下移位。

b. 心音：风心病时瓣叶缩短，导致重度关闭不全时，第一心音减弱。二尖瓣脱垂和冠心病时第一心音多正常。由于左心室射血时间缩短，A_2 提前，第二心音分裂增宽。严重反流时心尖区可闻及第三心音。二尖瓣脱垂时可有收缩中期喀喇音。

c. 心脏杂音：瓣叶挛缩所致者（如风心病），有自第一心音后立即开始、与第二心音同时终止的全收缩期吹风样高调一贯型杂音，在心尖区最响。杂音可向左腋下和左肩胛下区传导。后叶异常时，如后叶脱垂、后内乳头肌功能异常、后叶腱索断裂，杂音则向胸骨左缘和心底部传导。在典型的二尖瓣脱垂为随喀喇音之后的收缩晚期杂音。冠心病乳头肌功能失常时可有收缩早期、中期、晚期或全收缩期杂音。腱索断裂时杂音可似海鸥鸣或乐音性。反流严重时，心尖区可闻及紧随第三心音后的短促舒张期隆隆样杂音。

2. 辅助检查

（1）X 线胸片：急性者心影正常或左心房轻度增大伴明显肺淤血，甚至肺水肿征。慢性重度反流常见左心房左心室增大，左心室衰竭时可见肺淤血和间质性肺水肿征。二尖瓣环钙化为致密而粗的 C 形阴影，在左侧位或右前斜位可见。

（2）心电图：急性者心电图正常，窦性心动过速常见。慢性重度二尖瓣关闭不全主要为左心房增大，部分有左心室肥厚和非特异性 ST-T 改变，少数有右心室肥厚征，心房颤动常见。

（3）超声心动图：M 型和二维超声心动图不能确定二尖瓣关闭不全。脉冲式多普勒超声和彩色多普勒血流显像可于二尖瓣心房侧和左心房内探及收缩期反流束，诊断二尖瓣关闭不全的敏感性几乎达 100%，且可半定量反流程度。后者测定的左心房内最大反流束面积，$<4cm^2$为轻度、4～8 cm^2为中度、>8 cm^2为重度反流。二维超声可显示二尖瓣装置的形态特征，如瓣叶和瓣下结构增厚、融合、缩短和钙化、瓣叶冗长脱垂、连枷样瓣叶、瓣环扩大或钙化、赘生物、左室扩大和室壁矛盾运动等，有助于明确病因。超声心动图还可提供心腔大小、心功能和合并其他瓣膜损害的资料。

3. 诊断 急性者，如突然发生呼吸困难，心尖区出现收缩期杂音，X 线心影不大而肺淤血明显和有病因可寻者，如二尖瓣脱垂、感染性心内膜炎、急性心肌梗死、创伤和人工瓣膜置换术后，诊断不难。慢性者，心尖区有典型杂音伴左心房室增大，诊断可以成立，确诊有赖超声心动图。

4. 鉴别诊断

（1）三尖瓣关闭不全：为全收缩期杂音，在胸骨左缘第 4、5 肋间最清楚，右心室显著扩大时可传导至心尖区，但不向左腋下传导。杂音在吸气时增强，常伴颈静脉收缩期搏动和肝收缩期搏动。

（2）室间隔缺损：为全收缩期杂音，在胸骨左缘第 4 肋间最清楚，不向腋下传导，常伴胸骨旁收缩期震颤。

（3）主动脉狭窄：杂音位于胸骨右缘第 2 肋间心底部，射流性收缩期杂音，偶伴收缩期震颤，呈递增递减型，杂音向颈部传导。

（4）其他：肥厚型梗阻型心肌病的杂音位于胸骨左缘第 3、4 肋间，肺动脉瓣狭窄的杂音位于胸骨左缘第 2 肋间；以上情况均有依赖超声心动图确诊。

5. 并发症 心房颤动可见于 3/4 的慢性重度二尖瓣关闭不全患者；感染性心内膜炎较二尖瓣狭窄常见；体循环栓塞见于左心房扩大、慢性心房颤动的患者，较二尖瓣狭窄少见；心力衰竭在急性者早期出现，慢性者晚期发生；二尖瓣脱垂的并发症包括感染性心内膜炎、脑栓塞、心律失常、猝死、腱索断裂、严重二尖瓣关闭不全和心力衰竭。

6. 治疗

（1）急性：治疗目的是降低肺静脉压，增加心排出量和纠正病因。内科治疗一般为术前过渡措施，尽可能在床旁 Swan-Ganz 导管血流动力学监测指导下进行。静滴硝普钠通过扩张小动静脉，降低心脏前后负荷，减轻肺淤血，减少反流，增加心排出量。静注利尿剂可降低前负荷。外科治疗为根本措施，视病因、病变性质、反流程度和对药物治疗的反应，采取紧急、择期或选择性手术（人工瓣膜置换术或修复术）。

（2）慢性:为恢复瓣膜关闭完整性的根本措施。应在发生不可逆的左心室功能不全之前施行，否则术后预后不佳。手术适应证：①重度二尖瓣关闭不全伴心功能 NYHA Ⅲ或Ⅳ级；②心功能 NYHA Ⅱ级伴心脏大，左室收缩末期容量指数＞30ml/平方米；③重度二尖瓣关闭不全，左室射血分数减低，左室收缩及舒张末期内径增大，LVESVI 高达 $60ml/m^2$，虽无症状也应考虑手术治疗。严重二尖瓣关闭不全，术前 LVESVI 正常（$<30ml/m^2$）的患者，术后左室功能正常；而 LVESVI 显著增加者（$>90ml/m^2$），围术期死亡率增加，术后心功能差；LVESVI 中度增加者（$30\sim90ml/m^2$）常能耐受手术，术后心功能可能减低。手术方法有瓣膜修补术和人工瓣膜置换术二种。

【复习思考题】

1. 简答题

（1）简述二尖瓣关闭不全的听诊特点及其与肥厚型

梗阻型心肌病的收缩期杂音如何鉴别。

（2）简述二尖瓣关闭不全的外科手术指征。

2. 病例分析　女性，22 岁，风湿性心脏病患者，因反复胸闷、心悸、气促 1 年入院，查体：BP110/85mmHg. 双肺底湿啰音。心率 120 次/分，心尖部收缩期吹风样杂音。

问题：

（1）诊断及诊断依据。

（2）鉴别诊断。

（3）进一步检查。

（4）治疗原则。

笔记栏

（欧阳劭）

见习六（3）　主动脉瓣关闭不全

【见习要求】　掌握主动脉瓣关闭不全的临床特征、诊断、鉴别诊断与治疗。

【见习时数】　1 学时。

【见习准备】

1. 典型患者 1 人/小组。

2. 典型 X 线胸片、心电图、超声心动图报告单各 1

份/小组。

3. 典型主动脉瓣关闭不全的教学视频、典型主动脉瓣关闭不全杂音的音频多媒体文件各1份。

【见习过程】

1. 讲授病史采集、体格检查要点，学生分组进病房采集病史，并做体格检查。

2. 学生回示教室汇报病历摘要、阳性体征，提出必要的辅助检查并说明其目的；教师展示典型X线胸片、心电图、超声心动图报告单。

3. 学生归纳总结病例特点，作出完整的诊断，并说明诊断依据。

4. 结合患者的具体实际，教师以提问的方式小结。

【病史采集要点】

1. 现病史

（1）发病情况：急性或慢性？

（2）主要症状：头晕、胸痛、心悸、头部动脉搏动感等症状特点及持续时间（病程的长短）。

（3）伴随症状：劳力性呼吸困难、端坐呼吸？是否有晕厥？

（4）病情演变：何时出现上述表现？

（5）诊疗情况：在何处就诊过？做过何种检查？用何药物及疗效如何？

（6）一般情况：精神、体力、饮食、大小便如何？体重有何变化？

2. 其他相关病史

（1）有无药物过敏史。

（2）既往有无心脏病史（如风心病、先天性畸形、感染性心内膜炎、马方综合征等）

（3）个人史：吸烟史（品种、日吸烟量、烟龄）、职业史。

【体查要点】

1. 体温、脉搏、呼吸、血压、体位、神志。

2. 心悸的特点。

3. 缺氧程度　甲床、嘴唇、舌的颜色。

4. 头部　皮肤颜色，头皮血管扩张程度，出汗情况。

5. 颈部　颈静脉充盈度、气管位置。

6. 胸部　视、触、叩、听。

7. 心脏　心尖搏动的位置，心界大小，心率、节律、心音、杂音。

8. 腹部　肝脏是否肿大，肝颈静脉回流征是否阳性，有无移动性浊音。

9. 双下肢浮肿情况。

【辅助检查报告单展示】

1. X 线胸片检查　心影呈“靴型”，急性者常有肺淤血、肺水肿表现。

2. 心电图　左室肥厚劳损伴电轴左偏，或室内阻滞，房性和室性心律失常等。

3. 超声心电图　二维超声见主动脉瓣关闭时不能合拢。彩色多普勒显示主动脉瓣下方探及全舒张期反流。

【知识精要】

1. 临床特点

（1）症状：①急性：轻者无症状，重者出现急性左心衰竭和低血压。②慢性：可多年无症状，甚至可耐受运动，最先的主诉为与心搏量增多有关的心悸、心前区不适、头部强烈搏动感等症状，晚期出现急性左心室衰竭的表现。

（2）体征：①急性：收缩压、舒张压和脉压正常或舒张压稍低，脉压稍增大，无明显周围血管征。心尖搏动正常。心动过速常见，二尖瓣舒张期提前部分关闭，致第一心音减低，第二心音肺动脉瓣成分增强，第三心音常见。主动脉瓣舒张期杂音较慢性者短和调低，是由于左心室舒张压上升使主动脉与左心室间压差很快下降所致。②慢性：面色苍白，头随心搏摆动。心音；第一心音减弱，主动脉瓣区第二心音减弱或消失，心尖区可闻及第三心音。心脏杂音；主动脉瓣区舒张期杂音呈高调递减型，向心尖区传导。轻度反流者，杂音柔和、高调，出现于舒张早期，中重度反流，杂音性质粗糙，出现于全舒张期。反流明显者，心尖区闻及柔和低调等隆隆样舒张期杂音（Austin-Flint 杂音）。周围血管征；动脉收缩压增高，舒张压降低，脉压增宽，可出现点头征、水冲脉、股动脉枪击音、毛细血管搏动征、Duroziez 双重音等。

2. 辅助检查

（1）X 线胸片检查。

（2）心电图。

（3）超声心电图。

3. 诊断 主动脉瓣区舒张期杂音伴周围血管征可诊断，超声心动图确诊。

4. 鉴别诊断 肺动脉瓣相对性关闭不全（Graham-Steell 杂音）：见于严重肺动脉高压伴肺动脉扩张所致相对性肺动脉瓣关闭不全，常有肺动脉高压体征，如胸骨左缘抬举样搏动、第二心音肺动脉瓣成分增强等。

5. 并发症 感染性心内膜炎较常见，充血性心力衰竭，慢性者常与晚期出现，急性者出现较早，室性心律失常常见，心脏性猝死少见。

6. 治疗原则

（1）慢性

1）内科治疗：①预防感染性心内膜炎；②梅毒性主

动脉炎应予一疗程青霉素治疗；③舒张压＞90mmHg 者应用降压药；④无症状的轻或中度反流者，应限制重体力活动,并每 1～2 年随访 1 次,应包括超声心动图检查。在有严重主动脉瓣关闭不全和左心室扩张但无症状者，可使用 ACEI 类药物以延长无症状和心功能正常时期，推迟手术时间；⑤左室收缩功能不全出现心力衰竭时应用血管紧张素转换酶抑制剂和利尿剂，必要时可加用洋地黄类药物；⑥心绞痛可用硝酸酯类药物；⑦积极纠正心房颤动和治疗心律失常；⑧如有感染应及早积极控制。

2）外科治疗：人工瓣膜置换术为严重主动脉瓣关闭不全的主要治疗方法，应在不可逆的左心室功能不全发生之前进行。无症状和左心室功能正常的严重反流不需手术，但需密切随访。下列情况的严重关闭不全应手术治疗：①有症状和左心室功能不全者；②无症状伴左心室功能不全者，经系列无创检查显示持续或进行性左心室收缩末容量增加或静息射血分数降低者应手术；如左心室功能测定为临界值或不恒定的异常，应密切随访；③有症状而左心室功能正常者，先试用内科治疗，如无改善，不宜拖延手术时间。手术的禁忌证：LVEF≤0.15～0.20，LVEDD≥80mm 或 LVEDVI≥300ml/m^2。部分病例（如创伤、感染性心内膜炎所致瓣叶穿孔）可行瓣膜修复术。主动脉根部扩大者，如 Marfan 综合征，需行主动脉根部带瓣人工血管移植术。

（2）急性：人工瓣膜置换术或主动脉瓣修复术为治疗急性主动脉瓣关闭不全的根本措施。

【预后】 急性：不及时手术治疗，常死于左心室衰竭。慢性：无症状时间长，一旦症状出现，病情极易恶化，心绞痛者 5 年内死亡 50%，严重左心衰者 2 年内死亡 50%。

【复习思考题】

1. 简答题

（1）简述主动脉瓣关闭不全的听诊特点。

（2）简述主动脉瓣关闭不全的超声心动图表现。

（3）简述主动脉瓣区舒张期杂音的鉴别诊断。

2. 病例分析 男性，26 岁，风湿性心脏病患者，因反复胸闷、心悸、气促、头晕 1 年入院，查体：BP110/55mmHg。双肺底湿啰音。心率 130 次/分，主动脉瓣区舒张期杂音；周围血管征：水冲脉、枪击音、毛细血管搏动及杜氏征阳性。

问题：

（1）诊断及诊断依据。

（2）鉴别诊断。

（3）进一步检查。

（4）治疗原则。

笔记栏

（刘访遥）

见习六（4） 主动脉瓣狭窄

【见习要求】 掌握主动脉瓣狭窄的临床特征、诊断、鉴别诊断与治疗。

【见习时数】　1 学时。

【见习准备】

1. 典型患者 1 人/小组。

2. 典型 X 线胸片、心电图、超声心动图报告单各 1 份/小组。

3. 典型主动脉瓣狭窄的教学视频、典型主动脉瓣狭窄杂音的音频多媒体文件各 1 份。

【见习过程】

1. 讲授病史采集、体格检查要点，学生分组进病房采集病史，并做体格检查，强调主动脉瓣狭窄的杂音听诊。

2. 学生回示教室汇报病历摘要、阳性体征，提出必要的辅助检查并说明其目的；教师展示典型 X 线胸片、心电图、超声心动图报告单以及音频、视频文件等。

3. 学生归纳总结病例特点，作出完整的诊断，并说明诊断依据。

4. 结合患者的具体实际，教师以提问的方式小结。

【病史采集要点】

1. 现病史

（1）发病情况：缓慢或急骤起病？

（2）发病的原因或诱因：是否天气变化、情绪激动？是否上呼吸道感染？

（3）主要症状：出现较晚，呼吸困难、心绞痛和晕厥为典型主动脉瓣狭窄常见的三联征。

（4）伴随症状：是否咳嗽、咯血、发热？

（5）病情演变：何时出现上述表现？

（6）诊疗情况：在何处就诊过？做过何种检查？用何药物及疗效如何？

（7）一般情况：精神、体力、饮食、大小便如何？体重有何变化？

2. 其他相关病史

（1）有无药物过敏史。

（2）既往有无心脏疾病史（如高血压心脏病、冠心病、风心病等）。

（3）个人史、吸烟史（品种、日吸烟量、烟龄）、职业史。

【体查要点】

1. 体温、脉搏、呼吸、血压、体位、神志。

2. 乏力、头晕、胸痛、心悸等的特点。

3. 缺氧程度 甲床、嘴唇、舌的颜色。

4. 头部 皮肤颜色，头皮血管扩张程度，出汗情况。

5. 颈部 颈静脉充盈度、气管位置。

6. 胸部 视、触、叩、听。

7. 心脏 心尖搏动的位置，心界大小，心率、节律、心音、杂音。

8. 腹部 肝脏是否肿大，肝颈回流征是否阳性，有无移动性浊音。

9. 双下肢浮肿情况。

【辅助检查报告单展示】

1. X 线胸片检查 ①心影正常或左室增大；②主动脉根部呈狭窄后扩张；③重度狭窄有时可见主动脉瓣钙化。

2. 心电图 轻度：正常；中度：QRS 波群电压增高伴轻度 ST-T 改变；重度：左室肥厚及劳损、左心房增大。

3. 超声心动图

（1）瓣口狭窄程度评估：瓣口面积以及跨瓣压力阶差 ①轻度狭窄分别为$>1.5cm^2$，$<25mmHg$；②中度狭窄分别为 $1.0\sim1.5cm^2$，$25\sim40mmHg$；③重度狭窄分别为$<1.0cm^2$，$>40mmHg$。

（2）其他特征：可见主动脉瓣瓣叶增厚钙化、反光增强；室间隔及左室后壁呈对称性增厚等。

【知识精要】

1. 临床特点

（1）症状：①呼吸困难 劳力性呼吸困难为晚期肺淤血引起的常见首发症状，见于90%的有症状患者；②心绞痛 常由运动诱发，休息后缓解，主要由心肌缺血所致，极少数可由瓣膜的钙质栓塞冠脉引起；③晕厥或接近晕厥机制：运动时周围血管扩张，而狭窄的主动脉瓣口限制心排出量的增加；运动致心肌缺血加重，使左心室收缩功能降低，心排出量减少；运动时左心室收缩压急剧上升，过度激活室内压力感受器通过迷走神经传入纤维兴奋血管减压反应，导致外周血管阻力降低；运动后即刻发生着，为突然体循环静脉回流减少，影响心室充盈，左心室心搏量进一步减少；休息时晕厥可由于心律失常导致心排出量骤减所致。

（2）体征：①心界：正常或轻度向左扩大。②心音：S_1 正常。严重狭窄者，主动脉瓣区第二心音成分减弱或消失或逆分裂，左心房肥厚则有明显的 S_4。③心脏杂音：主动脉瓣区射流性收缩期杂音，响亮、粗糙、3/6级以上，呈递增-递减型，向颈部传导；左心室衰竭或心排量减少时，杂音消失或减弱。

2. 辅助检查

（1）X线检查 ①心影正常或左室增大；②主动脉根部呈狭窄后扩张；③重度狭窄有时可见主动脉瓣钙化。

（2）心电图 轻度：正常；中度：QRS波群电压增高伴轻度ST-T改变；重度：左室肥厚及劳损、左心房增大。

（3）超声心动图

①瓣口狭窄程度评估。

②其他特征。

3. 诊断 主动脉瓣区射流性收缩期杂音结合超声心动图可确诊。

4. 鉴别诊断

（1）肥厚型梗阻性心肌病：有收缩期的二尖瓣前叶前移，致左心室流出道梗阻，产生收缩中或晚期喷射性杂音。胸骨左缘最响，不向颈部传导，有快速上升的重搏脉。

（2）先天性主动脉瓣狭窄：分瓣上狭窄以及瓣下狭窄，均可闻及收缩期杂音，杂音最响在右锁骨下，杂音和震颤明显传导至胸骨右上缘和右颈动脉，后者常合并轻度主动脉瓣关闭不全，无喷射音，S_2非单一性。

5. 并发症

①心律失常；②心脏性猝死；③充血性心力衰竭；④感染性心内膜炎；⑤体循环栓塞；⑥胃肠道出血。

6. 治疗

（1）内科治疗：①预防感染性心内膜炎。②无症状的轻度狭窄患者每 2 年复查超声心动图，中重度狭窄患者应避免剧烈体力活动，半年至 1 年复查 1 次。③如有频发房性早搏，应予以抗心律失常药物，预防心房纤颤。④心绞痛可试用硝酸酯类药物。⑤心力衰竭者应限制钠盐摄入，可用洋地黄类药物和小心应用利尿剂。

（2）手术治疗：①人工瓣膜置换术；为治疗成人主动脉瓣狭窄的主要办法。手术指征：重度狭窄伴心绞痛、晕厥或心力衰竭症状的；无症状者，伴有进行性心脏增大和（或）左心室功能减退，活动时血压下降。②直视下主动脉瓣分离术；适用于儿童和青少年的非钙化性先天性主动脉瓣严重狭窄者，甚至无症状者。③经皮主动脉瓣球囊成形术。④经皮主动脉瓣置换术。

7. 预后　可多年无症状，但大部分患者的狭窄进行性加重，一旦出现症状，预后恶化，出现症状后的平均寿命仅 3 年左右（出现晕厥后为 3 年，心绞痛为 5 年，左心衰竭<2 年）。死亡原因为左心衰竭（70%）、猝死（15%）和感染性心内膜炎（5%）。

【复习思考题】

1. 简答题

（1）简述主动脉瓣狭窄的听诊特点。

（2）简述主动脉瓣狭窄的超声心动图表现。

（3）简述主动脉瓣区喷射性收缩期杂音的鉴别诊断。

2. 病例分析　女性，25 岁，风湿性心脏病患者，因反复胸闷、心悸、气促、头晕 1 年入院，查体：BP120/70mmHg. 心率 140 次/ 分，主动脉瓣区喷射性收缩期杂音。

问题：

（1）诊断及诊断依据。

（2）鉴别诊断。

（3）进一步检查。

（4）治疗原则。

笔记栏

（刘访遥）

见习七 心脏骤停与心脏性猝死

【见习要求】 了解心脏骤停的基本知识，掌握心脏骤停的处理。

【见习时数】 4 学时。

【见习准备】

1. 心肺复苏成功的病例 1 份。

2. 心肺复苏前后心电图、各项生化指标等。

3. 心肺复苏的教学视频文件 1 份及模拟人 1 个。

【见习过程】

1. 讲授病史采集、体格检查要点，学生分组进病房采集病史，并做简单检查；

2. 学生回示教室汇报病历摘要、阳性体征，提出必要的辅助检查并说明其目的；

教师展示心肺复苏教学视频文件等。

3. 结合患者的具体实际以及教学工具，模拟该患者心肺复苏整个操作过程。

【知识精要】

1. 概念

（1）心脏骤停：指心脏射血功能突然终止，常是心脏性猝死的直接原因。

（2）心脏性猝死：指急性症状发作后 1 小时内发生的以意识突然丧失为特征的、由心脏原因引起的自然死亡。

2. 病因 心脏性猝死多发生在器质性心脏病患者，如冠心病及其并发症，心肌病、离子通道病等。

3. 病理 冠状动脉粥样硬化、陈旧性心肌梗死多常见，也可见左心室肥厚。

4. 病理生理 心脏性猝死主要原因：致命性快速心

律失常如室速、室颤等。其次：严重缓慢性心律失常和心脏停搏。少见：无脉性电活动。极少见：心脏破裂、心脏流入和流出道的急性阻塞、急性心脏压塞等。

5. 临床表现　心脏性猝死的临床经过分四期：前驱期、终末事件期、心脏骤停、生物学死亡。

6. 心脏骤停的处理　心脏骤停抢救成功的关键是尽早心肺复苏和进行复律治疗。

（1）识别心脏骤停：判断患者有无反应，快速检查是否有呼吸或不能正常呼吸，判断有无脉搏（10 秒内完成）。

（2）呼救：实施心肺复苏的同时，启动急救医疗系统，取得体外除颤仪（AED）并使用。

（3）初级心肺复苏（BLS）：主要复苏措施包括人工胸外按压（C）、开通气道（A）、人工呼吸（B）。①胸外按压和早期除颤：以 100 至 120 次每分钟的速率实施胸外按压。成人按压胸骨的幅度至少达到 2 英寸（5cm）但不大于 6cm，儿童和婴儿的按压幅度至少为胸部前后径的三分之一。每次按压后让胸部完全回弹。尽可能减少其中的中断，若中断应该控制在 10 秒内。室颤一般是非创性心脏骤停患者最常见的心律失常，故 CPR 的关键起始措施是胸外按压和早期除颤，如果具备 AED，应联合应用 CPR 和 AED。②开通气道：保持呼吸道通畅是成功复苏的重要一步，可采用仰头抬颌法。另须清除口腔异物等。③人工呼吸：开放气道后，首先进行 2 次人工呼吸。30 次按压后 2 次人工呼吸，每次呼吸超过 1 秒以上，每次须使胸部隆起，给予患者足够的通气。气管内插管是建立人工通气的最好办法。

（4）高级心肺复苏：是在基础生命支持的基础上，应用辅助设备、特殊技术等建立更为有效的通气和血运循环。包括：①通气与氧供：自主呼吸没有恢复应尽早行气管插管，院外患者用面罩、建议球囊维持通气，院内患者通常使用呼吸机。②电除颤、复律与起搏治疗：终止室颤最有效的方法是电除颤，不限于复苏的阶段，但心脏停搏与无脉电活动时除颤均无益。③药物治疗：尽早建立静脉通道。对于心律不可电击，肾上腺素是CPR首选药物，应尽早使用。联合使用加压素和肾上腺素，相比使用标准剂量的肾上腺素在治疗心脏骤停时没有优势。而且，给予加压素相对仅使用肾上腺素也没有优势。给予2到3次除颤加CPR及肾上腺素之后仍然是室颤/无脉室速，可给予抗心律失常药物。

7. 复苏后处理 ①原发致心脏骤停疾患的治疗；②维持有效循环；③维持呼吸；④防止脑缺氧和脑水肿；⑤防治急性肾衰竭；⑥其他。

8. 心脏骤停的预后 左心室功能减退患者，心脏骤停复发的可能性大，死亡率高。继发的大面积心梗合并血流动力学异常的心脏骤停，心脏复苏成功率低。

【复习思考题】

1. 简答题

（1）心脏骤停的判断指标有哪些？

（2）简述心肺复苏有效的指标？

（3）简述心肺复苏的流程？

2. 思考分析题 女性，58岁，冠心病患者，因“胸闷、胸痛1天”入院。查体：BP110/70mmHg. 心率80次/分，律齐。无病理性杂音。入院后突然出现面色发青，呼之不应，你将如何处理？

笔记栏

（雷长城　刘访遥）

第三章　消化系统疾病

见习一（1）　胃食管反流病

【见习要求】

1. 掌握胃食管反流病的临床表现、诊断、鉴别诊断与治疗原则。

2. 熟悉胃食管反流病的发病机制。

【见习时数】　1 学时。

【见习准备】

1. 典型患者 1 人/小组。

2. 典型的相关辅助检查结果及胃镜报告单 1 份/组。

【见习过程】

1. 讲授病史采集及体格检查的要点，由学生分组进病房采集病史和进行相应的体格检查。

2. 学生回示教室汇报病历摘要及体格检查的阳性体征，提出必要的辅助检查及该项检查的目的。教师讲授胃食管反流病的胃镜下改变的特点，胃镜阴性的胃食管反流病的临床特点。

3. 学生归纳总结病例特点，说明诊断依据及作出诊断，并作出初步的诊疗计划。

4. 结合患者的具体实际由教师总结病历，以提问的方式小结诊断、鉴别诊断与治疗原则。

【病史采集要点】

1. 现病史

（1）发病情况：缓慢或急骤起病？

（2）主要症状：反酸、烧心、吞咽困难和吞咽痛、胸骨后疼痛等症状特点及持续时间（病程的长短）。

（3）伴随症状：有无胸闷、咳嗽、心悸、贫血、消瘦，疼痛是否有节律性等。

（4）病情演变：有呕血、黑便、进行性加重的吞咽困难、阵发性呼吸困难等表现。

（5）诊疗情况：在何处就诊过？做过何种检查？用何药物及疗效如何？

（6）一般情况：精神、体力、饮食、小便如何？体重有何变化？

2. 其他相关病史

（1）有无药物过敏史。

（2）既往有无溃疡病史。

（3）个人史：吸烟史、饮食嗜好、职业史。

【体查要点】

1. 体温、脉搏、呼吸、血压、体位、神志。

2. 反酸烧心的特点　胸骨后或剑突下烧灼感，常在餐后 1 小时出现，卧位、弯腰或腹内压增高时加重。

3. 胸部　视、触、叩、听。

4. 腹部　视、触、叩、听。

【辅助检查报告单展示】

1. 内镜检查　典型病例可见内镜下食管黏膜红斑、浅表糜烂、溃疡、狭窄、食管缩短等。但是内镜检查阴性者不能排除反流性食管炎的诊断（非糜烂性反流病，NERD）。

2. 24 小时食管 pH 监测　一般正常人食管内 pH 为 5.5～7.0，当 pH<4 时被认为是酸反流指标。

3. 食管测压　可测定 LES 的压力、了解有无频繁的一过性 LES 松弛、了解食管体部的功能。

【知识精要】

1. 胃食管反流病的临床特点

（1）症状：食管症状：反流和烧心是本病最常见和

最典型的症状，其次可有吞咽困难和吞咽痛、胸骨后痛等。①反流和烧心：常在餐后 1 小时出现，卧位、弯腰或腹内压增高时可加重；②吞咽困难和吞咽痛：症状呈间歇性，进食固体或液体食物均可发生；③胸骨后痛：疼痛发生在胸骨后或剑突下。严重者表现为剧烈刺痛，可放射到后背、胸部、肩部、颈部、耳后，此时酷似心绞痛，注意与心绞痛鉴别；食管外症状：咽部不适，有异物感、棉团感或堵塞感，慢性咳嗽，哮喘。

（2）相关病史：①有无药物过敏史；②既往有无腹痛反酸等相关病史。

（3）体征：反流性食管炎多无明显的阳性体征。

2. 辅助检查 内镜检查可发现食管黏膜红斑、浅表糜烂、溃疡、狭窄、食管缩短。24 小时食管 pH 监测，一般正常人食管内 pH 为 5.5～7.0，当 $pH<4$ 时被认为是酸反流指标。食管测压可测定 LES 的压力、了解有无频繁的一过性 LES 松弛、了解食管体部的功能。

3. 诊断 诊断标准为①有明显的反流症状；②内镜下可能有反流性食管炎的表现；③胃食管反流的客观证据。如患者有典型的烧心和反酸症状，可作出胃食管反流病的初步临床诊断。内镜检查如发现有反流性食管炎并能排除其他原因引起的食管病变，本病诊断可成立。对有典型症状而内镜检查阴性者，用质子泵抑制剂作试验性治疗（如奥美拉唑每次 20mg，每天 2 次，连用 7 天），如有明显效果，本病诊断一般可成立，可诊为非糜烂性反流病（NERD）。对症状不典型患者，常需结合胃镜检查、24 小时食管 PH 监测和试验性治疗进行综合分析来作出诊断。

4. 鉴别诊断

（1）其他原因引起的食管病变（真菌性食管炎、药物性食管炎、食管癌、食管贲门失迟缓症）。

（2）消化性溃疡。

（3）胆道疾病。

（4）心绞痛。

（5）功能性胸痛。

（6）功能性烧心、功能性消化不良。

5. 治疗　目的为控制症状、治愈食管炎、减少复发和防治并发症。

（1）一般治疗：减少反流，减少腹压增高因素如肥胖、便秘、紧束腰带等，戒烟及禁酒，尽量避免服用硝酸甘油制剂或钙通道阻滞剂、茶碱及 β_2 受体激动剂。

（2）药物治疗：H_2 受体拮抗剂、促胃肠动力药、质子泵抑制剂、抗酸药。

（3）抗反流手术治疗（不同术式的胃底折叠术）。

（4）并发症的治疗。

【复习思考题】

1. 简答题

（1）反流性食管炎的临床特征有哪些？

（2）反流性食管炎的诊断标准是什么？

（3）反流性食管炎有哪些并发症？

2. 病史采集训练　女性，30 岁，因反复反酸、烧心 1 年，再发加重伴吞咽困难 1 周入院。请围绕主诉采集相关病史。

3. 病例分析　找一临床反流性食管炎的典型病例，要求做出以下分析：

（1）诊断及诊断依据。

（2）鉴别诊断。

（3）进一步检查。

（4）治疗原则。

笔记栏

（王正根　黄　璐）

见习一（2）　慢性胃炎

【见习要求】

1. 掌握慢性胃炎的临床表现、诊断与治疗。

2. 熟悉慢性胃炎的病因及发病机制。

【见习时数】　1学时。

【见习准备】

1. 典型患者1人/小组。

2. 典型胃镜报告单1份/小组。

【见习过程】

1. 讲授病史采集、体格检查要点，学生分组进病房采集病史，并做体格检查。

2. 学生回示教室汇报病历摘要、阳性体征，提出必要的辅助检查并说明其目的；教师简要展示胃镜报告单。

3. 学生归纳总结病例特点，作出诊断，并说明诊断依据。

4. 结合患者的具体实际，教师以提问的方式小结。

【病史采集要点】

1. 现病史

（1）发病情况：缓慢或急骤起病？

（2）主要症状：上腹部隐痛不适、嗳气、反酸、食欲缺乏等症状特点及持续时间（病程的长短）。

（3）伴随症状：有无呕血、黑粪等上消化道出血的表现。

（4）病情演变：有无头晕、乏力、消瘦等等表现。

（5）诊疗情况：在何处就诊过？做过何种检查？用何药物及疗效如何？

（6）一般情况：精神、体力、饮食、小便如何？体重有何变化？

2. 其他相关病史

（1）有无药物过敏史。

（2）既往有无急性胃炎病史。

（3）个人史　吸烟史、饮食嗜好、职业史。

【体查要点】

1. 体温、脉搏、呼吸、血压、体位、神志。

2. 腹痛的特点　多位于左上腹及剑突下，一般为隐痛无规律性

3. 胸部　视、触、叩、听。

4. 腹部　视、触、叩、听。

【辅助检查报告单展示】

1. 内镜检查。

2. 活组织检查。

3. 幽门螺杆菌检测。

【知识精要】

1. 慢性胃炎的临床特点

（1）症状：上腹部隐痛不适、嗳气、反酸、食欲缺乏等。①上腹部隐痛不适　多位于左下腹及剑突下，一般为隐痛，进餐后加重；②嗳气、反酸、食欲缺乏；③少数可有上消化道出血的表现；④A 型胃炎可出现

明显的厌食和体重减轻，可伴有贫血。

（2）相关病史：既往有急性胃炎病史；有无幽门螺杆菌感染史。

（3）体征：腹部压痛　压痛点位于左上腹或剑突下。并发上消化道出血时可有黑粪。

2. 辅助检查

（1）内镜检查：慢性浅表性胃炎时见黏膜充血，色泽较红，还有黏膜水肿，两者共存呈红白相间，以红为主，黏液分泌增多，表面常见白色渗出物，有时见出血点和少量糜烂。萎缩性胃炎时黏膜多呈苍白色或灰白色，弥漫性呈灶性分布，也可有红白相间，以白为主；皱襞变细而平坦，外观黏膜薄而可见紫蓝色血管纹；黏液湖缩小或干枯；有些地方因小凹上皮增生而显示颗粒状小结节。

（2）活组织检查：慢性浅表性胃炎活检示黏膜层以淋巴细胞和浆细胞为主的慢性炎症细胞浸润，腺体完整。萎缩性胃炎活检示胃黏膜固有腺体数量减少或消失，伴纤维组织增生、黏膜肌增厚，甚至胃黏膜变薄，常伴有肠上皮化生。

（3）*H.Pylori* 检测：目前临床上可作活检标本快速尿素酶实验，微氧环境下培养，涂片或常规病理切片中找 *H.Pylori*，此外可作血清 *H.Pylori* 抗体测定或 ^{13}C 或 ^{14}C 尿素呼气试验。

（4）胃液分析：A 型胃炎均有胃酸缺乏，B 型胃炎不影响胃酸分泌，有时反而增多。

（5）血清学检查：A 型胃炎血清中可测到抗壁细胞抗体和抗内因子抗体。维生素 B_{12} 浓度测定及维生素 B_{12} 吸收试验有助于恶性贫血的诊断。

3. 诊断

（1）诊断标准：确诊必须依靠胃镜检查及胃黏膜活组织病理学检查。幽门螺杆菌检测有助于病因诊断。怀疑自身免疫性胃炎应检测相关自身抗体及血清胃泌素等。

（2）分类

1）慢性非萎缩性胃炎：不伴有胃黏膜萎缩性改变、胃黏膜层见以淋巴细胞和浆细胞为主的慢性炎症细胞浸润的慢性胃炎。主要病因是幽门螺杆菌感染。

2）慢性萎缩性胃炎：指胃黏膜已发生了萎缩性改变的慢性胃炎，常伴有肠上皮化生。分为两大类：①多灶萎缩性胃炎：以胃窦为主，多由幽门螺杆菌感染引起的慢性浅表性胃炎发展而来；②自身免疫性胃炎：多位于胃体，由自身免疫引起；③特殊类型慢性胃炎：种类很多，由不同病因引起，临床少见。

4. 鉴别诊断

（1）消化性溃疡。

（2）胃息肉。

（3）胃癌。

（4）功能性消化不良。

（5）慢性胰腺炎。

5. 治疗 治疗的目的是解除症状、根除 *H.Pylori* 感染。

（1）根除 *H.Pylori* 感染：可采用一种胶体铋剂或一种质子泵抑制剂加上若干种抗菌药物。

（2）对症治疗：如因非甾体抗炎药引起，应即停服并用抗酸药或硫糖铝来治疗；如因胆汁反流可用硫糖铝来吸附。如有胃动力学的改变，可服多潘立酮或西沙必利作对症处理，有烟酒嗜好者，应嘱戒除。

（3）有恶性贫血时，注射维生素 B_{12}。

（4）对癌前状态的处理：①药物及饮食控制。②内镜下治疗。③手术。

（5）患者教育。

【复习思考题】

1. 简答题

（1）慢性胃炎的临床特征有哪些？

（2）慢性胃炎的诊断标准是什么？其临床如何分类？内镜下表现如何？

2. 病史采集训练 女性，35 岁，因上腹部不适伴反酸嗳气 2 年入院。请围绕主诉采集相关病史。

3. 病例分析 找一临床慢性胃炎典型病例，要求做出以下分析：

（1）诊断及诊断依据。

（2）鉴别诊断。

（3）进一步检查。

（4）治疗原则。

笔记栏

（黄 璐）

见习一（3）　消化性溃疡

【见习要求】

1. 掌握消化性溃疡的临床表现、诊断、鉴别诊断与治疗原则。

2. 熟悉消化性溃疡的病因和发病机制。

【见习时数】　2 学时。

【见习准备】

1. 典型患者 1 人/小组。

2. 典型消化道钡餐片、胃镜报告单各 1 份/小组。

【见习过程】

1. 讲授病史采集、体格检查要点，学生分组进病房采集病史，并做体格检查。

2. 学生回示教室汇报病历摘要、阳性体征，提出必要的辅助检查并说明其目的；教师展示典型消化道钡餐片及胃镜报告。

3. 学生归纳总结病例特点，作出诊断，并说明诊断依据。

4. 结合患者的具体实际，教师以提问的方式小结。

【病史采集要点】

1. 现病史

（1）发病情况：缓慢或急骤起病？

（2）主要症状：腹痛、嗳气、反酸、呕吐等症状特点及持续时间（病程的长短）。

（3）伴随症状：有无头晕、乏力、消瘦等。

（4）病情演变：有无呕血、黑粪等上消化道出血的表现。

（5）诊疗情况：在何处就诊过？做过何种检查？用何药物及疗效如何？

（6）一般情况：精神、体力、饮食、小便如何？体重有何变化？

2. 其他相关病史

（1）有无药物过敏史。

（2）既往有无胃炎病史，有无应激史，有无非甾体药物服用史。

（3）个人史：吸烟史、饮食嗜好、职业史。

【体查要点】

1. 体温、脉搏、呼吸、血压、体位、神志。

2. 腹痛的特点 多位于左上腹或剑突下，一般为钝痛、灼痛、胀痛。胃溃疡为餐后痛，十二指肠溃疡为空腹痛、夜间痛。

3. 胸部 视、触、叩、听。

4. 腹部 视、触、叩、听。

【辅助检查报告单展示】

1. 内镜检查。

2. X 线检查。

【知识精要】

1. 消化性溃疡的临床特点

（1）症状

1）腹痛：多位于左上腹或剑突下，为钝痛、胀痛、灼痛或剧痛，上腹痛呈节律性，十二指肠球部溃疡的规律是疼痛→进食→缓解，胃溃疡为进食→疼痛→缓解。疼痛呈现明显的周期性、节律性、反复发作性。

2）可有厌食、早饱、嗳气、反酸等消化不良的表现。

3）严重者可有呕血、黑粪。

（2）相关病史：既往有无吸烟、喝酒、长期摄入非甾体抗炎药史。有无长期精神紧张、焦虑或情绪波动史。有无该病家族史。

（3）体征：腹部压痛 压痛点位于左上腹或剑突下。

（4）并发症

1）出血：是消化性溃疡最常见的并发症，也是上消化道大出血最常见的病因。多为黑粪亦可为呕血。出血前症状加重，出血后症状减轻；

2）幽门梗阻：多因十二指肠或幽门管溃疡所致。有上腹饱胀，呕吐物含发酵酸性宿食；

3）穿孔：可致弥漫性腹膜炎、穿透性溃疡或瘘管。急性穿孔为突发上腹部剧痛，腹壁呈板样僵直、有压痛、反跳痛。透视可见气腹征，肝浊音界消失；

4）癌变：少数胃溃疡可发生癌变。对长期胃溃疡病史、45岁以上、溃疡顽固不愈、疼痛规律改变、消瘦者应提高警惕。

2. 辅助检查

（1）内镜检查：既可对十二指肠黏膜直接观察、摄影，判断溃疡为活动、愈合和瘢痕期，还可取活检做病理检查和 *H.Pylori* 检测，对溃疡的诊断和良恶性溃疡的鉴别准确性高。

（2）*H.Pylori* 检测：应列为常规检查项目，有助于治疗方案的选择。

（3）X线钡餐检查：龛影是直接征象，对溃疡有确诊价值。间接征象为局部压痛、胃大弯侧痉挛性切迹、十二指肠球部激惹及变形等。

（4）胃液分析：胃溃疡患者的胃酸分泌正常或低于正常，部分DU患者则增多。

（5）血清胃泌素测定：血清胃泌素值一般与胃酸分泌成反比，胃酸低，胃泌素高；胃酸高，胃泌素低；胃泌素瘤时则二者同时升高。

3. 诊断 典型的周期性和节律性上腹部疼痛是诊

断消化性溃疡的主要线索。确诊有赖胃镜检查。X 线钡餐检查发现龛影也有确诊价值。

4. 鉴别诊断

（1）胃癌。

（2）功能性消化不良。

（3）慢性胆囊炎和胆石症。

（4）胃泌素瘤。

5. 治疗 目的是去除病因、控制症状、促溃疡愈合、防止复发和避免并发症。

（1）患者教育：生活规律，避免紧张过劳，合理饮食，避免刺激性食物或 NSAIDs，戒烟酒。必要时预防性使用 PPI。

（2）药物治疗：①质子泵抑制剂（主要措施）或 H_2 受体拮抗剂；②根治 Hp，三联疗法，疗程 7～14 天。③胃黏膜保护剂。

（3）疗程：根除 Hp 治疗可重叠与抑酸疗程的 4～8 周内或结束后进行。溃疡愈合后大多数可以停药，病情反复者需维持治疗。

（4）并发症治疗：①大出血 见上消化道出血，药物、内镜及血管介入治疗无效需考虑手术；②幽门梗阻 禁食、胃肠减压、纠正水电解质紊乱及酸碱失衡，若症状不缓解提示瘢痕性梗阻则需手术治疗；③急性穿孔、慢性穿透溃疡或癌变者均应尽早手术。

6. 预后 有效的药物治疗溃疡愈合率高，死亡原因多见于老年患者出现并发症，但病死率仍<1%。

【复习思考题】

1. 简答题

（1）简述消化性溃疡及其并发症的治疗原则和处理措施。

（2）试述慢性胃炎的病因、病理分型及临床表现。

2. 病案分析　男性，54 岁。25 年来每日喝白酒约半斤余。自入院前2个月开始出现无诱因的上腹部疼痛，夜间就寝时疼痛仍持续约数小时，疼痛性质为钝痛，不放射，与体位、排便、饮食无关。减少饮酒量后 1 个月症状仍无改善，而到医院就诊。家族史、既往史无特殊记载。胃镜检查发现胃体上部后壁有一溃疡，大小约 1.0cm×1.0cm 盖厚黄苔。在幽门处胃窦大弯侧有一 3.0cm×2.5cm 大小溃疡、底盖污秽苔，周围呈围堤状隆起。治疗 3 周，自觉症状消失。此期间无便血、食欲缺乏及体重减轻。

问题：

（1）诊断及诊断依据。

（2）鉴别诊断。

（3）进一步检查。

（4）治疗原则。

笔记栏

（黄　璐）

见习二（1）　食　管　癌

【见习要求】　掌握食管癌的临床表现、诊断、鉴别诊断及治疗原则。

【见习时数】 1学时。

【见习准备】

1. 典型患者1人/小组。

2. 典型消化道钡餐片、胃镜报告单和超声内镜报告单各1份/小组。

【见习过程】

1. 讲授病史采集、体格检查要点，学生分组进病房采集病史，并做体格检查。

2. 学生回示教室汇报病历摘要、阳性体征，提出必要的辅助检查并说明其目的；教师展示典型消化道钡餐片、胃镜报告和超声内镜报告单。

3. 学生归纳总结病例特点，作出诊断，并说明诊断依据。

4. 结合患者的具体实际，教师以提问的方式小结。

【病史采集要点】

1. 现病史

（1）发病情况：缓慢或急骤起病?

（2）主要症状：吞咽困难、反流、咽下疼痛等症状特点及持续时间（病程的长短）。

（3）伴随症状：有无贫血、消瘦、营养不良等。

（4）病情演变：有无远处转移的临床表现、是否可触及到肿大的淋巴结等表现。

（5）诊疗情况：在何处就诊过？做过何种检查？用何药物及疗效如何?

（6）一般情况：精神、体力、饮食、小便如何？体重有何变化?

2. 其他相关病史

（1）有无药物过敏史。

（2）既往有无食管炎病史。

（3）个人史：化学药物接触史、职业史。

【体查要点】

1. 体温、脉搏、呼吸、血压、体位、神志。

2. 吞咽困难的特点 多为渐进性，进行性加重。

3. 胸部 视、触、叩、听。

4. 腹部 视、触、叩、听。

【辅助检查报告单展示】

1. 内镜检查。

2. 食管钡餐检查。

3. CT 检查。

4. 超声内镜。

【知识精要】

1. 食管癌的临床特点

（1）症状：A、早期症状：不典型；B、中晚期症状：吞咽困难、食物反流、咽下疼痛等。①吞咽困难：多为进行性加重的吞咽困难，甚至进食液体食物亦不能咽下；②食物反流：反流物含有黏液，混杂宿食，可呈血性或可见坏死脱落组织块；③咽下疼痛：进食时尤以进食热或酸性食物后更明显，疼痛可涉及颈、肩胛、前胸和后背等处；④其他症状：肿瘤侵犯大血管，特别是胸主动脉而造成致死性大出血；肿瘤压迫喉返神经可致声音嘶哑，侵犯膈神经可致呃逆；压迫气管或支气管可致气急或干咳；并发食管-气管-支气管瘘或肿瘤位于食管上段时，吞咽食物时常可产生呼吸困难或呛咳。

（2）相关病史：既往有无食管炎病史；有无食管癌家族史。

（3）体征：早期可缺如。晚期可出现消瘦、贫血、营养不良、脱水或恶病质等体征。当癌转移时，可触及肿大而坚硬的浅表淋巴结，或肿大甚至有结节感的肝脏等。

2. 辅助检查

（1）脱落细胞学检查：可发现癌细胞，准确率可达90%以上。

（2）内镜检查：可直接观察病灶的形态，并可在直视下作活组织病理检查，以明确诊断。内镜下食管黏膜染色法加放大内镜、新型内镜分光技术如窄带成像等有助于提高早癌的检出率。

（3）食管钡餐检查：早期有黏膜皱襞增粗，迂曲如虚线状中断，或食管边缘毛刺状；小的充盈缺损；小溃疡龛影；局限性管壁僵硬或有钡剂滞留。中晚期：病变处管腔不规则狭窄、充盈缺损、管壁蠕动消失、黏膜紊乱、软组织影以及腔内型的巨大充盈缺损而管腔变宽的矛盾现象，其近端有轻至中度的扩张和钡剂潴留。

（4）CT 检查：如食管壁厚度＞5mm，与周围器官分界模糊，表示有食管病变存在。CT 扫描可以充分显示食管癌病灶的大小，肿瘤外侵范围及程度，有助于确定外科手术方式。

（5）超声内镜能准确地判断病变在壁内侵润的深度，壁外异常肿大的淋巴结及明确肿瘤对周围器官的侵润的情况。

3. 诊断

（1）诊断标准：凡年龄在 50 岁以上（高发区在 40 岁以上），出现进食胸骨后停滞感或咽下困难者，经钡餐及内镜检查有上述改变者，需经病理学检查明确病理类型。

（2）分型：①早期食管癌（仅侵犯黏膜层和黏膜下层）：充血型、糜烂型、斑块型、乳头型；在显微镜下依癌组织侵犯深度不同而分为原位癌、黏膜内癌及黏膜下癌②晚期食管癌：髓质型、蕈伞型、溃疡型、缩窄型、未定型。

4. 鉴别诊断

（1）食管-贲门失迟缓症。

（2）食管良性狭窄。

（3）食管良性肿瘤。

（4）食管周围病变。

（5）癔球症。

5. 治疗　目的是早期发现、早期治疗。

治疗方法：外科手术，辅以放疗、化疗、经内镜治疗等在内的非手术治疗。

（1）手术治疗：手术切除是食管癌治疗的首选方法。

（2）放疗：不能进行手术的替代治疗，由于食管癌主要是鳞癌，对放疗较敏感。

（3）化疗：通常用于不能手术或放疗的晚期病例或外科手术切除后进行，其疗效虽仍不满意，但对预防和治疗全身转移有一定作用。

（4）内镜治疗：作为早期癌的有效治疗手段。也可用于晚期肿瘤的姑息治疗。内镜下黏膜切除术（endoscopic mucosal resection，EMR）和内镜下黏膜剥离术（endoscopic submucosal dissection，ESD）适于局限于黏膜内，无淋巴结转移的早癌；内镜下消融术，如激光、微波和氩离子凝固术（argon plasma coagulation，APC）亦有一定疗效。对晚期癌不适合手术的病人，可选用内镜下食管扩张、金属支架置入术、经皮内镜胃造口术、内镜下光动力学治疗、内镜下局部注射及内镜下腔内冷冻治疗等，对病人有一定的帮助。

6. 预后　肿瘤分期决定预后。

7. 预防 部分地区已经开展一级预防及二级预防。

【复习思考题】

1. 简答题

（1）食管癌的临床特征有哪些？

（2）试述食管癌的治疗原则。

（3）早期食管癌的定义及分类？

2. 病史采集训练 男性，65岁，因进行性吞咽困难伴消瘦、乏力1个月入院。请围绕主诉采集相关病史。

笔记栏

（王正根 黄 璐）

见习二（2） 胃 癌

【见习要求】 了解胃癌病因及发病机制。掌握胃癌的病理、临床表现，诊断及治疗原则。

【见习时数】 2学时。

【见习准备】

1. 典型患者1人/小组。

2. 典型内镜图片、钡餐片及超声内镜图片各 1 份/小组。

【见习过程】

1. 讲授病史采集、体格检查要点，学生分组进病房采集病史，并做体格检查。

2. 学生回示教室汇报病历摘要、阳性体征，提出必要的辅助检查并说明其目的；教师展示典型胃镜图片。

3. 学生归纳总结病例特点，作出完整的诊断，并说明诊断依据。

4. 结合患者的具体实际，教师以提问的方式小结。

【病史采集要点】

1. 现病史

（1）发病情况：缓慢或急骤起病？

（2）主要症状：早期胃癌、进展期胃癌临床表现的差异。

（3）伴随症状：是否呕吐、黑便、吞咽困难？是否黄疸、咳嗽、腰背痛？

（4）诊疗情况：在何处就诊过？做过何种检查？用何药物及疗效如何？

（5）一般情况：精神、体力、饮食、大小便如何？体重有何变化？

2. 其他相关病史

（1）有无药物过敏史。

（2）既往有无慢性萎缩性胃炎、胃息肉、胃手术、胃溃疡等。

（3）个人史：吸烟史（品种、日吸烟量、烟龄）、职业史。

（4）家族史：家族中有无胃癌患者。

【体查要点】

1. 体温、脉搏、呼吸、血压、体位、神志。

2. 营养状态。

3. 皮肤、黏膜颜色。

4. 浅表淋巴结，特别是左锁骨上淋巴结。

5. 胸部 视、触、叩、听。

6. 心脏 心尖搏动的位置，心界大小，心率、节律、心音、杂音。

7. 腹部 视、触、叩、听。注意腹部是否有隆起、包块、胃型、肝大、移动性浊音、振水音。

【辅助检查报告单展示】

1. 实验室检查 血常规，粪便隐血试验，肿瘤标志物。

2. 内镜检查。

3. X 线钡餐检查。

4. 超声内镜、放大加染色内镜及窄带成像检查。

【知识精要】

1. 胃癌的临床特点

（1）症状：①早期胃癌多无症状，进展期胃癌可表现消化道症状（如：上腹痛、腹胀、早饱、呕吐、黑便、食欲缺乏等）和（或）非消化道症状（如：发热、体重减轻、贫血等）；②胃癌发生并发症或转移可出现一些特殊症状；③伴癌综合征。

（2）相关病史：癌前疾病 慢性萎缩性胃炎、胃息肉、胃大部分切除术后、胃溃疡。

（3）体征：进展期胃癌在上腹部可扪及肿块，有压痛。如肿瘤血行播散至肝可使之肿大及出现黄疸，甚至出现腹水或种植转移至卵巢（Krukenberg 瘤）。远处淋巴结转移常可有左锁骨上淋巴结肿大（Virchow 淋巴结）。

2. 辅助检查

（1）实验室检查：约半数患者有缺铁性贫血，粪便隐血试验可持续阳性，这些对诊断有一定的提示作用。胃液分析的诊断意义不大。一些肿瘤标志物如癌胚抗原（CEA）、CA19-9 等对胃癌的诊断缺乏足够敏感性和特异性。伴肝转移时可出现肝功能异常。

（2）内镜检查：胃镜检查结合病变黏膜活检，是目前最可靠的诊断手段。对早期胃癌，胃镜检查更是诊断的最佳方法。镜下早期胃癌可呈现一片变色的黏膜，或局部黏膜呈颗粒状粗糙不平，或呈现轻度隆起或凹陷；或有僵直感，不柔软，对这些轻微的变化，均应作活检。

（3）X 线钡餐检查：当患者无法耐受胃镜检查是，可作为替代检查，胃癌主要表现为充盈缺损（息肉样或隆起性病变）、边缘欠规则或腔内龛影（溃疡）和胃壁僵直失去蠕动（癌浸润）等。对部分充盈缺损型病变，需与良性息肉鉴别；对恶性特征欠明显的溃疡，需与良性溃疡鉴别，这在很大程度上依赖组织病理学检查。因此 X 线钡餐检查对胃癌尤其是早期胃癌诊断的正确性不如胃镜检查加活检。

（4）超声内镜检查：有助于对肿瘤体积及分期的判断。早期胃癌组织仅局限于胃黏膜层或黏膜下层，不论有无淋巴结转移，胃镜下有两种特殊类型，病灶直径≤1cm 者称小胃癌，病灶直径≤0. 5cm 者称微小胃癌。黏膜染色加放大内镜检查及窄带成像等技术观察有助于发现早期病变，指导精准活检。

3. 诊断

（1)主要依赖胃镜加病理组织活检和 X 线钡餐检查。早期诊断是根治胃癌的前提。要达到此目的，应对下列情况及早或定期进行胃镜检查：①慢性萎缩性胃炎伴肠化或异性增生者；②良性溃疡经正规治疗 2 个月后无效；③胃切除术后 10 年以上者；④腺瘤型胃息肉，特别是直径大于 2cm 以上的广基息肉。

（2）临床分型：早期和进展期。

4. 胃癌的治疗

（1）手术治疗：有可能根治的手段。

（2）放射介入治疗。

（3）内镜下治疗：早期胃癌可行 EMR 或 ESD，若术后病理有肿瘤残留可能，需追加外科手术。

（4）化疗：包括姑息化疗、术前新辅助化疗和术后辅助化疗。

（5）其他治疗。

5. 预后 肿瘤分期决定预后。

6. 预防 ①良好生活习惯。②根治 Hp。③积极处理癌前状态。

【复习思考题】

1. 简答题

（1）幽门螺杆菌感染与胃癌的关系?

（2）胃癌的癌前疾病和癌前病变有哪些?

（3）胃癌的好发部位?

（4）日本内镜协会早期胃癌的镜下分型?

（5）Virchow 淋巴结、Krukenberg 瘤的定义?

2. 病史采集训练 男性，60 岁，因上腹部不适半年，加重伴呕血、黑粪 3 天入院。请围绕主诉采集相关病史。

3. 病例分析 找一临床胃癌典型病例，要求做出以下分析：

（1）诊断及诊断依据。

（2）鉴别诊断。

（3）进一步检查。

（4）治疗原则。

笔记栏

（黄　璐）

见习二（3）　胰　腺　癌

【见习要求】　掌握胰腺癌的临床表现、诊断、鉴别诊断和治疗原则。

【见习时数】　1 学时。

【见习准备】

1. 典型患者 1 人/小组。

2. 典型实验室检查报告、胰腺 CT 片、超声内镜报告各 1 份/小组。

【见习过程】

1. 讲授病史采集、体格检查要点，学生分组进病房采集病史，并做体格检查。

2. 学生回示教室汇报病历摘要、阳性体征，提出必要的辅助检查并说明其目的；教师展示典型胰腺 CT 片。

3. 学生归纳总结病例特点，作出完整的诊断，并说明诊断依据。

4. 结合患者的具体实际，教师以提问的方式小结。

【见习方法】

1. 教师讲授病史采集要点，由学生采集病史、体查。

2. 讨论小结诊断、鉴别及治疗原则。

3. 观看影像学上的胰腺改变。

4. 结合病历、影像学所见，教师小结诊断与治疗。

【体查要点】

1. 体温、脉搏、呼吸、血压、体位、神志。

2. 营养状态。

3. 皮肤、黏膜颜色。

4. 浅表淋巴结。

5. **胸部** 视、触、叩、听。

6. **腹部** 视、触、叩、听。注意腹部是否有压痛、包块，肝脏、胆囊是否肿大，腹水征是否阳性。

【病史采集要点】

1. 现病史

（1）发病情况：整个病程短、病情发展快、迅速恶化。

（2）主要症状：腹痛、体重减轻、黄疸。

（3）伴随症状：是否有食欲缺乏、消化不良、恶心、呕吐、腹胀、腹泻等。

（4）病情演变：是否有癌肿转移的表现？

（5）诊疗情况：在何处就诊过？做过何种检查？用何药物及疗效如何？

2. 相关病史

（1）是否有慢性胰腺炎及糖尿病病史；

（2）个人史：吸烟史（品种、日吸烟量、烟龄）、职业史。

【知识精要】

1. **病因** 长期大量吸烟、饮酒、饮咖啡，慢性胰腺炎，化学毒物接触等。

2. 临床特点

（1）症状与体征：①腹痛、体重减轻、黄疸等表现；②典型病例可出现消瘦，上腹痛和黄疸；③Courvoisier 征是诊断胰腺癌的重要体征。

（2）实验室检查与特殊检查：①血液、尿、粪检查　黄疸时血清胆红素升高，以结合胆红素为主。血清淀粉酶和脂肪酶可升高。葡萄糖耐量不正常或有高血糖和尿糖。粪便可呈灰白色，粪胆原减少或消失，可发现脂肪滴等；②肿瘤标志物检测　糖抗原 CA19-9 等可升高；③影像学检查　如腹部 B 超、CT、MRCP、超声内镜、ERCP 等检查相应改变；④组织病理学和细胞学检查。

3. 诊断　早期诊断困难，对 40 岁以上近期出现下列临床表现时应重视：①持续性上腹不适，进餐后加重伴食欲下降；②不能解释的进行性消瘦；③不能解释的糖尿病或糖尿病突然加重；④多发性深静脉血栓或游走性静脉炎；⑤有胰腺癌家族史、大量吸烟、慢性胰腺炎者。

4. 鉴别诊断

（1）慢性胰腺炎。

（2）壶腹癌。

（3）胆总管癌。

5. 治疗原则

（1）外科治疗：争取早期切除，但因早期诊断困难，手术切除率不高。

（2）内科治疗：化疗、放疗和各种对症支持治疗。

【复习思考题】

1. 简答题

（1）胰腺癌典型病例临床表现有哪些？

（2）试述胰腺癌的治疗原则。

笔记栏

（张　琍　廖文秋）

见习三（1）　肠　结　核

【见习要求】

1. 掌握肠结核的临床表现、诊断、鉴别诊断及治疗原则。

2. 熟悉肠结核的病因、发病机制和病理类型。

【见习时数】　2 学时。

【见习准备】

1. 典型患者 1 人/小组。

2. 典型消化道钡餐片、肠镜报告单各 1 份/小组。

【见习过程】

1. 讲授病史采集、体格检查要点，学生分组进病房采集病史，并做体格检查。

2. 学生回示教室汇报病历摘要，体格检查的阳性体征，提出必要的辅助检查并说明其目的；教师展示典型消化道钡餐片及肠镜报告。

3. 学生归纳总结病例特点，作出诊断并说明诊断依据。

4. 结合患者的具体实际，教师以提问的方式小结。

【病史采集要点】

1. 现病史

（1）发病情况：缓慢或急骤起病？是否有诱因？

（2）主要症状：腹痛、腹泻、便秘等症状特点及持续时间（病程的长短）。

（3）伴随症状：有无发热、盗汗、乏力、贫血、消瘦，是否咳嗽、咳痰等。

（4）病情演变：有无肠梗阻、肠穿孔及肠出血等表现。

（5）诊疗情况：在何处就诊过？做过何种检查？用何药物及疗效如何？

（6）一般情况：精神、睡眠、饮食、大小便如何？体重有何变化？

2. 其他相关病史

（1）有无药物过敏史。

（2）既往有无肺结核病史。

（3）个人史：吸烟史、职业史。

【体查要点】

1. 体温、脉搏、呼吸、血压、体位、神志。

2. 腹痛的特点　多位于右下腹或脐周，一般为隐痛、钝痛，间歇发作，餐后加重，常伴腹鸣，并发肠梗阻时可有绞痛及肠梗阻体征。

3. 胸部　视、触、叩、听。

4. 腹部　视、听、触、叩。

【辅助检查报告单展示】

1. 实验室检查　血常规，血沉，大便常规，大便培养，结核抗体、结核菌素试验及结核感染 T 细胞斑点试验（T-SPOT）。

2. X 线钡剂灌肠。

3. 结肠镜检查。

【知识精要】

1. 肠结核的临床特点

（1）症状：腹痛、腹泻、腹部肿块等。

1）腹痛：多位于右下腹或脐周，一般为隐痛、钝痛，餐后加重，常伴腹鸣，排便或肛门排气后缓解，并发肠梗阻时可有绞痛及肠梗阻体征；

2）大便习性改变：腹泻是溃疡型肠结核的主要表现之一，糊状便，多无黏液及脓血，不伴里急后重。增生型肠结核多以便秘为主。腹泻与便秘交替是胃肠功能紊乱的一种表现；

3）腹部肿块：多位于右下腹，质中、较固定，主要见于增生型肠结核。也可见于溃疡型肠结核病变肠段与周围组织、肠段、肠系膜淋巴结粘连形成腹块，或同时有肠系膜淋巴结结核；

4）全身表现：长期不规则低热、盗汗、乏力、贫血、消瘦等，多见于溃疡型肠结核。增生型一般无明显结核毒血症状；

5）肠外结核表现：多有活动性肺结核表现。

（2）相关病史：既往有无肺结核病史；有无开放性肺结核密切接触史。

（3）体征：①腹部压痛　压痛点多位于右下腹。并发肠梗阻时有腹绞痛，常位于右下腹或脐周，伴有肠鸣音亢进、肠型与蠕动波；②腹部肿块　常位于右下腹，一般比较固定，中等质地，伴有轻度或中度压痛。

2. 辅助检查

（1）实验室检查：溃疡型肠结核可有轻-中度贫血，无并发症时白细胞计数一般正常。血沉多明显增快，可作为估计结核病活动程度的指标之一。溃疡型肠结核的粪便多为糊样，一般无肉眼黏液和脓血，但显微镜下可见少量脓细胞和红细胞。结核菌素试验强阳性或 T-SPOT 阳性有助于本病诊断。

（2）X 线检查：X 线钡餐灌肠对本病诊断具有重要价值。在并发肠梗阻时，钡餐检查要慎重，以免加重肠梗阻，必要时可用稀钡或碘油作检查。常发现回盲部有激惹征象，溃疡、肠腔狭窄，肠管缩短变形，回肠和盲肠正常角度消失。

（3）结肠镜检查：对本病诊断有重要价值。病变主要在回盲部，内镜下见病变肠黏膜充血、水肿，溃疡形成（环形溃疡、溃疡边缘呈鼠咬状），大小及形态各异的炎性息肉，肠腔变窄等，往往回盲瓣口久开。活检如能找到干酪样坏死性肉芽肿或结核杆菌具有确诊意义。

3. 诊断

（1）诊断标准：①中青年患者有肠外结核，主要是肺结核，也有骨结核等；②临床表现有腹泻、便秘、腹痛、右下腹压痛，也可有腹部肿块、原因不明的肠梗阻，伴有发热、盗汗等结核毒血症状；③X 线钡餐检查发现回盲部有激惹、溃疡、肠腔变形、肠腔狭窄、肠段缩短变形等征象；④结肠镜检查可见回盲部炎症、溃疡、炎性息肉或肠腔狭窄；⑤结核菌素试验强阳性或 T-SPOT 试验阳性。若病理活检发现干酪性肉芽肿或找到抗酸杆菌或从病变处取材做动物接种有结核病变具有确诊意义。对高度怀疑肠结核的病例，如抗结核治疗 2～6 周症状明显改善，2～3 个月后肠镜检查病变明显改善或好转，可作出肠结核的临床诊断。

（2）分型：溃疡型、增生型及混合型。

4. 鉴别诊断

（1）克罗恩病。

（2）右侧结肠癌。

（3）肠阿米巴病或血吸虫病性肉芽肿。

（4）肠恶性淋巴瘤。

（5）耶尔森杆菌肠炎及一些少见的感染性肠病、梅毒侵犯肠道、肠放射菌病等。

5. 治疗 目的是消除症状、改善全身情况、促使病灶愈合及防治并发症。

（1）患者教育：注意休息，加强营养，按时服药，坚持全疗程治疗，定期随访评价疗效，监测药物不良反应。

（2）抗结核化学药物治疗。

（3）对症治疗：包括缓解腹痛、维持水电解质酸碱平衡，不完全性肠梗阻时需进行胃肠减压。

（4）手术治疗：适应证：①完全性肠梗阻或部分性肠梗阻经内科治疗无效者；②急性肠穿孔，或慢性肠穿孔粪瘘经内科治疗而未能闭合者；③肠道大量出血经积极内科治疗不能有效止血者。④诊断困难需要开腹探查者。

【复习思考题】

1. 简答题

（1）肠结核的临床特征有哪些？

（2）肠结核的诊断标准是什么？其临床如何分型？

（3）肠结核有哪些并发症？

2. 病史采集训练 女性，35 岁，因反复右下腹痛、腹泻 1 年，再发加重伴发热、消瘦 2 周入院。请围绕主诉采集相关病史。

3. 病例分析 找一临床肠结核典型病例，要求做出以下分析：

（1）诊断及诊断依据。

（2）鉴别诊断。

（3）进一步检查。

（4）治疗原则。

笔记栏

（蒋海兵）

见习三（2）　结核性腹膜炎

【见习要求】

1. 掌握结核性腹膜炎的临床表现、诊断、鉴别诊断及治疗原则。

2. 熟悉结核性腹膜炎的病因、发病机制和病理类型。

【见习时数】　2 学时。

【见习准备】

1. 典型患者 1 人/小组。

2. 典型腹水检查报告单各 1 份/小组。

【见习过程】

1. 讲授病史采集、体格检查要点，学生分组进病房采集病史，并做体格检查。

2. 学生回示教室汇报病历摘要，体格检查阳性体征，提出必要的辅助检查并说明其目的；教师展示典型腹水检查报告。

3. 学生归纳总结病例特点，作出诊断，并说明诊断依据；

4. 结合患者的具体实际，教师以提问的方式小结。

【病史采集要点】

1. 现病史

（1）发病情况：缓慢或急骤起病？

（2）主要症状：全身症状（主要是发热与盗汗）、腹痛等症状特点及持续时间。

（3）伴随症状：有无腹胀、乏力、贫血、消瘦、水肿、腹泻、便秘等。

（4）病情演变：有无肠梗阻等表现。

（5）诊疗情况：在何处就诊过？做过何种检查？用何药物及疗效如何？

（6）一般情况：精神、睡眠、饮食、大小便如何？体重有何变化？

2. 其他相关病史

（1）有无药物过敏史。

（2）既往有无心肺疾病史（如高血压心脏病、冠心病、风心病，肺结核等）及肝硬化等病史。

（3）个人史：吸烟史、职业史。

【体查要点】

1. 体温、脉搏、呼吸、血压、体位、神志。

2. 腹痛的特点　为持续性或阵发性隐痛或钝痛，疼痛多位于脐周、下腹，有时为全腹。

3. 腹部触诊的特点　腹壁揉面感。

4. 胸部　视、触、叩、听。

5. 心脏　心尖搏动的位置，心界大小，心率、节律、心音、杂音。

6. 腹部　肝脏是否肿大，肝颈静脉回流征是否阳性，有无移动性浊音。

7. 双下肢水肿情况。

【辅助检查报告单展示】

1. 血常规、血沉、结核菌素试验或 T-SPOT 实验。

2. 腹水生化、常规、培养检查。

3. 腹部 B 型超声、CT 检查。

4. X 线检查。

【知识精要】

1. 结核性腹膜炎的临床特点

（1）症状：发热、盗汗等全身症状及腹痛等。

1）全身症状：结核毒血症常见，主要是发热与盗汗。以低热与中等热多见，少数可呈弛张热或稽留热。高热伴有明显毒血症者，主要见于渗出型、干酪型，或见于伴有粟粒型肺结核、干酪样肺炎等严重结核病的患者；后期可有消瘦、水肿、贫血、舌炎、口角炎等。

2）腹痛：早期腹痛不明显，以后可出现持续性或阵发性隐痛或钝痛，也可始终没有腹痛。疼痛多位于脐周、下腹，有时为全腹。当并发不完全性肠梗阻时，有阵发性绞痛。

3）腹部触诊：腹壁揉面感，系腹膜遭受轻度刺激或有慢性炎症的一种表现，是结核性腹膜炎的常见体征。

4）腹胀、腹水：常有腹胀，伴有腹部膨隆，可由结核毒血症或腹膜炎伴有肠功能紊乱引起，不一定有腹水。结核性腹膜炎的腹水以少量至中量多见。

5）腹部肿块：多见于粘连型或干酪型，常位于脐周，也可见于其他部位。肿块多由增厚的大网膜、肿大的肠系膜淋巴结、粘连成团的肠曲或干酪样坏死脓性物积聚而成，其大小不一，边缘不整，表面不平，有时呈结节感，活动度小。

6）其他：腹泻常见。有时腹泻与便秘交替出现。可并发肠梗阻、肠瘘及腹腔脓肿等。

（2）相关病史：既往有无肺结核及其他部位结核病史；有无开放性肺结核密切接触史。

（3）体征：①腹部压痛　一般较轻微；少数压痛严重，且有反跳痛，常见于干酪型结核性腹膜炎；②腹部触诊　腹壁柔韧感；③腹部肿块　常位于脐周，也可位于其他部位；④腹水　少量腹水不易察出，中量腹水叩诊呈浊音。

2. 辅助检查

（1）血象、红细胞沉降率、结核菌素试验、T-SPOT实验：可有轻度至中度贫血。有腹腔结核病灶急性扩散或干酪性结核性腹膜炎患者白细胞计数可增高。病变活动时血沉增快。结核菌素试验或 T-SPOT 实验呈强阳性有助本病诊断。

（2）腹水检查：腹水为草黄色渗出液，少数为淡血色，静置可自然凝固，偶见乳糜性，比重一般超过 1. 018，蛋白质定性试验阳性，含量在 30g/L 以上，白细胞计数超过 500×10^6/L，以淋巴细胞或单核细胞为主。腹水腺苷脱氨酶活性增高时，可能是结核性腹膜炎，但需排除恶心肿瘤。

（3）X 线检查：腹部 X 线平片检查可见到散在钙化影。胃肠 X 线钡餐检查可发现肠粘连、肠结核、肠瘘、肠腔外肿块等征象。

（4）腹腔镜检查：对诊断困难者有确诊价值。可窥见腹膜、网膜、内脏表面有散在或集聚的灰白色结节，浆膜失去正常光泽，呈混浊粗糙。活检有确诊价值。此检查在腹膜有广泛粘连者属禁忌。

3. 诊断

（1）诊断依据是：①中青年患者，有结核病史，伴有其他器官结核病证据；②发热原因不明 2 周以上，伴有腹痛、腹胀、腹水（少量腹水需借助 B 超检查）或（和）腹部肿块、腹部压痛或（和）腹壁柔韧感；③腹腔穿刺获得腹水，为渗出液性质，以淋巴细胞为主，一般细菌培养阴性，ADA（尤其是 ADA2）明显增高，腹水细胞学检查未找到癌细胞；④X 线胃肠钡餐检查发现肠粘连等征象及腹部平片有肠梗阻或散在钙化灶；⑤结核菌素试验或 T-SPOT 试验呈强阳性。

（2）分型：渗出型、粘连型及干酪型。

4. 鉴别诊断

（1）以腹水为主要表现者，包括腹腔恶性肿瘤、肝硬化腹水等。

（2）以腹部包块为主要表现者，包括腹部肿瘤、Crohn 病等。

（3）以发热为主要表现者，与引起长期发热的疾病（伤寒、败血症等）进行鉴别。

（4）以急性腹痛为主要表现者，应与常见外科急腹症鉴别。

5. 治疗　关键是及早给予合理、规律、全程抗结核化学药物治疗，以达到早日康复、避免复发和防止并发症的目的。

（1）患者教育：同肠结核。

（2）抗结核化学药物治疗。

（3）如有大量腹水，可适当放腹水以减轻症状。

（4）手术治疗：适应证包括：①并发完全性、急性肠梗阻，或有不完全性、慢性肠梗阻经内科治疗而未见好转者；②急性肠穿孔，或腹腔脓肿经抗生素治疗而未见好转者；③肠瘘经加强营养与抗结核化疗而未能闭合者；④当本病诊断有困难，和腹内肿瘤或某些原因引起的急腹症不能鉴别时，可考虑剖腹探查。

【复习思考题】

1. 简答题

（1）结核性腹膜炎的临床表现有哪些？

（2）结核性腹膜炎的腹水有哪些特点？

（3）结核性腹膜炎应与哪些疾病进行鉴别？

2. 病史采集训练 女性，35 岁，因反复腹痛、腹胀 1 个月，加重伴发热、消瘦 1 周入院。请围绕主诉采集相关病史。

3. 病例分析 找一临床结核性腹膜炎典型病例，要求做出以下分析：

（1）诊断及诊断依据。

（2）鉴别诊断。

（3）进一步检查。

（4）治疗原则。

笔记栏

（蒋海兵）

见习四（1） 溃疡性结肠炎（ulcerative colitis，UC）

【见习要求】

1. 掌握溃疡性结肠炎的临床表现、诊断、鉴别诊断及治疗原则。

2. 熟悉溃疡性结肠炎病因、发病机制。

【见习时数】　2 学时。

【见习准备】

1. 典型患者 1 人/小组。

2. 典型肠镜报告单、放大及染色内镜报告单、X 钡剂灌肠片各 1 份/小组。

【见习过程】

1. 讲授病史采集、体格检查要点，学生分组进病房采集病史，并做体格检查。

2. 学生回示教室汇报病历摘要、体格检查阳性体征，提出必要的辅助检查并说明其目的；教师展示典型肠镜报告单、放大及染色内镜报告单及 X 钡剂灌肠片报告。

3. 学生归纳总结病例特点，作出诊断，并说明诊断依据。

4. 结合患者的具体实际，教师以提问的方式小结。

【病史采集要点】

1. 现病史

（1）发病情况：缓慢或急骤起病？

（2）发病的原因或诱因：是否有饮食失调？是否有劳累、精神刺激或感染？

（3）主要症状：腹泻、腹痛等症状特点及持续时间（病程的长短）。

（4）伴随症状：是否有腹胀？是否有食欲缺乏、恶心、呕吐？是否有发热、营养不良、外周关节炎、结节性红斑等肠外表现？

（5）病情演变：何时出现发热及肠外表现？

（6）诊疗情况：在何处就诊过？做过何种检查？用

何药物及疗效如何？

（7）一般情况：精神、睡眠、饮食、大小便如何？体重有何变化？

2. 其他相关病史

（1）有无药物过敏史。

（2）既往有细菌性痢疾及肠结核等感染性肠道病史，有无腹部放疗史。

（3）个人史：吸烟史、职业史。

【体查要点】

1. 体温、脉搏、呼吸、血压、体位、神志。

2. 腹痛特点　轻、中型患者仅有左下腹轻压痛，有时可触及痉挛的降结肠或乙状结肠。重型和暴发型患者常有明显压痛和鼓肠。

3. 腹部　视、听、触、叩。

4. 肠外表现　外周关节炎、结节性红斑、坏疽性脓皮病、巩膜外层炎、口腔复发性溃疡等。

【辅助检查报告单展示】

1. 血液检查　血红蛋白，白细胞计数，血沉，C-反应蛋白。

2. 粪便检查。

3. 自身抗体检测。

4. 结肠镜检查。

5. X线钡剂灌肠检查。

6. 染色技术加放大内镜检查。

【知识精要】

1. 溃疡性肠炎的临床特点

（1）症状：腹泻、腹痛、肠外表现等。

1）腹泻：主要与炎症导致大肠黏膜对水、钠吸收障碍以及结肠运动功能失常有关，粪便中的黏液脓血则为炎症渗出、黏膜糜烂及溃疡所致。黏液脓血便是本病活动期的重要表现。大便次数及便血的程度反映病情轻重，轻者每日排便 2～4 次，便血轻或无；重者每日 10 次以上，脓血便显见，甚至可有大量便血。粪质亦与病情轻重有关，多数为糊状，重者可呈稀水样；

2）腹痛：一般有轻度至中度腹痛，多位左下腹或下腹的阵痛，亦可涉及全腹，有疼痛—便意—便后缓解的规律，常有里急后重。若并发中毒性巨结肠或炎症波及腹膜时，有持续性剧烈腹痛；

3）肠外表现：可伴有多种肠外表现，包括外周关节炎、结节性红斑、坏疽性脓皮病、巩膜外层炎、前葡萄膜炎、口腔复发性溃疡等；

4）全身表现：一般出现在中、重型患者。中、重型患者活动期常有低度至中度发热，高热多提示有严重感染、合并症或见于急性暴发型。重症或病情持续活动可出现衰弱、消瘦、贫血、低蛋白血症、水与电解质平衡紊乱等表现；

5）其他症状：可有腹胀，严重病例有食欲缺乏、恶心、呕吐。

（2）相关病史：既往有无感染性肠道疾病史。有无腹部放疗史。

（3）体征：轻、中型患者一般仅有左下腹轻压痛，有时可触及痉挛的降结肠或乙状结肠。重型和暴发型患者常有明显压痛和鼓肠。若出现中毒性巨结肠、肠穿孔等并发症，可有腹肌紧张、反跳痛、肠鸣音减弱。

2. 辅助检查

（1）血液检查：血红蛋白在轻型病例多正常或轻度下降，中、重型病例有轻或中度下降，甚至重度下降。白细胞计数在活动期可有增高。血沉加快和 C-反应蛋白增高是活动期的标志。严重或病情持续患者血清白蛋白下降。

（2）粪便检查：肉眼观常有黏液脓血，显微镜见红细胞和脓细胞，急性发作期可见巨噬细胞。粪便病原学检查的目的是要排除感染性结肠炎，是本病诊断的一个重要步骤，需反复多次进行（至少连续3次），检查内容包括：①常规致病菌培养，排除痢疾杆菌和沙门菌等感染，根据情况选择特殊细菌培养以排除空肠弯曲菌、艰难梭状芽孢杆菌、耶尔森杆菌、真菌等感染；②取新鲜粪便，注意保温，找溶组织阿米巴滋养体及包囊；③有血吸虫疫水接触史者作粪便集卵和孵化以排除血吸虫病。

（3）自身抗体：外周血中性粒细胞胞质抗体（p-ANCA）和抗酿酒酵母抗体（ASCA）分别为UC和克罗恩病（Crohn's disease，CD）的相对特异性抗体，同时检测这两种抗体有助于UC和CD的诊断和鉴别诊断。

（4）结肠镜检查加黏膜活检：该检查是本病诊断与鉴别诊断的最重要手段之一。应作全结肠及回肠末端检查，直接观察肠黏膜变化，取活组织检查，并确定病变范围。本病病变呈连续性、弥漫性分布，绝大部分从肛端直肠开始逆行向上扩展，内镜下所见重要改变有：①黏膜血管纹理模糊、紊乱或消失、充血、水肿，质脆、出血，可附有脓性分泌物；②病变明显处可见黏膜弥漫性糜烂或多发性浅溃疡；③慢性病变见炎性息肉及桥状黏膜，结肠变形缩短，结肠袋往往变钝或消失。结肠镜下黏膜活检组织学见固有膜弥漫性淋巴细胞、浆细胞、单核细胞等细胞浸润，活动期表现为表面糜烂、溃疡、隐窝炎、隐窝脓肿；慢性期表现为隐窝结构紊乱、腺体萎缩变形，杯状细胞减少。

放大内镜结合黏膜染色技术可显著提高对隐窝细微

病变的识别率。UC 表现为典型的隐窝病变，以隐窝肿大、破坏及融合为特征。可表现为颗粒状、筛状结构呈珊瑚礁样改变及溃疡形成。残留的正常隐窝增生形成粗绒毛状结构。还可见 UC 的不典型增生及癌变，镜下呈现为颗粒状或结节状突出的黏膜，浅表突起或扁平的黏膜，染色后，放大内镜所见不典型增生区和早癌呈Ⅲs～$Ⅲ_L$型或Ⅳ型改变。

（5）X 线钡剂灌肠检查：①黏膜粗乱及（或）颗粒状改变；②多发性浅溃疡，表现为管壁边缘毛糙呈毛刺状或锯齿状以及小龛影，亦可有炎症性息肉而表现为多个小的圆或卵圆形充盈缺损；③结肠袋消失，肠壁变硬，肠管缩短、变细，可呈铅管状。结肠镜检查比 X 线钡剂灌肠检查准确，有条件宜作结肠镜全结肠检查，检查有困难时辅以钡剂灌肠检查。重型或暴发型病例一般不宜作钡剂灌肠检查，以免加重病情或诱发中毒性巨结肠。

3. 诊断

（1）诊断标准：具有持续或反复发作腹泻和黏液脓血便、腹痛、里急后重，伴有（或不伴有）不同程度全身症状者，在排除急性自限性结肠炎、阿米巴痢疾、慢性血吸虫病、肠结核等感染性肠炎及结肠克罗恩病、缺血性肠炎、放射性肠炎等基础上，具有上述结肠镜检查重要改变中至少 1 项及黏膜活检组织学所见可以诊断本病（没条件进行结肠镜检查，而 X 线钡剂灌肠检查具有上述 X 线征象中至少有 1 项，也可以诊断本病，但不够可靠）。

如果临床表现不典型而有典型结肠镜检查表现及黏膜活检组织学所见（或典型 X 线钡剂灌肠检查表现）者也可诊断本病；

有典型临床表现或典型既往史而目前结肠镜检查或

X 线钡剂灌肠检查无典型改变，应列为“疑诊”随访。应强调，本病并无特异性改变，各种病因均可引起类似的肠道炎症改变，故只有在认真排除各种可能有关的病因后才能作出本病诊断。

一个完整的诊断应包括其临床类型、病情严重程度、病变范围、病情分期及并发症。

（2）临床分型：①临床类型分为初发型、慢性复发型、慢性持续型、急性型；②根据严重程度分为轻、中、重型；③根据病变范围可分为直肠炎、直肠乙状结肠炎、左半结肠炎（结肠脾曲以下），全结肠炎（病变扩展至结肠脾曲以上或全结肠）；④病情分期分为活动期和缓解期。

4. 鉴别诊断

（1）急性细菌性结肠炎。

（2）阿米巴肠炎。

（3）血吸虫病。

（4）克罗恩病。

（5）大肠癌。

（6）肠易激综合征。

（7）其他如感染性肠炎、缺血性肠炎、放射性肠炎等。

5. 治疗　目的是控制急性发作，促进黏膜愈合，维持缓解，减少复发，防治并发症。

（1）一般治疗。

（2）对症治疗。

（3）药物治疗：包括氨基水杨酸制剂、糖皮质激素、免疫抑制剂、生物治疗及局部灌肠治疗。

（4）手术治疗：紧急手术指征为：并发大出血、肠穿孔、及合并中毒性巨结肠经积极内科治疗无效且伴严重毒血症状者。择期手术指征：①并发结肠癌变；②慢性持续型病例内科治疗效果不理想而严重影响生活质量，或虽然用糖皮质激素可控制病情但糖皮质激素不良反应太大不能耐受者。

【复习思考题】

1. 简答题

（1）溃疡性结肠炎的临床特征有哪些？

（2）溃疡性有哪些并发症？

（3）溃疡性结肠炎与克罗恩病的鉴别要点有哪些？

2. 病史采集训练　男性，40 岁，因反复腹痛、腹泻 3 年，再发加重伴黏液脓血便 2 周入院。请围绕主诉采集相关病史。

3. 病例分析　找一溃疡性结肠炎典型病例，要求做出以下分析：

（1）诊断及诊断依据。

（2）鉴别诊断。

（3）进一步检查。

（4）治疗原则。

笔记栏

（王正根　蒋海兵）

见习四（2） 克罗恩病（Crohn's disease，CD）

【见习要求】

1. 掌握克罗恩病的临床表现、诊断、鉴别诊断及治疗原则。

2. 熟悉克罗恩病的病因、发病机制。

【见习时数】 2学时。

【见习准备】

1. 典型患者1人/小组。

2. 典型X钡剂灌肠片或胃肠钡餐检查片、胶囊内镜或小肠镜及肠镜报告单各1份/小组。

【见习过程】

1. 讲授病史采集、体格检查要点，学生分组进病房采集病史，并做体格检查。

2. 学生回示教室汇报病历摘要、体格检查阳性体征，提出必要的辅助检查并说明其目的；教师展示典型X钡剂灌肠片、胃肠钡餐检查片、小肠镜报告、结肠镜报告或胶囊内镜报告。

3. 学生归纳总结病例特点，作出诊断，并说明诊断依据。

4. 结合患者的具体实际，教师以提问的方式小结。

【病史采集要点】

1. 现病史

（1）发病情况：缓慢或急骤起病？

（2）发病的原因或诱因：是否有饮食失调？是否有劳累、精神刺激或感染？

（3）主要症状：腹痛、腹泻等症状特点及持续时间

（病程的长短）。

（4）伴随症状：是否腹胀？是否有食欲缺乏、恶心、呕吐？

（5）病情演变：何时出现发热、营养障碍及肠外表现？

（6）诊疗情况：在何处就诊过？做过何种检查？用何药物及疗效如何？

（7）一般情况：精神、睡眠、饮食、大小便如何？体重有何变化？

2. 其他相关病史

（1）有无药物过敏史。

（2）既往有细菌性痢疾及肠结核等感染性肠道病史。

（3）个人史：吸烟史、职业史。

【体查要点】

1. 体温、脉搏、呼吸、血压、体位、神志。

2. 腹痛特点　多位于右下腹或脐周，间歇性发作，常为痉挛性阵痛伴肠鸣。常于进餐后加重，排便或肛门排气后缓解。腹痛亦可由部分或完全性肠梗阻引起，此时伴有肠梗阻症状。出现持续性腹痛和体查明显压痛，提示炎症波及腹膜或腹腔内脓肿形成。全腹剧痛和腹肌紧张，可能系病变肠段急性穿孔所致。

3. 腹部　视、听、触、叩。

4. 肠外表现　口腔黏膜溃疡、皮肤结节性红斑、关节炎及眼病常见。

【辅助检查报告单展示】

1. 实验室检查　血常规，血沉，CRP、肝功能，粪便隐血试验。

2. X 线检查　X 钡剂灌肠或胃肠钡餐检查。

3. 结肠镜检查。

4. 小肠镜检查。

5. 胶囊内镜检查。

6. 超声内镜检查。

【知识精要】

1. 克罗恩病的临床特点

（1）症状：腹痛、腹泻、腹部包块、瘘管形成、肛门周围病变及肠外表现。

1）腹痛：多位于右下腹或脐周，间歇性发作，常为痉挛性阵痛伴腹鸣。常于进餐后加重，排便或肛门排气后缓解。腹痛亦可由部分或完全性肠梗阻引起，此时伴有肠梗阻症状。出现持续性腹痛和明显压痛，提示炎症波及腹膜或腹腔内脓肿形成。全腹剧痛和腹肌紧张，可能系病变肠段急性穿孔所致。

2）腹泻：腹泻主要由病变肠段炎性渗出、蠕动增强及继发性吸收不良引起。先是间歇发作，病程后期可转为持续性。粪便多为糊状，一般无脓血和黏液。病变涉及下段结肠或肛门直肠者，可由黏液血便及里急后重。

3）腹部包块：由于肠粘连、肠壁增厚、肠系膜淋巴结肿大、内瘘或局部脓肿形成所致。多位于右下腹与脐周。固定的腹块提示有粘连，多已有内瘘形成。

4）瘘管形成：瘘管形成是 Crohn 病的临床特征之一，往往作为与溃疡性结肠炎鉴别的依据。瘘分内瘘和外瘘，前者可通向其他肠段、肠系膜、膀胱、输尿管、阴道、腹膜后等处，后者通向腹壁或肛周皮肤。

5）肛门周围病变：包块肛门周围瘘管、脓肿及肛裂等病变。

6）肠外表现：可伴有多种肠外表现，发生率较高，以口腔黏膜溃疡、皮肤结节性红斑、关节炎及眼病常见。

7）全身表现：可有发热、消瘦、贫血、低蛋白血症和维生素缺乏等。

（2）相关病史：既往有无感染性肠道疾病史。

（3）体征：右下腹或脐周压痛、包块，肛周可见瘘管形成。

2. 辅助检查

（1）实验室检查：贫血常见；活动期周围血白细胞增高，血沉加快；血清白蛋白常有降低；粪便隐血试验常呈阳性；有吸收不良综合征者粪脂排出量增加并可有相应吸收功能改变。

（2）X 线检查：小肠病变作胃肠钡餐检查，结肠病变作钡剂灌肠检查。X 线表现为肠道炎性病变，可见黏膜皱襞粗乱、纵行性溃疡或裂沟、鹅卵石征、假息肉、多发性狭窄或肠壁僵硬、瘘管形成等 X 线征象，病变呈节段性分布。由于病变肠段激惹及痉挛，钡剂很快通过而不停留该处，称为跳跃征；钡剂通过迅速而遗留一细线条状影称为线样征，该征亦可能由肠腔严重狭窄所致。由于肠壁深层水肿，可见填充钡剂的肠袢分离。

（3）结肠镜检查：病变呈节段性（非连续性）分布，见纵形溃疡，溃疡周围黏膜正常或增生呈鹅卵石样，肠腔狭窄，炎性息肉，病变肠段之间黏膜外观正常。病变处多部位活检有时可在黏膜固有层发现非干酪坏死性肉芽肿或大量淋巴细胞聚集。

（4）小肠镜检查或胶囊内镜检查：可见病变呈节段性分布的纵行深裂状的溃疡，底部有白苔，溃疡的周边剪不同程度的肉芽组织增生和充血水肿，以及瘢痕性狭窄。

（5）超声内镜检查：可见全层管壁增厚，黏膜层隆起，黏膜下层回声减低，固有肌层局限性增厚而呈高回声。

（6）组织病理学检查：特征为不连续的全壁炎、裂隙样溃疡、黏膜下层显著增厚，淋巴细胞聚集和结节病样肉芽肿（即非干酪性坏死性肉芽肿）的形成。

3. 诊断

（1）诊断标准：中青年患者有慢性反复发作性右下腹痛或脐周痛、腹泻、腹块、发热、体重下降等表现，X线或（及）结肠镜检查发现肠道炎性病变主要在回肠末段与临近结肠且呈节段性分布者，应考虑本病的诊断。本病诊断，主要根据临床表现、X线检查与结肠镜检查所见进行综合分析，表现典型者可作出临床诊断（如活检黏膜固有层见非干酪坏死性肉芽肿或大量淋巴细胞聚集更支持诊断），但必须排除各种肠道感染性或非感染性炎症疾病及肠道肿瘤。鉴别由困难时需靠手术探察获得病理诊断。

（2）临床分型：①临床类型分为非狭窄非穿透性型（B1）、狭窄型（B2）、穿透型（B3）及伴有肛周病变（P）；②根据严重程度分为轻、中、重型；③根据病变范围可分为回肠末段（L1）、结肠（L2）、回结肠（L3）和上消化道（L4）；④病情分期分为活动期和缓解期。

4. 鉴别诊断

（1）溃疡性结肠炎。

（2）肠结核。

（3）小肠恶性淋巴瘤。

（4）急性阑尾炎。

（5）其他：如血吸虫病、慢性细菌性痢疾、阿米巴肠炎、其他感染性肠炎、出血坏死性肠炎、缺血性肠炎、放射性肠炎、胶原性肠炎、白塞病、大肠癌以及各种原因引起的肠梗阻等。

5. 治疗 目的是控制病情活动，促进黏膜愈合，维持缓解，减少复发，防治并发症。

（1）一般治疗：必须戒烟，余同溃疡性结肠炎。

（2）药物治疗：包括氨基水杨酸制剂、糖皮质激素、免疫抑制剂、抗菌药物及生物治疗如抗 TNF-α 单克隆抗体治疗。

（3）手术治疗：本病具有复发倾向，手术后复发率较高，故手术适应证主要是针对并发症，包括完全性肠梗阻、瘘管与腹腔脓肿形成、急性穿孔、结肠癌变或结肠狭窄不能排除癌变者或不能控制的大量出血。

【复习思考题】

1. 简答题

（1）克罗恩病的临床特征有哪些？

（2）克罗恩病的诊断要点有哪些？

2. 病史采集训练　女性，42 岁，因反复腹痛、腹泻 2 年，再发加重伴体重下降 3 个月入院。请围绕主诉采集相关病史。

3. 病例分析　找一克罗恩病典型病例，要求做出以下分析：

（1）诊断及诊断依据。

（2）鉴别诊断。

（3）进一步检查。

（4）治疗原则。

笔记栏

（李国庆　蒋海兵）

见习五（1） 肝 硬 化

【见习要求】 掌握肝硬化的临床表现、并发症、诊断、鉴别诊断及治疗原则。

【见习时数】 2学时。

【见习准备】

1. 典型患者1人/小组。

2. 典型CT片表现各1份/小组。

【见习方法】 讲授病史要点，学生收集病史、体查，结合病历讨论诊断、鉴别诊断及治疗原则。

【见习过程】

1. 讲授病史采集、体格检查要点，学生分组进病房采集病史，并做体格检查。

2. 学生回示教室汇报病历摘要、阳性体征，提出必要的辅助检查并说明其目的；教师展示典型肝硬化影像学表现。

3. 学生归纳总结病例特点，作出完整的诊断，并说明诊断依据。

4. 示范抽腹水过程及注意事项。

5. 结合患者的具体实际，教师以提问的方式小结。

【体查要点】

1. 体温、脉搏、呼吸、血压、体位、神志。

2. 营养状态。

3. 皮肤、黏膜颜色、肝病面容、蜘蛛痣、肝掌。

4. 浅表淋巴结。

5. 胸部 视、触、叩、听。

6. 心脏 心尖搏动的位置，心界大小，心率、节律、心音、杂音、心包摩擦音。

7. 腹部 视、触、叩、听。注意腹部是否有隆起、包块、压痛、肝、脾脏是否肿大及腹水征是否阳性。

【病史采集要点】

1. 现病史

（1）发病情况：其病常隐匿，病程长；

（2）发病的原因或诱因：有无慢性肝炎病史？有无长期大量饮酒史。

（3）主要症状：常感乏力、食欲缺乏、腹胀等；出血倾向和贫血，内分泌紊乱等；腹水、脾大、脾亢、痔等。

（4）伴随症状：发热、黄疸、意识障碍等。

（5）病情演变：何时出现意识障碍表现？

（6）诊疗情况：在何处就诊过？做过何种检查？用何药物及疗效如何？

（7）一般情况：精神、体力、饮食、大小便如何？体重有何变化？

2. 其他相关病史

（1）有无药物过敏史。

（2）常有病毒性肝炎、酒精、胆汁淤积、循环障碍、药物或化学毒物、免疫疾病、寄生虫感染及遗传和代谢性疾病等。

【知识精要】

1. 病因　病毒性肝炎、酒精、胆汁淤积、循环障碍、药物或化学毒物、免疫疾病、寄生虫感染及遗传和代谢性疾病等。

2. 临床特点

（1）症状与体征

1）肝功能代偿期　无症状或症状较轻，常感乏力、食欲缺乏、腹胀等。

2）肝功能失代偿　①肝功能减退的临床表现，即全身症状、消化道症状、出血倾向和贫血、内分泌紊乱等；

②门脉高压症候群，即腹水、脾大、脾亢及门腔侧支循环的建立和开放（食管胃底静脉曲张，腹壁静脉曲张，痔静脉扩张）等。

（2）实验室检查与特殊检查：肝功能检查，免疫学指标，肝脏影像学检查，组织学检查。

3. 并发症

（1）上消化道出血：①食管胃底静脉曲张出血；②消化性溃疡和急性出血性糜烂性胃炎；③门脉高压性胃病。

（2）胆石症。

（3）感染：①自发性细菌性腹膜炎；②胆道感染；③肺部、肠道及尿路感染。

（4）门静脉血栓形成或海绵样变。

（5）水电解质和酸碱平衡紊乱。

（6）肝肾综合征。

（7）肝肺综合征。

（8）原发性肝癌。

（9）肝性脑病。

4. 诊断 主要依据：①病毒性肝炎，长期饮酒史；②肝功能减退和门静脉高压症的临床表现；③肝质地硬有结节感；④肝功能试验阳性；⑤肝活检见假小叶形成。

5. 鉴别诊断

（1）慢性肝炎。

（2）原发性肝癌。

（3）血吸虫病。

（4）结核性腹膜炎。

（5）心包炎。

（6）慢性肾炎。

（7）酮症酸中毒。

6. 治疗原则 关键在于早期诊断，针对病因和加强一般治疗，使病情缓解及延长其代偿期；失代偿期患者主要是对症治疗、改善肝功能以及并发症的治疗。

（1）一般治疗：①休息；②饮食 高热量、高蛋白、高维生素易消化食物；肝功能显著损害或有肝性脑病先兆时应限制或禁食蛋白质；腹水者饮食为少盐或无盐；禁酒及避免进食粗糙、坚硬的食物；禁用损害肝脏的药物；③支持治疗。

（2）药物治疗：①抗 HBV 治疗；②抗 HCV 治疗。

（3）腹水的治疗。

（4）门静脉高压症的手术治疗。

（5）其他并发症的治疗。

（6）肝移植手术。

（7）患者教育。

【复习思考题】

1. 简答题

（1）肝硬化的并发症有哪些？

（2）肝硬化腹水形成的机制？

（3）肝肾综合征的诊断标准？

2. 病例讨论 男性，36 岁，反复发生腹部胀大及下肢浮肿半年，加重 1 个月，近 1 周尿量减少，每天尿量 300～400ml。体查：血压正常，面部无浮肿，颈静脉不充盈，心率 104 次/分，心音正常，无杂音，腹胀大，肝脾未触清，无压痛。双下肢轻度浮肿。尿常规：蛋白微量，红细胞 0～2／高倍。血清白蛋白 20g/L，球蛋白 38g/L，尿钠 80mol／24h（正常 130～260mmol／24h）。BUN45mg／dl。

问题：

（1）诊断及诊断依据；

（2）鉴别诊断；

（3）进一步检查；

（4）治疗原则。

笔记栏

（廖文秋）

见习五（2） 原发性肝癌

【见习要求】 了解病因及发病机制。掌握原发性肝癌的病理、临床表现、并发症、实验室及其他检查、诊断、鉴别诊断和治疗原则。

【见习时数】 1学时。

【见习准备】

1. 典型患者1人/小组。

2. 典型原发性肝癌CT图片各1份/小组。

【见习过程】

1. 讲授病史采集、体格检查要点，学生分组进病房采集病史，并做体格检查。

2. 学生回示教室汇报病历摘要、阳性体征，提出必要的辅助检查并说明其目的。教师展示典型的原发性肝癌CT图片。

3. 学生归纳总结病例特点，作出完整的诊断，并说

明诊断依据。

4. 结合患者的具体实际，教师以提问的方式小结。

【病史采集要点】

1. 现病史

（1）发病情况：缓慢或急骤起病？

（2）主要症状：早期多无症状，半数以上患者有肝区疼痛。

（3）诊疗情况：在何处就诊过？做过何种检查？用何药物及疗效如何？

（4）一般情况：精神、体力、饮食、大小便如何？体重有何变化？

2. 其他相关病史

（1）有无药物过敏史。

（2）既往有无肝炎、肝硬化病史。

（3）个人史：饮酒史、职业史。

【体查要点】

1. 体温、脉搏、呼吸、血压、体位、神志。

2. 皮肤巩膜是否黄染、是否有蜘蛛痣、肝掌。

3. 浅表淋巴结。

4. 胸部 视、触、叩、听。

5. 心脏 心尖搏动的位置，心界大小，心率、节律、心音、杂音。

6. 腹部 视、触、叩、听。注意肝脏是否肿大、质地、触痛及脾脏是否肿大、腹水征是否阳性，有无肝区血管杂音。

7. 双下肢浮肿情况。

【辅助检查报告单展示】

1. 肿瘤标志物及其检测 甲胎蛋白（AFP）、a-*L*-岩藻糖苷酶（AFU）、γ 酶-谷氨酸酶酰转移酶同工酶Ⅱ

（GGT_2）等。

2. 电子计算机 X 线体层显像（CT） 1.0cm 以下肝癌检出率可达 80%以上。对>2. 0cm 肝癌诊断阳性率可达 90%。

【知识精要】

1. 病因 病毒性肝炎、食物及饮水、毒物与寄生虫、遗传因素。

2. 临床表现

（1）肝区疼痛：常见约 60%～70%，呈持续性胀痛或钝痛，由于肝包膜被牵拉所致，癌结节破裂时可剧痛，并可引起大出血而昏厥和休克。

（2）肝大：呈进行性肿大，质地坚硬，表面高低不平，有大小不等结节或巨块，边钝而不整齐，有压痛及血管杂音。

（3）黄疸：出现在肝癌晚期，多为阻塞性黄疸，少数为肝细胞性黄疸。

（4）肝硬化征象。

（5）全身性表现：呈进行性消瘦、发热、食欲缺乏、乏力和恶病质等。如转移至肺、骨、脑、淋巴结等处，可产生相应的症状。

（6）伴癌综合征：由于癌肿本身代谢异常或癌组织对机体影响而引起内分泌或代谢异常的一组症候群。

3. 并发症

（1）肝性脑病：通常是肝癌终末期的最严重并发症，约 1/3 的患者因此死亡。

（2）上消化道出血：约占肝癌死亡原因的 15%，出血与下列因素有关：①肝硬化或门静脉、肝静脉癌栓引起门静脉高压，导致食管胃底静脉曲张破裂出血；②晚期肝癌患者可因胃肠道黏膜糜烂合并凝血功能障碍而有广泛出血。

（3）肝癌结节破裂出血：约10%肝癌患者发生肝癌结节破裂出血，可自发破裂或外力而破裂，导致急性腹痛和腹膜刺激征，大量出血可休克死亡。

（4）继发感染：因长期消耗或手术、放射治疗中白细胞减少的情况下，抵抗力减弱，而并发各种感染。

4. 实验室检查或其他检查

（1）肿瘤标志物及其检测：甲胎蛋白（AFP）、a-*L*-岩藻糖苷酶（AFU）、γ酶酶-谷氨酸酶酰转移酶同工酶Ⅱ（GGT_2）等。

（2）B 型超声检查（US）：是目前肝癌筛查的首选方法。可查出＞1.0cm 肿瘤。

（3）增强 CT/MRI：1.0cm 以下肝癌检出率可达 80% 以上。对＞2.0cm 肝癌诊断阳性率可达 90%。

（4）选择性肝动脉造影：当增强 CT/MRI 对疑为肝癌的小病灶难以确诊时，其可作为肝癌诊断的重要补充手段，对直径 1～2cm 的小肝癌诊断正确率达 90%。

（5）肝穿刺活体组织检查。

5. 诊断　满足下列三项中的任一项，即可诊断肝癌。

（1）具有两种典型影像学（US、增强 CT/MRI 或选择性肝动脉造影）表现，病灶＞2.0cm。

（2）一项典型的影像学表现，病灶＞2.0cm，AFP＞400ng/ml。

（3）肝脏活检阳性。

6. 鉴别诊断

（1）继发性肝癌。

（2）肝硬化结节。

（3）活动性肝病。

（4）肝脓肿。

（5）邻近肝区的肝外肿瘤。

（6）肝非癌性占位性病变。

7. 治疗

（1）手术治疗：手术切除是目前根治原发性肝癌的最好方法。手术适应证为①诊断明确，估计病变局限于一叶或半肝者；②肝功能代偿良好，凝血酶原时间不低于正常的 50%，无明显的黄疸、腹水及远处淋巴结转移；③心、肺和肾功能良好。

（2）肝动脉化疗栓塞治疗（TACE）：为肝癌非手术疗法中的首选方法。

（3）放射治疗。

（4）局部治疗。

（5）化疗。

（6）免疫治疗。

（7）中医中药治疗。

（8）肝移植。

【复习思考题】

1. 简答题

（1）原发性肝癌的转移途径有哪些？最常见的转移途径是什么？

（2）原发性肝癌的肿瘤标记物有哪些？

（3）原发性肝癌的诊断标准？

（4）什么是肝癌的伴癌综合征？有哪些表现？

2. 病案分析 男性，50 岁，农民，因食欲缺乏，腹胀 1 年。右上腹疼痛，渐消瘦 2 个月入院。有慢性乙肝病史及饮酒嗜好 10 余年。体查：慢性病容，面部可见蜘蛛痣 2 个，心肺无异常。腹膨隆，右上腹隆起，肝于右肋缘下 3 指，质硬，有结节感，压痛明显，无血管杂音，脾左肋缘下 2 指，质中，无压痛。化验：白细胞 4.0×10^{9}/L；

肝功能：总胆红素升高，ALT 及 AST 轻度增高，A/G 倒置；AFP 400μg/L；胃镜检查：食管静脉曲张（中度）；B 超：肝肿大，肝右叶可见大小为 8.0cm×8.0cm 占位性病变，脾肿大，门静脉 1.5cm。

问题：

（1）诊断及诊断依据。

（2）鉴别诊断。

（3）进一步检查。

（4）治疗原则。

笔记栏

（张　琍　廖文秋）

见习五（3）　肝 性 脑 病

【见习要求】　掌握肝性脑病的临床表现、诊断、鉴别诊断和治疗原则。

【见习时数】　1 学时。

【见习准备】

1. 典型患者 1 人/小组。

2. 典型影像学图片各 1 份/小组。

【见习过程】

1. 讲授病史采集、体格检查要点，学生分组进病房采集病史，并做体格检查。

2. 学生回示教室汇报病历摘要、阳性体征，提出必要的辅助检查并说明其目的；教师展示典型 CT 图片及脑电图报告单。

3. 学生归纳总结病例特点，作出完整的诊断，并说明诊断依据。

4. 结合患者的具体实际，教师以提问的方式小结。

【见习方法】

1. 教师讲授病史采集要点，由学生采集病史、体查。

2. 讨论小结诊断、鉴别及治疗原则。

3. 观看影像学上的肝脏的改变。

4. 结合病历、影像学所见，教师小结诊断与治疗。

【体查要点】

1. 体温、脉搏、呼吸、血压、体位、神志。

2. 营养状态。

3. 皮肤、黏膜颜色。

4. 浅表淋巴结。

5. 胸部　视、触、叩、听。

6. 腹部　视、触、叩、听。注意腹部是否有隆起、包块、压痛、肝脏是否肿大及腹水征是否阳性。

7. 神经系统　精神、神志方面改变。

【病史采集要点】

1. 现病史

（1）发病情况：缓慢或急骤起病？有无明显的诱因？

（2）主要症状：急性肝性脑病昏迷前可无前驱症状，慢性者多数有中枢神经系统紊乱的表现。

（3）诊疗情况：在何处就诊过？做过何种检查？用

何药物及疗效如何？

（4）一般情况：精神、体力、饮食、大小便如何？体重有何变化？

2. 相关病史　肝炎、肝硬化、消瘦、营养不良、行为性格改变。

【知识精要】

1. 病因和诱因　常见病因有肝硬化、重症肝炎、原发性肝癌等。常见诱因有上消化道出血、大量排钾利尿、放腹水、高蛋白饮食、催眠镇静药、麻醉药、便秘、尿毒症、外科手术及感染等。

2. 临床特点

（1）症状：肝硬化失代偿期和并发中枢神经系统紊乱。

（2）体征：肝硬化体征和神经系统体征。

（3）实验室检查与特殊检查：血氨、诱发电位、临界视觉闪烁频率、脑电图检查、心理智能测验、影像学检查等。

3. 临床表现　主要表现为高级神经中枢的功能紊乱以及运动和反射异常，其临床过程分为 5 期。

（1）0 期（潜伏期）又称轻微肝性脑病，无行为、性格的异常，无神经系统病理症，脑电图正常，只在心理测试或智力测试时有轻微异常。

（2）1 期（前驱期）轻度性格改变和精神异常，可有扑翼样震颤，脑电图多数正常。

（3）2 期（昏迷前期）嗜睡、行为异常、言语不清、书写障碍及定向力障碍。有腱反射亢进、肌张力增高、踝阵挛及 Babinski 征阳性等神经体征，有扑翼样震颤，脑电图有特征性改变。

（4）3 期（昏睡期）昏睡、但可唤醒，常有神志不清或幻觉。扑翼样震颤仍可引出，肌张力增强，锥体束征常阳性，脑电图异常。

（5）4 期（昏迷期）昏迷、不能唤醒。扑翼样震颤无法引出。浅昏迷时，腱反射与肌张力仍亢进；深昏迷时，各种反射消失，肌张力降低。脑电图明显异常。

4. 诊断 诊断依据为①严重肝病和（或）广泛门-体侧支循环形成的基础及肝性脑病的诱因；②出现精神紊乱、昏睡或昏迷；③肝功能生化指标明显异常及（或）血氨升高；④心理智能测验、诱发电位及临界视觉闪烁频率异常；⑤头部 CT 或 MRI 排除脑血管意外及颅内肿瘤等疾病。

5. 鉴别诊断 应与精神病、糖尿病、低血糖、尿毒症、脑血管意外、脑部感染、镇静剂过量等区别。

6. 治疗原则

（1）祛除诱因。

（2）减少肠内毒物生成和吸收 禁蛋白食物、导泻、灌肠、抑菌等。

（3）促进有毒物质代谢清除，纠正氨基酸代谢紊乱。

（4）营养支持及对症治疗：纠正水、电解质，酸碱平衡失调，保护脑细胞功能，保持呼吸道通畅，防治脑水肿。

（5）人工肝支持系统及肝移植。

【复习思考题】 找一临床肝性脑病的病例，要求做出以下分析：

（1）临床分期。

（2）诊断及诊断依据，鉴别诊断。

（3）进一步检查。

（4）治疗原则。

笔记栏

（廖文秋）

见习六（1）　大　肠　癌

【见习要求】　掌握大肠癌的临床表现、诊断、鉴别诊断及治疗原则。

【见习时数】　2 学时。

【见习准备】

1. 典型患者 1 人/小组。

2. 典型消化道钡餐片、肠镜报告单、染色放大内镜报告单各 1 份/小组。

【见习过程】

1. 讲授病史采集、体格检查要点，学生分组进病房采集病史，并做体格检查。

2. 学生回示教室汇报病历摘要、阳性体征，提出必要的辅助检查并说明其目的；教师展示典型消化道钡餐片及肠镜报告。

3. 学生归纳总结病例特点，作出诊断，并说明诊断依据。

4. 结合患者的具体实际，教师以提问的方式小结。

【病史采集要点】

1. 现病史

（1）发病情况：缓慢或急骤起病？是否有诱因？

（2）主要症状：排便习惯与粪便性状改变、腹痛、腹部肿块等症状特点及持续时间（病程的长短）。

（3）伴随症状：有贫血、消瘦、发热、黄疸、腹水以及恶病质等全身症状。

（4）病情演变：有无肠梗阻及肠出血等表现。

（5）诊疗情况：在何处就诊过？做过何种检查？用何药物及疗效如何？

（6）一般情况：精神、体力、饮食、大小便如何？体重有何变化？

2. 其他相关病史

（1）有无药物过敏史。

（2）既往有无肺结核病史。

（3）个人史。

（4）家族史。

【体查要点】

1. 体温、脉搏、呼吸、血压、体位、神志。

2. 排便习惯与粪便性状改变的特点 常以血便为突出表现，或有痢疾样脓血便、里急后重，有时表现为顽固性便秘，大便形状变细，也可表现为腹泻与糊状大便，或腹泻与便秘交替，粪质无明显黏液脓血。

3. 胸部 视、触、叩、听。

4. 腹部 视、触、叩、听。

5. 直肠指诊 可发现直肠肿块。

【辅助检查报告单展示】

1. 粪便隐血试验 粪便隐血试验阳性，但对本病的诊断无特异性。

2. X 线钡剂灌肠　可发现充盈缺损、肠腔狭窄、黏膜皱襞破坏等征象，显示癌的部位和范围。

3. 结肠镜检查。

4. 染色及放大内镜检查。

5. CT 结肠成像。

6. 肿瘤标志物（CEA、CA19-9、CA125）。

【知识精要】

1. 大肠癌的临床特点

（1）症状：排便习惯与粪便性状的改变、腹痛、腹部肿块等。

1）排便习惯与粪便性状的改变：常以血便为突出表现，或有痢疾样脓血便、里急后重，有时表现为顽固性便秘，大便形状变细，也可表现为腹泻与糊状大便，或腹泻与便秘交替，粪质无明显黏液脓血；

2）腹痛：一般见于右侧大肠癌，表现为右腹钝痛，或同时涉及右上腹、中上腹。因病变可使胃结肠反射加强，则出现餐后腹痛。左侧大肠癌常并发肠梗阻，有腹绞痛，伴有腹胀、肠鸣音亢进及肠形；

3）腹部肿块：多见于右侧，肿块质坚，大小不等，表面呈结节感，一般可以推动，但至后期则固定；

4）直肠肿块：经直肠指检可发现直肠肿块，质地坚硬，表面呈结节状，有肠腔狭窄。常见直肠指检后的指套上有血性黏液；

5）全身表现：进行性贫血、消瘦、恶病质、黄疸、腹水。

（2）相关病史：既往有肠道息肉病史；有无家族性大肠癌病史。

（3）体征：①腹部肿块：多见于右侧，肿块质坚，大小不等，表面呈结节感，一般可以推动，但至后期则固定；②直肠肿块：经直肠指检可发现直肠肿块，质地坚硬，表面呈结节状，有肠腔狭窄。常见直肠指检后的指套上有血性黏液。

2. 辅助检查

（1）粪便隐血试验：阳性。

（2）X 线钡剂灌肠检查：可发现充盈缺损、肠腔狭窄、黏膜皱襞破坏等征象。

（3）结肠镜检查：是确诊大肠癌的最好方法。染色及放大内镜检查可更仔细观察早期病变，指导精准活检。

（4）直肠指检：是早期发现直肠癌的重要检查方法，可扪及肠腔内菜花状硬块，或边缘隆起中心凹陷的溃疡，或肠腔环状狭窄，指套常染有黏液或血。

（5）血清癌胚抗原及肠癌相关抗原测定。

（6）CT 结肠成像：主要了解结直肠癌肠外浸润及转移情况，有助于进行临床病理分期、制订治疗方案，对术后随访有价值，但对早期诊断价值有限且不能活检。

3. 诊断 对有排便习惯与大便性状改变、腹痛、贫血的患者应提高警惕，及时进行相关的检查，对近期出现排便习惯改变或血便，应立即给予直肠指检、结肠镜检查。

4. 鉴别诊断

（1）克罗恩病。

（2）肠结核。

（3）溃疡性结肠炎。

（4）痔。

（5）肠阿米巴病。

（6）直肠结肠息肉。

5. 治疗 早期发现、早期诊断、早期治疗。

（1）外科治疗：广泛性根治手术，包括病变部上、下端一部分正常肠曲及该区域的肠系膜和淋巴结切除，是根治结肠癌及直肠癌最有效的方法。

（2）化学药物治疗：大肠癌对化疗药物不很敏感，是一种辅助疗法。

（3）放疗：多用于直肠癌有局部淋巴结转移，或肿瘤体积较大，与盆腔器官粘连。

（5）内镜下治疗：对早期黏膜层癌有人推荐采用内镜下高频电凝切除、黏膜切除及黏膜剥离术；在不能进行手术治疗的中晚期病例，可通过内镜下放置扩张金属支架预防肠腔狭窄和梗阻，或内镜下激光治疗，冷冻疗法亦有一定效果。

（6）中药治疗。

笔记栏

（蒋海兵　王正根）

见习六（2）　功能性消化不良

【见习要求】　掌握功能性消化不良的诊断、鉴别诊断及治疗原则。

【见习时数】　1 学时。

【见习准备】　典型患者 1 人/小组。

【见习过程】

1. 讲授病史采集、体格检查要点，学生分组进病房采集病史，并做体格检查。

2. 学生回示教室汇报病历摘要，提出必要的辅助检查并说明其目的。

3. 学生归纳总结病例特点，作出诊断，并说明诊断依据。

4. 结合患者的具体实际，教师以提问的方式小结。

【病史采集要点】

1. 现病史

（1）主要症状：上腹痛、上腹胀、早饱、嗳气、食欲缺乏、恶心、呕吐等上腹不适等症状及持续时间（病程的长短）。

（2）伴随症状：失眠、焦虑、抑郁、头痛、注意力不集中等精神症状，这些症状是否与“恐癌”心理有关。

（3）诊疗情况：在何处就诊过？做过何种检查？用何药物及疗效如何？

（4）一般情况：精神、体力、饮食、大小便如何？体重有何变化？

2. 其他相关病史

（1）有无药物过敏史。

（2）既往是否有器质性疾病如高血压病、冠心病、糖尿病等病史。

（3）个人史：职业史、毒物接触史及精神刺激史。

【体查要点】

1. 体温、脉搏、呼吸、血压、体位、神志。

2. 胸部 视、触、叩、听。

3. 腹部 视、触、叩、听。

4. 四肢关节及神经系统检查。

【辅助检查报告单展示】

1. 实验室检查　血、尿、粪常规检查、血沉及肝肾功能、肿瘤标记物、血糖等检查未见明显异常。

2. 胃镜及腹部 B 超（肝、胆、胰）等检查　未见明显异常。

【知识精要】

1. 功能性消化不良的临床特点

（1）症状：无特征性临床表现。

（2）相关病史：无主要脏器器质性疾病史。

（3）体征：无明显体征。

2. 辅助检查　未见明显异常。

3. 诊断

（1）诊断标准

1）有上腹痛、上腹胀、早饱、嗳气、恶心、呕吐等上腹不适症状，按罗马Ⅲ标准规定病程超过 6 个月，近期 3 个月症状持续；上述症状排便后不能缓解且排除可解释症状的器质性疾病；

2）内镜检查未发现胃及十二指肠溃疡、糜烂、肿瘤等器质性病变，未发现食管炎，也无上述疾病病史；

3）实验室、B 超、X 线检查排除肝胆胰疾病；

4）无糖尿病、肾脏病、结缔组织病及精神病；

5）无腹部手术史。对科研病例选择还需将同时伴有肠易激综合征者除外，以免影响研究的可比性；经定期随访未发现新的器质性病变，随访时间 1 年以上。

（2）诊断程序：FD 为一排除性诊断，在临床实际工作中，既要求不漏诊器质性疾病，又不应该无选择性的对每例患者进行全面的实验室及特殊检查。

应在全面病史采集和体格检查的基础上，先判断患者有无下列提示器质性疾病的“报警症状和体征”：①45

岁以上，近期出现消化不良症状；②有消瘦、贫血、呕血、黑粪、吞咽困难、腹部肿块、黄疸等；③消化不良症状进行性加重。

对有“报警症状和体征”者，可选择基本的检查如血、尿常规、粪隐血试验、血沉、肝功能试验、胃镜、腹部B超（肝、胆、胰），或先予经验性治疗2～4周观察疗效，对诊断可疑或治疗无效者有针对性地选择进一步检查。

（3）分型：溃疡型（上腹痛为主）、动力障碍型和非特异型。

4. 鉴别诊断　需与各种器质性疾病进行鉴别。

5. 治疗　主要是对症治疗，遵循综合治疗和个体治疗的原则。

（1）一般治疗。

（2）药物治疗：无特殊药，主要是经验性治疗。主要包括抑制胃酸分泌药、促胃动力药、根除幽门螺杆菌及使用抗抑郁药等。

【复习思考题】

简答题

（1）试简述功能性消化不良的诊断标准？

（2）试简述功能性消化不良的诊断程序？

笔记栏

（蒋海兵）

见习六（3）　肠易激综合征

【见习要求】 掌握肠易激综合征（IBS）的诊断、鉴别诊断及治疗原则。

【见习时数】 1学时。

【见习准备】 典型患者1人/小组。

【见习过程】

1. 讲授病史采集、体格检查要点，学生分组进病房采集病史，并做体格检查。

2. 学生回示教室汇报病历摘要，提出必要的辅助检查并说明其目的。

3. 学生归纳总结病例特点，作出诊断，并说明诊断依据。

4. 结合患者的具体实际，教师以提问的方式小结。

【病史采集要点】

1. 现病史

（1）主要症状：腹痛与排便习惯和粪便性状的改变等症状及持续时间（病程的长短）。

（2）伴随症状：失眠、焦虑、抑郁、头昏、头痛等精神症状。

（3）诊疗情况：在何处就诊过？做过何种检查？用何药物及疗效如何？

（4）一般情况：精神、体力、饮食、大小便如何？体重有何变化？

2. 其他相关病史

（1）有无药物过敏史。

（2）既往是否有器质性疾病如高血压病、冠心病、糖尿病等病史。

（3）个人史：职业史、毒物接触史及精神刺激史。

【体查要点】

1. 体温、脉搏、呼吸、血压、体位、神志。

2. 胸部 视、触、叩、听。

3. 腹部 视、触、叩、听。

4. 四肢关节及神经系统检查。

【辅助检查报告单展示】

1. 实验室检查 血、尿、粪常规检查、血沉及生化全套检查未见明显异常。

2. 肠镜及腹部 B 超（肝、胆、胰）等检查 未见明显异常。

【知识精要】

1. IBS 的临床特点

（1）症状：

1）腹痛：几乎所有 IBS 患者都有不同程度的腹痛。部位不定，以下腹和左下腹多见。多于排便或排气后缓解。极少睡眠中痛醒者；

2）腹泻：一般每日 3～5 次左右，少数严重发作期可达十数次。大便多呈稀糊状，也可为成形软便或稀水样。多带有黏液，部分患者粪质少而黏液很多，但绝无脓血。排便不干扰睡眠。部分患者腹泻与便秘交替发生；

3）便秘：排便困难，粪便干结、量少，呈羊粪状或细杆状，表面可附黏液。

（2）相关病史：无主要脏器器质性疾病史。

（3）体征：无明显体征。

2. 辅助检查 未见明显异常。

3. 诊断

（1）诊断标准（罗马Ⅲ诊断标准）

1）病程超过 6 个月，近 3 个月来持续存在腹部不适或腹痛；并伴有下列特点中至少 2 项：①症状在排便后缓解；②症状发生伴随排便习惯改变；③症状发生伴随粪便性状改变。

2）以下症状不是诊断所必备，但属常见症状，这些症状越多越支持 IBS 诊断：①排便频率异常（每天排便>3 次或每周<3 次）；②粪便性状异常（块状硬便或稀水样便）；③粪便排出过程异常（费力、急迫感、排便不尽感）；④黏液便；⑤胃肠胀气或腹部膨胀感。

3）缺乏可解释症状的形态学改变和生化异常。

（2）临床分型：腹泻型、便秘型和腹泻便秘交替型。

4. 鉴别诊断　需与各种器质性疾病进行鉴别。

5. 治疗　主要是积极寻找并去除促发因素和对症治疗，强调综合治疗和个体化治疗原则。

（1）一般治疗。

（2）药物治疗：主要包括胃肠解痉药、止泻药、泻药、肠道动力感觉调节药、抗抑郁药及使用微生态制剂纠正肠道菌群失调等。

【复习思考题】

简答题

（1）试简述 IBS 的诊断标准？

（2）IBS 的治疗原则及措施有哪些？

笔记栏

（李国庆　蒋海兵）

见习七（1） 急性胰腺炎

【见习要求】 掌握急性胰腺炎的病因、临床表现、诊断、鉴别诊断和治疗原则。

【见习时数】 1学时。

【见习准备】

1. 典型患者1人/小组。

2. 典型实验室检查报告及胰腺炎 CT 报告各 1 份/小组。

【见习过程】

1. 讲授病史采集、体格检查要点，学生分组进病房采集病史，并做体格检查。

2. 学生回示教室汇报病历摘要、阳性体征，提出必要的辅助检查并说明其目的。教师展示典型实验室检查报告。

3. 学生归纳总结病例特点，作出完整的诊断，并说明诊断依据。

4. 结合患者的具体实际，教师以提问的方式小结。

【见习方法】

1. 教师讲授病史采集要点，由学生采集病史、体查。

2. 讨论小结诊断、鉴别及治疗原则。

3. 观看影像学上的胰腺的改变。

4. 结合病历、影像学所见，教师小结诊断与治疗。

【体查要点】

1. 体温、脉搏、呼吸、血压、体位、神志。

2. 营养状态。

3. 皮肤、黏膜颜色。

4. 浅表淋巴结。

5. 胸部 视、触、叩、听。

6. 心脏　心尖搏动的位置，心界大小，心率、节律、心音、杂音、心包摩擦音。

7. 腹部　视、触、叩、听。注意腹部是否有反跳痛、腹块、肝脏是否肿大、腹水征是否阳性及肠鸣音是否减弱。

【病史采集要点】

1. 现病史

（1）发病情况：缓慢或急骤起病？

（2）发病的原因或诱因：是否有脂餐、暴饮暴食及大量饮酒？

（3）主要症状：腹痛、恶心、呕吐、发热等症状特点及持续时间（病程的长短）。

（4）伴随症状：是否有水、电解质、酸碱平衡及代谢紊乱的表现？

（5）病情演变：是否有黄疸、低血钙引起的手足抽搐及心肝肾等脏器损害的表现？

（6）诊疗情况：在何处就诊过？做过何种检查？用何药物及疗效如何？

2. 相关病史

（1）有无药物过敏史。

（2）突发性全腹痛，恶心、呕吐，发热等。

【知识精要】

1. 病因　胆道疾病、酒精中毒和暴饮暴食、胰管阻塞、十二乳头降段疾病、手术创伤、高甘油三酯血症等。

2. 临床特点

（1）症状与体征：①腹痛、腹胀、发热、低血压或休克，少尿、无尿，意识障碍、猝死，水、电解质、酸碱平衡及代谢紊乱；②腹肌紧张，压痛，反跳痛，肠鸣音减弱或消失，腹水征，Grey-turner 征，Gullen 征等。

（2）实验室检查与特殊检查：血白细胞计数，血、尿淀粉酶与脂肪酶测定，生化检查，腹部 B 超、CT 检查。

3. 并发症

（1）局部并发症：①急性液体积聚和急性坏死物积聚；②胰腺假性囊肿和胰腺脓肿；③左侧门静脉高压。

（2）全身并发症：①器官功能衰竭；②SIRS；③全身感染；④腹腔内高压（IAH）或腹腔间隔室综合征（ACS）；⑤胰性脑病。

4. 诊断　诊断急性胰腺炎一般应具备下列 3 条中任意 2 条：①与急性胰腺炎符合的腹痛；②血淀粉酶或脂肪酶活性至少＞正常值上限 3 倍；③增强 CT/MRI 或腹部超声呈急性胰腺炎影像学改变。

5. 临床分型

（1）轻度急性胰腺炎（MAP）：具备急性胰腺炎的临床表现和生物化学改变，不伴有器官功能衰竭及局部或全身并发症，病情常呈自限性，预后良好，临床多见。

（2）中度重症急性胰腺炎（MSAP）：具备急性胰腺炎的临床表现和生物化学改变，伴有一过性的器官功能衰竭（48 小时内可自行恢复），或伴有局部或全身并发症而不存在持续性的器官功能衰竭（48 小时内不能自行恢复）。

（3）重症急性胰腺炎（SAP）：具备急性胰腺炎的临床表现和生物化学改变，须伴有持续的器官功能衰竭（48 小时以上，不能自行恢复的呼吸系统、心血管或肾脏功能衰竭，可累及一个或多个脏器），SAP 病死率较高，如后期合并感染则病死率极高。

6. 鉴别诊断

（1）胆石症。

（2）消化性溃疡。

（3）心肌梗死。

（4）急性肠梗阻。

7. 治疗原则

（1）监护。

（2）器官支持：①液体复苏；②呼吸功能支持；③肠功能维护；④连续性血液净化。

（3）减少胰液分泌：①禁食；②抑制胃酸；③生长抑素及其类似物。

（4）解痉止痛：阿托品与哌替啶合用。

（5）急诊内镜或外科手术治疗去除病因。

（6）预防和抗感染。

（7）营养支持。

（8）胰腺局部并发症的处理。

（9）患者教育。

【复习思考题】

1. 简答题

（1）重症胰腺炎的临床表现有哪些？

（2）试述急性胰腺炎的治疗原则？

笔记栏

（张　琍　廖文秋）

见习七（2） 慢性胰腺炎

【见习要求】 掌握慢性胰腺炎的病因、发病机制、临床表现、诊断、鉴别诊断和治疗原则。

【见习时数】 1学时。

【见习准备】

1. 典型患者1人/小组。

2. 典型实验室检查报告及胰腺CT片各1份/小组。

【见习过程】

1. 讲授病史采集、体格检查要点，学生分组进病房采集病史，并做体格检查。

2. 学生回示教室汇报病历摘要、阳性体征，提出必要的辅助检查并说明其目的；教师展示典型胰腺CT片。

3. 学生归纳总结病例特点，作出完整的诊断，并说明诊断依据。

4. 结合患者的具体实际，教师以提问的方式小结。

【见习方法】

1. 教师讲授病史采集要点，由学生采集病史、体查。

2. 讨论小结诊断、鉴别及治疗原则。

3. 观看影像学上的胰腺改变。

4. 结合病历、影像学所见，教师小结诊断与治疗。

【体查要点】

1. 体温、脉搏、呼吸、血压、体位、神志。

2. 营养状态。

3. 皮肤、黏膜颜色。

4. 浅表淋巴结。

5. 胸部 视、触、叩、听。

6. 心脏 心尖搏动的位置，心界大小，心率、节律、心音、杂音、心包摩擦音。

7. 腹部　视、触、叩、听。注意腹部是否有压痛、包块。

【病史采集要点】

1. 现病史

（1）发病情况：缓慢发病，无症状期与症状轻重不等的发作期交替出现。

（2）主要症状：腹痛。

（3）伴随症状：是否有腹胀、食欲减退、恶心、嗳气、厌食油腻、乏力、消瘦、腹泻等。

（4）病情演变：是否有黄疸、腹水和胸水、消化性溃疡和上消化道出血等表现？

（5）诊疗情况：在何处就诊过？做过何种检查？用何药物及疗效如何？

2. 相关病史

（1）有无药物过敏史。

（2）有无胆道疾病、慢性酒精中毒等。

（3）突发性全腹痛，恶心、呕吐，发热等。

【知识精要】

1. 病因　饮酒、胆道疾病、自身免疫性胰腺炎、高脂血症、急性复发性胰腺炎、遗传因素等。

2. 临床特点

（1）症状与体征：①典型病例可出现腹痛、胰腺钙化、胰腺假性囊肿等表现；②胰腺外分泌功能不全的表现，可出现食欲减退、消瘦、营养不良、水肿、脂肪泻。③胰腺内分泌功能不全的表现，半数患者可发生糖尿病。

（2）实验室检查与特殊检查：胰腺外分泌功能试验，吸收功能试验，血、尿淀粉酶测定，胰腺内分泌功能测定，腹部B超、CT/MRI、胰胆管影像学检查。

3. 并发症

（1）假性囊肿。

（2）胰腺纤维化。

（3）糖尿病。

4. 诊断 对有反复发作的急性胰腺炎、胆道疾病及糖尿病患者，出现发作性或持续性上腹痛、慢性腹泻、消瘦者应疑诊慢性胰腺炎，如具有下列之一者即可建立诊断：①典型的临床表现（腹痛、胰腺外分泌功能不全症状）；②病理学检查；③影像学上有慢性胰腺炎的胰胆改变征象；④实验室检查有胰腺外分泌功能的依据。①为诊断所必须，②阳性可确诊，①+③可基本确诊，①+④为疑似患者。

5. 鉴别诊断

（1）胰腺癌。

（2）以引起腹痛和脂肪泻的其他疾病鉴别。

6. 治疗原则

（1）病因治疗：包括去除病因，如戒酒，积极治疗胆道疾病。

（2）对症治疗：主要为①腹痛：药物治疗、内镜治疗和手术治疗；②胰酶替代治疗并辅助饮食疗法；③合并糖尿病者可给予胰岛素治疗；④自身免疫性胰腺炎可采取糖皮质激素。

（3）内镜治疗：ERCP 下行胰管括约肌切开、胰管取石术及胰管支架置入术已成为一线治疗方法。

（4）外科手术治疗。

（5）患者教育。

【复习思考题】

1. 简答题

（1）慢性胰腺炎典型病例临床表现有哪些？

（2）慢性胰腺炎的诊断标准？

（3）试述慢性胰腺炎的治疗原则？

笔记栏

（张　珂　廖文秋）

见习七（3）　上消化道大出血

【见习要求】　掌握上消化道大出血定义，常见病因，临床表现和治疗。

【见习时数】　2学时。

【见习准备】

1. 典型患者1人/小组。

2. 典型内镜图片各1份/小组。

【见习过程】

1. 讲授病史采集、体格检查要点，学生分组进病房采集病史，并做体格检查。

2. 学生回示教室汇报病历摘要、阳性体征，提出必要的辅助检查并说明其目的，提出治疗方案；教师展示典型胃镜图片。

3. 学生归纳总结病例特点，作出完整的诊断，并说明诊断依据。

4. 结合患者的具体实际，教师以提问的方式小结。

【病史采集要点】

1. 现病史

（1）发病情况：缓慢或急骤起病？

（2）发病的原因或诱因：是否饮酒、服药、应激？

（3）主要症状：呕血与黑粪。

（4）伴随症状：是否头晕、心悸、口干？是否腹痛、腹胀、发热？

（5）诊疗情况：在何处就诊过？做过何种检查？用何药物及疗效如何？

（6）一般情况：精神、体力、饮食、小便如何？体重有何变化？

2. 其他相关病史

（1）有无药物过敏史。

（2）既往有无消化性溃疡、肝炎、肝硬化病史。

（3）个人史　吸烟史、饮酒史、职业史。

【体查要点】

（1）体温、脉搏、呼吸、血压、体位、神志。

（2）皮肤巩膜是否黄染、是否有蜘蛛痣、肝掌。

（3）贫血程度　睑结膜、甲床的颜色。

（4）浅表淋巴结。

（5）胸部　视、触、叩、听。

（6）心脏　心尖搏动的位置，心界大小，心率、节律、心音、杂音。

（7）腹部　视、触、叩、听。注意腹部是否有隆起、腹部静脉曲张、包块、压痛、肝脏脾脏是否肿大及腹水征是否阳性。

（8）双下肢浮肿情况。

【知识精要】

1. 病因　最常见的是消化性溃疡、食管胃底静脉曲张破裂、急性糜烂出血性胃炎和胃癌。

2. 临床特点 取决于出血量、出血速度、出血部位及性质，与患者的年龄及循环功能的代偿能力有关。

（1）呕血和黑粪。

（2）血便和暗红色大便。

（3）失血性周围循环衰竭。

（4）贫血和血象变化。

（5）发热。

（6）氮质血症。

3. 诊断

（1）确定上消化道出血：排除消化道以外（呼吸道、口、鼻、咽喉部）的出血和进食引起的黑便；判断上消化道还是下消化道出血。

（2）出血程度的评估和周围循环状态 HEI 的判断。

（3）判断出血是否停止。

（4）判断出血的部位及病因：胃镜检查是目前诊断上消化道出血病因的首选检查方法。

4. 上消化道出血的治疗

（1）一般急救措施。

（2）积极补充血容量：立即查血型和配血，快速建立有效静脉通道，尽快补充血容量。

（3）止血措施：①食管、胃底静脉曲张破裂大出血的止血措施：药物止血（血管加压素、生长抑素、奥曲肽）、气囊压迫止血、经颈静脉肝内门-体分流术（TIPS）、内镜治疗、外科手术；②非曲张静脉上消化道出血：抑制胃酸分泌的药物（H_2受体拮抗剂或质子泵抑制剂）、内镜治疗（喷洒和（或）注射药物）、手术治疗、介入治疗。

【复习思考题】

1. 简答题

（1）上消化道出血的定义？

（2）上消化道出血的临床表现？

（3）出血是否停止的判断指标？

（4）呕血与咯血的鉴别？

2. 病史采集训练 男性，65 岁，因呕血、黑便 1 天入院。请围绕主诉采集相关病史。

3. 病例分析 找一临床上消化道出血病例，要求做出以下分析：

（1）诊断及诊断依据。

（2）鉴别诊断。

（3）进一步检查。

（4）治疗原则。

笔记栏

（朱理辉 廖文秋）

见习八 腹腔穿刺术

【见习要求】

1. 掌握腹腔穿刺术的适应证及禁忌证；

2. 掌握腹腔穿刺术的操作流程；

3. 熟悉腹腔穿刺术并发症及处理。

【见习时数】 2学时。

【见习准备】

1. 腹腔穿刺模型1个/小组；

2. 腹腔穿刺包及相关物品。

【见习过程】

1. 讲授腹腔穿刺的适应证及禁忌证、操作流程、并发症及处理；

2. 教师给学生示范腹腔穿刺术操作过程；

3. 学生完成腹腔穿刺术操作；

4. 结合学生操作，教师和学生共同分析及小结。

【知识精要】

1. 适应证

（1）腹腔积液需要明确诊断；

（2）大量腹腔积液导致呼吸困难、胸闷、腹部胀痛或少尿时，需穿刺放液减轻症状；

（3）腹腔内给药；

（4）顽固性腹水时，腹水浓缩回输治疗。

2. 禁忌证

（1）肝性脑病前驱期（相对禁忌证）及昏迷前期、昏睡期、昏迷期；

（2）精神异常或不能配合；

（3）结核性腹膜炎腹腔广泛粘连；

（4）包虫病；

（5）巨大卵巢囊肿；

（6）腹腔内穿刺部位包块；

（7）妊娠中后期；

（8）凝血功能障碍或重症血小板减少；

（9）严重电解质平衡紊乱。

（10）麻痹性肠梗阻，腹部胀气明显时。

3. 操作流程

（1）准备：穿工作服，戴口罩，帽子，洗手；核对床号、姓名，嘱患者排尿并询问麻药过敏史；知情同意并签字，测腹围，血压、脉搏，和检查腹部体征（有无肝脾、膀胱肿大及移动性浊音）；备腹腔穿刺包、络合碘、无菌棉签、手套、胶布、2%利多卡因，5ml、20ml或 50ml 注射器等物品并检查物品是否在有效期内，包装是否完好；

（2）体位：患者可采取坐位（坐在靠背椅上）、平卧位、半卧位或稍左侧卧位，尽量使其舒适；

（3）穿刺点选择：腹部叩诊；常规取左下腹，脐与髂前上棘连线中、外 1/3 交点；巨脾时可取脐与耻骨联合连线中点上方 1.0cm、偏左或偏右 1.5cm 处；（侧卧位）在脐水平线与腋前线或腋中线之延长线相交处；准确判断穿刺点及标记；

（4）消毒：以穿刺点为圆心，由内向外；消毒范围的直径 15cm 以上；消毒三次，不留空隙，每次范围小于前一次，最后范围大于孔巾直径；

（5）取腹穿包，检查包的有效期，打开腹穿包的外层 3/4，戴无菌手套，打开胸穿包的外层 1/4 及内层，清点物品，铺孔巾；

（6）检查穿刺针及胶管通畅性，核对麻醉药，正确开启，于穿刺点行皮丘注射，沿穿刺点垂直进针，边进针边回抽及推药，若抽到腹水则停止注药；

（7）取穿刺针，止血钳夹闭穿刺针橡胶管，固定穿刺部位的皮肤，沿穿刺点采取迷路法进针，有突破感后停止进针。助手用止血钳协助固定穿刺针，连接注射器后松止血钳。操作过程应该注意观察患者生命体征，如有头晕、面色苍白、出汗、心悸、昏厥等腹膜反应，立即停止抽液，并询问患者的感受；放腹水的速度不应过快，每次抽液量不超过 3000ml，若大量放腹水则抽取同时缩紧腹带，若为血性液体则只抽取少量留取标本不得大量放液。配合抽液（及时夹闭胶管），留取腹水标本送检；

（8）抽液毕夹闭胶管，拔出穿刺针，纱布按压 1～2 分钟，覆盖无菌纱布，消毒穿刺点，敷料覆盖，胶布固定，操作完成后为患者复原衣物。术后嘱患者卧位或半卧位休息 1～2 小时，保持穿刺点朝上，测血压及腹围，检查腹部体征。术后观察生命体征、有无出血及继发感染等。

4. 并发症及处理

（1）腹膜反应：

1）停止操作，平卧，皮下注射 0.1%肾上腺素 0.3～0.5ml；

2）开放静脉通道，予以心电监护，吸氧（采用常规湿化，氧流量调节为 2～4L/min）；

3）与患者家属交代病情，处理完后常规复查患者血压、脉搏。

（2）肝性脑病和电解质紊乱：

1）停止操作，予以吸氧、心电监护，监测患者神志、血压、脉搏和尿量的变化；

2）控制放液的量和速度，首次放液量不超过 3000ml，1～2 小时内放完；

3）按照肝性脑病处理，并维持电解质和酸碱平衡。

（3）损伤穿刺部位血管和腹腔脏器：

1）术前要审查患者的血常规和凝血功能、叮嘱患者排空膀胱，仔细进行腹部体格检查，以防损伤膀胱；

2）操作规范、根据病情选好穿刺点，动作轻柔，避开腹部血管和肿大的脾脏。进针速度不宜过快，以免刺破漂浮在腹水中的乙状结肠、空畅和回肠；

3）一旦出现穿刺液为血液时，应尽快停止操作。建立静脉通道，补液，必要时是输血，甚至外科手术治疗；

4）术中和术后严密观察患者血压、脉搏和腹部体征的变化。

（4）麻醉意外：

1）术前应详细询问患者的药物过敏史，特别是麻醉药品。并备好肾上腺素等抢救药品；

2）若使用普鲁卡因麻醉，术前应完善皮试检查；

3）一旦出现，立即停止操作，半卧，予以吸氧，心电监护、建立静脉通道。

（5）感染：

1）严格按照腹腔穿刺的要求进行穿刺；

2）穿刺部位处皮肤有破损、瘢痕等应尽量避开；

3）感染后根据细菌培养结果酌情使用抗生素。

（6）穿刺部位腹水渗漏：

1）腹腔穿刺进针时采用迷路进针法；

2）穿刺术后嘱患者卧位或半卧位休息 1～2 小时，保持穿刺点朝上；

3）如穿刺孔继续有腹水渗漏时，可用蝶形胶布或火棉胶粘贴。

【复习思考题】

1. 简答题

（1）腹腔穿刺术常用穿刺点有哪些？

（2）腹腔穿刺术的适应证和禁忌证？

（3）腹腔穿刺常见并发症如何处理？

笔记栏

（何　涛）

见习九　三腔二囊管止血法

【见习要求】

1. 掌握三腔二囊管止血的适应证和禁忌证和操作流程。

2. 熟悉三腔二囊管止血并发症及处理。

【见习时数】　2 学时。

【见习准备】

1. 三腔二囊管模型 1 个/小组。

2. 三腔二囊管包及相关物品 1 套/小组。

【见习过程】

1. 讲授三腔二囊管止血的适应证及禁忌证、操作流程、并发症及处理。

2. 教师给学生示范三腔二囊管止血法操作过程。

3. 学生完成三腔二囊管止血的模拟操作。

4. 结合学生操作，教师和学生共同分析及小结。

【知识精要】

1. 适应证

（1）食管胃底静脉曲张破裂大出血经输血、补液、降门脉压等药物治疗仍难以控制的出血；

（2）经内镜下食管曲张静脉套扎术、硬化剂注射术或胃底曲张静脉组织胶注射术后再出血者；

（3）无进行紧急手术和内镜下治疗条件的基层医院，对食管胃底静脉曲张破裂出血患者进行紧急止血治疗。

2. 禁忌证

（1）严重的心力衰竭、心律失常、高血压者；

（2）咽喉部、食管肿瘤导致梗阻。

（3）近期内食管腐蚀性损伤。

（4）近期因食道下段、胃底静脉曲张接受硬化剂治疗。

（5）呼吸衰竭。

（6）不能肯定为食管胃底曲张静脉破裂出血。

（7）精神异常或极度不合作的患者。

（8）胸腹主动脉瘤。

3. 操作流程

（1）准备：穿工作服，戴口罩，帽子，洗手；核对病人信息，询问有无鼻咽部病史，并询问麻醉药物过敏史；知情同意并签字，测血压、脉搏正常；用湿棉签清洁、检查双侧鼻腔，提前向患者说明操作中需配合吞咽；用物准备（均在有效期内）：一次性三腔二囊管、弯盘、钳子或镊子、0.5 kg 的重物一个、50 ml 注射器、手套、纱布、治疗巾、石蜡油棉球、手电筒、棉签、胶布、夹子、听诊器，压舌板。

（2）协助患者取半坐卧位、仰卧位或左侧卧位，铺治疗巾于患者颌下；打开三腔二囊管插管包，将操作所需用品放入包内；戴手套；弯盘置于患者口角旁；

（3）检查三腔二囊管有无破损及是否通畅；比量长度：患者前额发际至剑突的长度，做好标记；检查三腔二囊管是否漏气，用液体石蜡润滑三腔二囊管前 50～60cm，润滑鼻腔；

（4）术者左手持纱布托住三腔二囊管，右手将三腔二囊管前端，自患者鼻孔轻轻缓缓插入；三腔二囊管插入约 12～15cm 时，检查是否盘曲在口中；嘱患者吞咽，送至标记长度，查看标记；

（5）抽取胃液；听气过水声或清水检验是否有气泡；

（6）向胃囊内注入气体约 200ml，并用止血钳夹闭胃气囊管口，将三腔二囊管向口腔方向牵引，有中等阻力感；用胶布固定三腔二囊管于双鼻翼，并用 0.5kg 的重物拉于床前的牵引架上；

（7）向食管气囊内注入 120ml 空气，并用止血钳夹闭食管气囊管口；

（8）操作过程应该注意观察患者生命体征并询问患者感受，如有呛咳、紫绀等，应立即停止操作；

（9）操作完毕后清理患者口腔和鼻腔，为患者复原衣物；

（10）术后观察患者生命体征、保持三腔二囊管通畅及适度牵引；每隔 15～30 分钟抽一次胃液，每次抽尽；每隔 12～24 小时胃囊和食管囊交替放气 15～30 分钟。

4. 并发症及处理

（1）鼻出血：

1）对于清醒合作的病人，插管前向其解释病情，耐心讲解插管止血的必要性，以得到合作。对于烦躁不合作的病人，可与家属充分沟通认可后，适量给予镇静剂，以减少插管时患者不配合对鼻腔黏膜的损害；

2）插管前使用液体石蜡油充分润滑三腔二囊管和鼻腔，插管时动作尽量轻柔，争取一次插管成功，避免多次插管。三腔二囊管牵拉方向应与鼻孔成一直线；

3）每日定时向鼻腔内滴入少量液体石蜡油或润鼻液，防止三腔二囊管黏附于鼻黏膜表面；

4）改良三腔二囊管固定方法：在三腔二囊管出外鼻孔处使用海绵对折包裹三腔二囊管管道 1 周并用棉线固定；亦可以使用脱脂棉垫在出外鼻孔处开始包裹管道约 10cm 后，并用棉布胶布外固定脱脂棉垫，减少牵引不当对鼻黏膜的压伤；

5）已出现鼻出血者，迅速明确出血的原因，立即适当给予去甲肾上腺素冷盐水棉球局部压迫止血。如果因肝硬化患者凝血功能差所导致，给予新鲜血浆或冷沉淀输入改善凝血功能。

（2）食管黏膜损伤、食管穿孔、食管狭窄：

1）插管前使用液体石蜡油充分润滑三腔二囊管，插管时动作尽量轻柔，争取一次插管成功，避免多次插管；

2）改良三腔二囊管插入方法，减少插管阻力对食管黏膜的损害：①在三腔二囊管插入 12～15cm 时，对于插入有困难的病人，可让病人用吸管连续吸服去甲肾上腺素盐水 25～50ml，在其自然吞咽时将三腔二囊管推进通过咽喉部，继续送入至所需长度（55～65cm）；②用沙氏导丝置入三腔二囊管的胃腔内，提高三腔二囊管管身的硬度；③如能确定为胃底静脉曲张破裂出血者，插管前可去除食管囊，单用胃囊压迫止血；

3）在三腔二囊管成功置入后，每 12～24 小时交替放气约 15～30 分钟。病情稳定后，有内镜下止血治疗条件的医院，应尽早行内镜下治疗，避免压迫过久引起的食管黏膜损伤；

4）放气及拔管前可适当给予液体石蜡油口服，防止囊壁及管壁与食管黏膜粘连造成食管黏膜损伤；

5）出现食管穿孔或后期出现食管狭窄者，应尽早行食管碘油或钡餐造影、胸部 CT 等检查，明确诊断，是否有食管气管瘘、恶性肿瘤等。食管穿孔可根据穿孔部位、大小等酌情行内镜下治疗或外科手术治疗。

（3）呼吸困难、窒息、吸入性肺炎：

1）插入困难时，应改良三腔二囊管置入方法，避免误插入气管内；

2）插入成功后应吸尽口腔的唾液和血液等，反复叮嘱患者禁食禁水，如唾液或分泌物，应尽量吐出。昏迷患者应定期吸尽口腔和鼻咽部的分泌物；

3）如果因插入深度不够或胃囊破裂、漏气等导致食管囊向上移位，压迫咽喉部或气管引起的呼吸困难或窒息，应立即剪断导管，放尽气囊内气体拔管；

4）严密观察患者的生命体征，血氧饱和度、血气分析的变化，尽早发现病情变化并及时处理，一旦出现吸入性肺炎，应进行痰培养或血培养等检查，酌情使用抗生素、给予支持治疗、维持水电解质平衡等综合治疗。

（4）心律失常：

1）三腔二囊管应置入约 65cm 处或抽吸出胃内容物，确保已到达胃内，并在导管上做好标记，定期测气囊内压，观察三腔二囊管是否向外滑出；

2）避免牵引物过重，使贲门、膈肌过度牵拉上提，顶压心尖导致心律失常；

3）置管时患者出现胸骨后不适、恶心或频发早搏等时，应立即调整三腔二囊管位置，必要时放气后重新置管。出现心脏骤停时，立即剪断三腔二囊管，开放气道，使用肾上腺素或阿托品等药物，必要时予以心肺复苏术。

（5）气囊漏气、破裂：

1）插管前仔细检查三腔二囊管的气囊有无破损、粘连、漏气或堵塞，熟练掌握并准确注入胃囊和食管囊内所需的气体量；

2）确定胃囊已经破裂者，不宜立即拔管，根据患者出血控制情况，采取不同处理办法：①出血已控制：胃囊内无血液抽出，可常规直接拔出三腔二囊管。②出血基本控制或出血量明显减少：为防止出血加重，可暂时保留三腔二囊管当做胃管使用，直接从胃管内注射一些止血药物，如去甲肾上腺素或凝血酶等，待出血控制后尽早拔管进行内镜下治疗。③出血未控制：胃管内仍有暗红色血液抽出，应立即拔管，并根据情况重新置入三腔二囊管或采取内镜下止血等其他止血治疗措施。

（6）拔管困难：

1）插管前仔细检查三腔二囊管的气囊有无粘连或堵塞。

2）拔管前做好患者宣教工作，防止患者因精神高度紧张导致食管和膈肌痉挛导致拔管困难。

3）气囊通道流出受阻，最常见位于三叉端，可拿住其近端鼻腔端，剪断三叉端，气体自然流出，再拔管。气囊堵塞时，可经内镜活检通道用活检针刺破气囊再拔管。

4）气囊与黏膜粘连，导致拔管困难时，可每隔 15 分钟让患者口服液体石蜡油 30ml，反复 2～3 次，再将三腔二囊管往里送少许，解除粘连再顺利拔管。

5）如果上述方法仍无效时，则考虑开腹手术。

【复习思考题】

1. 简答题

（1）三腔二囊管止血法的适应证和禁忌证？

（2）三腔二囊管止血法如何正确操作？

（3）拔管困难如何处理？

笔记栏

（何　涛）

第四章　泌尿系统及风湿性疾病

见习一（1）　尿路感染

【见习要求】　掌握尿路感染的典型临床表现、诊断依据、鉴别诊断及治疗原则。

【见习时数】　2 学时。

【见习准备】　典型患者 1 人/小组。

【见习过程】

1. 讲授病史采集、体格检查要点，学生分组进病房采集病史，并做体格检查。

2. 学生回示教室汇报病历摘要、阳性体征，提出必要的辅助检查并说明其目的。

3. 学生归纳总结病例特点，作出完整的诊断并说明诊断注意事项。

4. 结合患者的具体实际，教师以提问的方式小结。

【病史采集要点】

1. 现病史

（1）发病情况：临床表现与感染程度相关，通常起病较急。

（2）发病的原因或诱因：常常原因不明。

（3）主要症状：尿急、尿痛、尿频、下腹部不适，腰痛、发热等。

（4）伴随症状：全身酸痛、食欲缺乏等。

（5）诊疗情况：是否已经使用抗生素。

（6）一般情况：精神、体力、饮食、大小便如何？体重有何变化？

2. 其他相关病史

（1）有无反复发作史。

（2）平素是否有间歇性腰痛史、是否患有糖尿病史、是否使用激素及免疫抑制剂。

（3）有无药物过敏史、对何种药物过敏?

（4）目前是否妊娠。

【体查要点】

1. 体温、脉搏、呼吸、血压、体位、神志。

2. 腹部和下腹压痛、肋脊角或输尿管点和（或）肾区叩痛。

【辅助检查报告单展示】

1. 尿常规化验　清洁尿沉渣白细胞≥5 个/HP，部分患者有镜下血尿，部分肾盂肾炎患者可有白细胞管型。

2. 尿培养　清洁中段尿细菌定量培养，尿含菌≥10^5/ml，尿沉渣涂片平均每个视野≥1 个细菌。

3. 血常规　部分患者白细胞、中性粒细胞增高、核左移。

4. 泌尿系统 B 超、X 线、IVP 检查　少部分患者可能患有尿路结石、尿路畸形、前列腺肥大等。

【知识精要】

1. 尿路感染的临床特点

（1）症状：尿频、尿急、尿痛，部分症状轻微的患者仅有尿频；部分患者出现发热、下腹部不适、腰痛，个别重度感染患者甚至出现低血压休克等循环早衰竭的表现。尿急、尿痛、尿频由于膀胱刺受到炎症刺激所致；腰痛提示可能是急性肾盂肾炎。

（2）相关病史：既往是否有类似发作，有无尿路结石史、有无药物过敏史、个人史（目前是否妊娠）。

（3）体征：①下腹部按压不适或者压痛；②肋脊角

或输尿管点和（或）肾区叩痛。

2. 辅助检查

（1）尿常规化验：清洁尿沉渣白细胞≥5个/HP，肾盂肾炎可有白细胞管型。

（2）尿培养：清洁中段尿细菌定量培养，尿含菌≥10^5/ml，尿沉渣涂片平均每个视野≥1个细菌。

3. 诊断 有膀胱刺激症、尿液培养出致病菌就可诊断。

（1）膀胱炎：主要表现为尿频、尿急、尿痛、排尿不适感、下腹部疼痛等，无明显全身感染症状。三日抗生素治疗一般可临床治愈。

（2）急性肾盂肾炎：除可有尿刺激征外，急起畏寒或寒战、发热、头痛、恶心及呕吐，腰部钝痛或酸痛。部分患者出现败血症；72小时抗生素治疗显效者无需换药，否则应按药敏结果更换抗生素。

（3）无症状性菌尿：患者无任何尿路感染症状，常因其他原因行尿常规和尿细菌学检查而发现。

4. 鉴别诊断

（1）全身性感染疾病。

（2）慢性肾盂肾炎。

（3）肾结核。

（4）尿道综合征：①感染性尿道综合征；②非感染性尿道综合征。

5. 尿路感染的治疗

（1）三日治疗，抗生素，如阿莫西林、喹诺酮类、复方新诺明或头孢菌素等抗生素治疗三日，停药1周复查尿培养。

（2）急性肾盂肾炎，建议治疗疗程不少于2周。

（3）出现高热者，物理降温、对症处理。

【复习思考题】

1. 简答题

（1）如何鉴别急性膀胱炎与急性肾盂肾炎？

（2）尿路感染有哪些症状和体征？

（3）如何诊断尿路感染？

2. 病史采集训练　女性，68 岁，反复尿急、尿痛、尿频、腰痛 3 年，再发伴发热 1 天入院。请围绕主诉提出需要向患者询问哪些病史。

3. 病例分析　找一典型尿路感染患者，要求作以下分析：

（1）诊断及诊断依据。

（2）鉴别诊断。

（3）进一步检查。

（4）治疗原则。

笔记栏

（唐东兴　陈继英）

见习一（2）　急性肾小球肾炎

【见习要求】　掌握急性肾小球肾炎的病理类型、临床表现、并发症、诊断、鉴别诊断以及治疗原则。

【见习时数】 2 学时。

【见习准备】 典型患者 1 人/小组。

【见习过程】

1. 讲授病史采集、体格检查要点，学生分组进病房采集病史，并做体格检查。

2. 学生回示教室汇报病历摘要、阳性体征，提出必要的辅助检查并说明其目的。

3. 学生归纳总结病例特点，作出完整的诊断，并说明诊断依据。

4. 结合患者的具体实际，教师以提问的方式小结。

【病史采集要点】

1. 现病史

（1）发病情况：缓慢或急骤起病？

（2）发病的原因或诱因：1～2 周前是否有上呼吸道感染？

（3）主要症状：（肉眼）血尿、蛋白尿、尿量减少、水肿、高血压、腰部酸胀感。

（4）伴随症状：头晕、乏力。

（5）病情演变：逐渐加重？

（6）诊疗情况：在何处就诊过？做过何种检查？用何药物及疗效如何？

（7）一般情况：精神、体力、饮食、大便如何？小便量、颜色、性状如何？体重有无变化？

2. 其他相关病史

（1）最近有无用药史，有无上呼吸道感染史，其他病毒、寄生虫感染史，等等。

（2）患者性别、年龄、个人史、月经史。

【体查要点】

1. 浮肿 颜面及双下肢浮肿情况。

2. 高血压　高血压的程度。

3. 有无腰痛、腰部酸胀感。

4. 有无心衰表现。

【辅助检查报告单展示】

1. 尿常规　血尿、蛋白尿、红细胞管型。

2. 补体　总补体 CH_{50} 及补体 C_3 下降，8 周内逐渐恢复。

3. 血清抗链球菌溶血素“O”滴度可升高。

4. 肾活检　毛细血管内增生性肾小球肾炎。

【知识精要】

1. 急性肾小球肾炎的临床特点　多见于儿童，男性多于女性。急性起病，通常于前驱感染后 1～3 周起病。

（1）症状：①水肿：通常为晨起眼睑水肿或伴有下肢轻度可凹性水肿，严重者可波及全身；②高血压：与钠水潴留有关，利尿后可逐渐恢复正常；③尿异常：几乎都有血尿，可伴蛋白尿或大量蛋白尿；④尿量减少：可因肾小球滤过率下降，钠，水潴留而尿量减少。少数少尿。

（2）相关病史：上呼吸道感染史、皮肤感染史。

（3）体征：①水肿；②高血压；一般为轻中度高血压；③肉眼血尿；④腰痛，肾区叩痛。

2. 辅助检查

（1）尿异常：40%有肉眼血尿，可伴轻、中度蛋白尿，少数可呈大量蛋白尿。尿沉渣除红细胞外，可见白细胞和上皮细胞增多，并可有颗粒管型和红细胞管型。

（2）肾功能异常：少数少尿患者可表现轻度氮质血症，极少数表现为急性肾功能衰竭。

（3）免疫学检查异常：患者血清抗链球菌“O”滴

度可升高。起病初期血清 C_3 及总补体下降，于 8 周内恢复正常。

（4）肾活检：病情加重或恶化时应尽快做。

3. 鉴别诊断

（1）急进性肾小球肾炎。

（2）系统性红斑狼疮。

（3）过敏性紫癜。

4. 治疗

（1）一般治疗。

（2）治疗感染灶。

（3）对症治疗。

（4）透析治疗。

（5）中医药治疗。

【复习思考题】

1. 简答题

（1）急性肾小球肾炎的主要临床表现是什么?

（2）急性肾小球肾炎应与哪些疾病鉴别?

（3）急性肾小球肾炎的主要的病理类型是什么?

2. 病史采集训练 男性，11 岁，颜面浮肿 3 天入院，请围绕主诉采集相关病史。

3. 病例分析 找一典型急性肾小球肾炎病例，要求做出以下分析：

（1）诊断及诊断依据。

（2）鉴别诊断。

（3）进一步检查。

（4）治疗原则。

笔记栏

（陈　景）

见习二（1）　慢性肾小球肾炎

【见习要求】　掌握慢性肾衰竭临床表现，诊断、鉴别诊断与治疗原则。

【见习时数】　2 学时。

【见习准备】　典型患者 1 人/小组。

【见习过程】

1. 讲授病史采集、体格检查要点，学生分组进病房采集病史，并做体格检查。

2. 学生回示教室汇报病历摘要、阳性体征，提出必要的辅助检查并说明其目的。

3. 学生归纳总结病例特点，作出完整的诊断。

4. 结合患者的具体实际，教师以提问的方式小结。

【病史采集要点】

1. 现病史

（1）发病情况：缓慢或急骤起病？具体起病时间？

（2）发病的原因或诱因：往往没有明确诱因。

（3）主要症状：腰部酸痛、水肿。

（4）伴随症状：全身乏力、食纳减退、个别出现膀胱刺激症。

（5）病情演变：时轻时重、但总趋势是逐渐加重。

（6）诊疗情况：在何处就诊过？做过何种检查？用何药物及疗效如何？

（7）一般情况：精神、体力、饮食、大便如何？小便量、频次、颜色、性状如何？有无夜尿增多？体重有何变化？

2. 其他相关病史

（1）有无药物过敏史、输血史。

（2）既往有无高血压史、肝炎、糖尿病史。

（3）患者性别、年龄、月经史。

（4）家族史：家族成员中高血压的发生率。

【体查要点】

1. 水肿。

2. 血压。

3. 贫血。

4. 心界、心音、心尖搏动。

【辅助检查报告单展示】

1. 尿常规化验 血尿、蛋白尿、管型尿。

2. 血常规 贫血。

3. 肾功能 正常或升高。

4. 内生肌酐清除率 正常或下降。

5. 肾脏 B 超检查 形态改变或缩小。

6. 肾脏病理检查 系膜增生、膜性肾病、系膜毛细血管、局灶节段性硬化。

7. 胃镜 浅表性胃炎、胃溃疡。

【知识精要】

1. 慢性肾小球肾炎的临床特点

（1）症状：水肿。因血管通透性改变、血浆蛋白减少、肾小球滤过率下降导致钠水潴留而致水肿。

（2）相关病史：有无高血压史。

（3）体征：①水肿　主要发生在颜面部、双下肢；②高血压；③贫血貌。

2. 辅助检查

（1）尿常规化验：在诊疗过程中，患者的尿常规可能出现尿蛋白减少尿红细胞减少甚至消失，但是并不能标志慢性肾小球肾炎痊愈。

（2）肾功能、血常规、泌尿系 B 超。

（3）肾脏病理检查对于确定诊断、判断预后很有帮助，个别尿液检查尿蛋白较多、病理改变较轻的患者也可用激素治疗。

3. 诊断　典型患者表现为：水肿、高血压、血尿、蛋白尿、管型尿。病史 1 年以上，除外继发性以及遗传性肾小球疾病后，临床诊断为慢性肾小球肾炎。如果有肾脏病理检查，则诊断更为肯定。

4. 鉴别诊断

（1）狼疮性肾炎。

（2）过敏性紫癜性肾炎。

（3）Alport 综合征。

（4）急性肾小球肾炎。

5. 治疗

（1）控制血压：一般首选 ACEI 类药物或 AT-Ⅱ受体拮抗剂。

（2）饮食治疗：根据病情，控制蛋白质摄入量和磷摄入量。

（3）激素治疗：病理改变轻、尿蛋白量多的患者可使用激素治疗。

（4）对症治疗，避免使用损害肾脏药物。

（5）中药治疗。

【复习思考题】

1. 简答题

（1）慢性肾小球肾炎治疗原则是什么？

（2）如何鉴别慢性肾小球肾炎高血压与高血压病所致的慢性肾损害？

（3）常见的慢性肾小球肾炎的病理类型有哪些？

（4）简述慢性肾小球肾炎的临床表现有哪些特点？

2. 病史采集训练 男性，23 岁，因反复颜面部、双下肢水肿 3 年来诊，请请围绕主诉采集相关病史。

3. 病例分析 找一临床典型慢性肾小球肾炎病例，要求做出以下分析：

（1）诊断及诊断依据。

（2）鉴别诊断。

（3）进一步检查。

（4）治疗原则。

笔记栏

（陈 景）

见习二（2） 肾病综合征

【见习要求】 掌握肾病综合征的病因、病理类型、临床表现、并发症、诊断、鉴别诊断以及治疗原则。

【见习时数】 2 学时。

【见习准备】 典型患者 1 人/小组。

【见习过程】

1. 老师讲授病史采集、体格检查要点，学生分组进病房采集病史，并做体格检查及记录病例要点。

2. 学生汇报病历摘要、阳性体征，老师补充要点及核实病历记载的真实性、完整性。补充床旁问诊及示范体格检查。

3. 集中讨论本病例的诊断、鉴别诊断，归纳总结病例特点、诊断依据及需完善的辅助检查、原由及治疗原则。

4. 结合患者具体情况，教师以提问方式小结。

【病史采集要点】

1. 现病史

（1）发病的原因或诱因：是否受凉感冒、劳累等。

（2）发病情况：缓慢或急骤。

（3）主要症状：水肿，出现部位、性质及发展变化。

（4）伴随症状：头昏、心悸、下肢无力、食欲缺乏、恶心呕吐。

（5）病情演变及诊疗情况：逐渐加重？间断反复？是否就诊及相关诊疗情况。

（6）一般情况：精神、体力、睡眠、饮食、大小便如何？体重有何变化？

2. 其他相关病史

（1）既往史：糖尿病、SLE、银屑病、肿瘤、乙型/丙型肝炎及高血压病、冠心病等。

（2）最近有无用药史、药物过敏史及既往手术输血史等。

（3）个人史：职业、烟酒及特殊嗜好等。

【体查要点】

1. 体温 脉搏、呼吸、血压、体位、面容、皮肤。

2. 胸部 叩诊、听诊。

3. 心脏 心尖搏动的位置，心界大小，心率、节律、心音、杂音。

4. 腹部 腹壁的观查（水肿、静脉曲张），腹部移动性浊音的判别，肝、脾、肾的触诊及叩诊。

5. 双下肢浮肿情况 性质是否凹陷，两侧是否对称，温度是否相同，感觉是否异常，血管搏动是否异常。

【辅助检查报告单展示】

1. 尿检 尿常规：尿蛋白+++～++++（注意留取中段尿），24h 尿蛋白定量≥3.5g/24h。

2. 血常规 正常或有轻度血液浓缩。

3. 血生化 低蛋白血症（血清白蛋白≤30g/l），高脂血症（胆固醇升高为主），多无肝损害，肾功能可异常。

4. 双肾 B 超 形态正常或轻度增大，肾实质回声增粗呈弥漫性对称性改变。

【知识精要】

1. 肾病综合征的临床特点

（1）症状：水肿。水肿诱因不明显，伴随症状也可能不明显。水肿多从下肢开始，严重者可发生胸腹水，影响食欲、睡眠。发生并发症（感染、血栓及栓塞、蛋白质及脂肪代谢紊乱、急性肾损伤）时出现相应的症状。易反复发作。

（2）相关病史：筛查继发的病因，如糖尿病、SLE、乙型/丙型肝炎、肿瘤等，个别患者肿瘤隐匿，首先以肾病综合征为主要临床表现，易于误诊。

（3）体征：主要是水肿所致的体征，包括胸、腹部的视诊、叩诊、听诊等。此外，发生并发症时的相应体征，如肺部感染所致的发热、呼吸困难；肾静脉血栓所致的突发腰痛，肉眼血尿等。

2. 辅助检查

（1）当尿蛋白量达不到诊断要求时，要排除肝脏病变、营养不良等所致的低蛋白血症。注意：严重低蛋白血症也可能导致尿蛋白量减少。

（2）动态观察24小时尿蛋白定量有助于判断疗效。

（3）部分患者没有高脂血症，不影响诊断肾病综合征。

3. 诊断　符合大量蛋白尿、低蛋白血症、高脂血症、水肿即可诊断（同时具备前两项即可）。要诊断为原发性肾病综合征需排除继发性肾病综合征。肾脏病理检查对确定诊断、帮助制定治疗方案、判断预后很有帮助。

4. 鉴别诊断　主要排除继发性肾病综合征。

（1）过敏性紫癜肾炎。

（2）系统性红斑狼疮性肾炎。

（3）乙肝/丙肝相关性肾炎。

（4）糖尿病肾病。

（5）淋巴瘤或其他肿瘤所致的肾病综合征。

5. 治疗

（1）一般治疗：饮食、休息等。

（2）对症治疗：利尿消肿，减少尿蛋白（ACEI/ARB），降脂。

（3）抑制免疫与炎症反应（主）：糖皮质激素[泼尼松1mg/(kg·d)]，细胞毒药物（环磷酰胺），环孢素（CsA），麦考酚吗乙酯（MMF）等。

（4）中医药治疗：雷公藤总苷等。

（5）并发症防治。

【复习思考题】

1. 简答题

（1）肾病综合征的临床表现及诊断标准是什么？

（2）不同年龄的肾病综合征患者的病因诊断？

（3）肾病综合征的并发症有哪些？

（4）本例患者的诊断、鉴别诊断及治疗？

2. 病史采集训练

（1）女性，32 岁，双下肢水肿 1 周来诊；请围绕主诉采集相关病史。

（2）男性，66 岁，反复双下肢水肿 2 年来诊；请围绕主诉采集相关病史。

3. 病例分析 对上述典型病例，做出以下分析：

（1）诊断及诊断依据。

（2）鉴别诊断。

（3）进一步检查。

（4）治疗原则。

（5）上述 2 例病例在诊疗思维上有什么区别。

笔记栏

（张 琳）

见习三（1） 类风湿关节炎（RA）

【见习要求】 掌握类风湿关节炎的病理特征、临床表现、诊断、鉴别诊断及治疗原则。

【见习时数】 2 学时。

【见习准备】

1. 典型患者 1 人/小组。

2. 典型手部 X 线片　1 份/小组。

【见习过程】

1. 教师讲授病史采集、体格检查要点，学生采集病史、体格检查。

2. 学生汇报病史及体查的特征并发言。

3. 结合病历，教师小结诊断、鉴别诊断与治疗原则。

【病史采集要点】

1. 现病史

（1）发病情况：缓慢或急骤起病？

（2）发病的原因或诱因：常无明显诱因。

（3）主要症状：关节症状，如关节疼痛、肿胀、晨僵、畸形、肌肉萎缩及功能障碍等症状特点及持续时间（病程的长短）。关节外症状，如风湿结节、部位、大小质地、压痛；有无类风湿血管炎、贫血、眼干口干、胃肠道不适及其他系统的表现。

（4）伴随症状：是否低热、乏力、全身不适、体重下降？

（5）病情演变：多隐匿起病，缓慢发展，病情迁延、反复，晚期出现关节畸形。

（6）诊疗情况：在何处就诊过？做过何种检查？用何药物及疗效如何？近 3 个月服用什么药物或保健品？

（7）一般情况：精神、体力、饮食、大小便如何？体重有何变化？

2. 其他相关病史

（1）既往有无反复病毒感染史、药物过敏史。

（2）工作生活环境如何。

（3）家族史：家族成员中 RA 的发生率，是否为同卵双胞胎。

【体查要点】

1. 关节肿胀畸形的特征。

2. 类风湿结节的特征。

3. 关节外系统受损的体征。

【辅助检查报告单展示】

1. 血常规 贫血，活动期血小板可增高。

2. 血沉、C 反应蛋白 活动期增快。

3. 类风湿因子、抗 CCP 抗体 阳性。

4. 关节 X 线片 关节端骨质疏松；关节间隙狭窄；关节面虫蚕样破坏；关节半脱位和纤维性或骨性强直。

【知识精要】

1. RA 的临床特点

（1）症状：僵、痛、肿、畸形及关节外表现

1）晨僵：晨起后大于 1 小时的关节胶着样感觉。占 95%以上，持续时间与关节炎症程度成正比。RA 活动标志之一；

2）关节疼痛和压痛：出现早，多呈对称性、持续性、时轻时重。腕、掌指、近端指间关节最初出现，其次趾、踝、膝、肘、肩等关节；

3）关节肿胀：关节软组织炎症、关节腔积液、滑膜肥厚所致；

4）关节畸形：晚期关节纤维性或骨性强直、肌腱及韧带受损导致关节半脱位，尺侧偏斜、屈曲、天鹅颈样畸形；

5）其他关节受累：关节功能障碍：程度分为四级。Ⅰ级：能正常进行日常生活和各项工作。Ⅱ级：可进行一般日常生活和其职业工作，但对参与其他项目活动受限。Ⅲ级：可进行一般日常生活，但参与某种职业工作

或其他项目活动受限制。Ⅳ级：日常生活的自理和参与工作的能力均受限制；

6）关节外表现：类风湿结节及血管炎、肺间质病变、贫血、干燥综合征及其他系统表现。

（2）相关病史：有无肝炎、结核、肿瘤、血液病及遗传病史。

（3）体征：①关节：肿、压痛、皮肤色素沉着；肌肉萎缩、尺侧偏斜畸形，功能障碍；②关节外：类风湿结节及血管炎、肺间质病变、贫血、口干、眼干、气短。

2. 辅助检查

（1）类风湿因子（RF）检查：RF 滴度与病情活动性和严重性呈比例，但无特异性。

（2）抗环瓜氨酸（CCP）抗体检查：对 RA 诊断的敏感性和特异性高，有助于早期诊断和鉴别诊断。

（3）关节 X 线检查：诊断、病变分期及病变演变监测的重要检查。可见关节周围软组织肿胀影、端骨质疏松（Ⅰ期）；关节间隙因软骨破坏而狭窄（Ⅱ期）；关节面虫凿样破坏（Ⅲ期）；关节半脱位和纤维性或骨性强直（Ⅳ期）。

（4）类风湿结节活检：有助诊断。

3. 诊断　2010 年 ACR/EULAR RA 分类标准

（1）关节受累评分：

1 个大关节	0 分
2～10 个中大关节	1 分
1～3 个小关节（有/无大关节受累）	2 分
4～10 个小关节（有/无大关节受累）	3 分
＞10 关节且至少一个小关节	5 分

1）大关节：肩、肘、髋、膝、踝。

2）小关节：近端指间关节（PIP）、掌指（MCP）关节、第二-第五跖趾（MTP）关节，拇指指间关节、腕关节。

3）特殊小关节：颞下颌关节、肩锁关节、胸锁关节等。

（2）血清学标准

RF 或抗 CCP 都阴性	0 分
RF 或抗 CCP 低滴度阳性	2 分
RF 或抗 CCP 高滴度阳性	3 分

（滴度以 3 倍为界）

（3）急性期反应物：

ESR 或者 CRP 正常	0 分
ESR 或者 CRP 阳性	1 分

（4）滑膜炎病程：

<6 周	0 分
≥6 周	1 分

有明确的至少 1 个关节的临床活动性滑膜炎症状，排除其他继发性关节疾病，≥6 分者为 RA。

4. 鉴别诊断

（1）骨性关节炎。

（2）强直性脊柱炎。

（3）银屑病关节炎。

（4）系统性红斑狼疮。

（5）其他病因的关节炎。

5. RA 治疗

（1）一般性治疗：①休息与活动：急性期休息，缓解期加强功能锻炼；②饮食：给高热量、高维生素、高蛋白饮食；③物理疗法。

（2）药物应用：WHO 将抗类风湿的药物分五大类：①非甾体抗炎药（NSAIDs）；②改变病情抗风湿药（DMARDs）：甲氨蝶呤（MTX）；来氟米特（LEF）；柳氮磺胺吡啶（SASP）；羟氯喹（HCQ）；③糖皮质激素

（GC）；④生物制剂靶向治疗；⑤植物药制剂。

（3）外科手术治疗：关节置换及滑膜切除。

【复习思考题】

1. 简答题

（1）如何鉴别类风湿关节炎与骨性关节炎？

（2）试述类风湿关节炎的典型手部X线表现？

（3）类风湿关节炎有哪些症状和体征？

2. 病史采集训练　女性，46岁，因反复双侧腕及掌指关节疼痛3年，加重1个月入院。请围绕主诉采集相关病史。

3. 病例分析

找一临床RA典型病例，要求做出以下分析：

（1）诊断及诊断依据。

（2）鉴别诊断。

（3）进一步检查。

（4）治疗原则。

笔记栏

（唐东兴　陈　景）

见习三（2）　系统性红斑狼疮（SLE）

【见习要求】　掌握系统性红斑狼疮的病理特征、

临床表现、诊断、鉴别诊断及治疗原则。

【见习时数】 2 学时。

【见习准备】 典型患者 1 人/小组。

【见习过程】

1. 教师讲授病史采集、体格检查要点，学生采集病史，并做体格检查。

2. 学生汇报病史采集及体查的特征并发言。

3. 结合病历，教师小结诊断、鉴别诊断与治疗原则。

【病史采集要点】

1. 现病史

（1）发病情况：缓慢或急骤起病？

（2）发病的原因或诱因：有无明显诱因？

（3）主要症状：皮肤红斑、光过敏、脱发、黏膜溃疡？骨关节肌肉疼痛（部位及特征）？颜面四肢浮肿，蛋白尿、血尿、肾功能损害？心包积液？胸水、干咳、气促？躁动、幻觉、妄想、癫痫发作？食欲缺乏、腹痛、呕吐、腹泻、腹水？贫血、血细胞减少？视力下降、眼底变化？

（4）伴随症状：是否发热（不规则）、乏力、体重下降？是否有高血压？

（5）病情演变：缓解与发作交替。

（6）诊疗情况：在何处就诊？做过何种检查？用何药物、疗效如何？近 3 个月服用什么药物？

（7）一般情况：精神、体力、饮食、大小便如何？体重有何变化？

2. 其他相关病史

（1）有无药物过敏史、高血压史、感染病史，用药史如何。

（2）居住、工作环境如何。

（3）个人史：月经史（月经量、是否规律），婚育史（有无习惯性流产史）。

（4）家族史：家族成员中 SLE 的发生率，是否为同卵双胞胎。

【体查要点】

1. 皮肤黏膜红斑的特征。

2. 关节疼痛的特征。

3. 各系统受损的体征。

【辅助检查报告单展示】

1. 自身抗体谱　抗核抗体（ANA）敏感性高，是最佳筛选指标。抗双链 DNA（dsDNA）抗体和抗 Sm 抗体特异性高，有诊断价值。

2. 补体　CH_{50}、C_3、C_4降低。

3. 血常规、尿常规、大便常规、肝肾功能　可异常。

4. 肾活检　对狼疮性肾炎的诊断、治疗和预后估计有价值。

【知识精要】

1. SLE 的临床特点

（1）症状：表现多式多样，变化多端，累及多个器官。①全身症状：长期低、中度发热，乏力、疲倦、体重减轻；②皮肤黏膜损害：脱发、蝶形红斑、皮疹、光过敏、口腔溃疡、雷诺现象；③关节和肌肉：对称性多关节间歇性疼痛，而 X 线片多正常。可有肌肉痛、肌酶升高、肌无力症状；④肾损害：表现为慢性肾炎和肾病综合征较常见；⑤心血管：心包炎、心肌炎、心内膜炎；⑥呼吸系统：胸膜炎、间质性肝炎、狼疮性肺炎；⑦神经系统：脑病、及精神障碍；⑧消化系统：食欲减退、腹痛、腹泻、腹水、转氨酶升高；少数有急腹症表现；⑨血液系统：全血细胞减少；⑩抗磷脂抗体综合征；干燥综合征；眼底改变。

（2）相关病史：既往有无高血压、心血管疾病、糖尿病、血液病、肿瘤、遗传病等。

（3）体征：发热、皮疹、关节痛及各系统受损的相关体征。

2. 辅助检查

（1）一般检查：血、尿常规、血沉、CRP、RF 等。

（2）自身抗体：抗核抗体（ANA）、抗双链 DNA（dsDNA）抗体、抗 Sm 抗体、抗磷脂抗体、ANCA 等。

（3）血清补体：C_3、C_4、总补体 CH_{50} 等。

（4）肾活检：对狼疮肾炎的诊断、治疗和预后评估有意义。

（5）其他：CT、X 线、彩超等。

3. 诊断

（1）诊断标准：美国风湿病学会（ACR）1997 年推荐的分类标准：①颧部红斑；②盘状红斑；③光过敏；④口腔溃疡；⑤关节炎；⑥浆膜炎；⑦肾脏病变；⑧神经系统病变；⑨血液系统异常；⑩免疫学异常；⑪抗核抗体阳性。

以上 11 条有四项或四项以上，排除感染、肿瘤及其他结缔组织病，可诊断 SLE。

（2）SLE 活动判断：动态观察下列指标进行好转或恶化的判断。指标是：①癫痫发作、精神异常、脑血管病；②多关节炎、关节痛；③蛋白尿、血尿、肾活检组织活动性病变；④皮疹、皮肤血管炎、口腔溃疡；⑤胸膜炎、心包炎；⑥溶血性贫血、白细胞减少、血小板减少、淋巴细胞绝对值减少；⑦发热 >38℃、疲倦、乏力；⑧C_3、C_4 水平下降；⑨抗 dsDNA 升高；⑩血沉增快。

4. 鉴别诊断

SLE 累及多系统，每种临床表现都要与相应的各系统疾病鉴别。

（1）原发性肾小球疾病。

（2）类风湿关节炎。

（3）其他风湿性疾病。

5. SLE 治疗

（1）一般治疗：①工作休息：急性活动期卧床休息，病情稳定可适当工作，勿劳累。②预防和控制感染。③避免日光照射。④避免使用诱发加重的药物。⑤重视伴发病的治疗；⑥避孕，不使用避孕药，无神经系统、心、肾严重损害，病情稳定半年以上可妊娠。⑦缓解期可注射疫苗。

（2）药物应用：①糖皮质激素类药（首选）原则：大剂量（首剂足）、疗程长、减量要慢、维持要长。②免疫抑制剂 常与糖皮质激素联合应用。③对症处理：消炎止痛，降压，控制血糖，抗骨质疏松等治疗。④抗疟药：羟氯喹，可控制皮疹和关节症状；作为 SLE 背景治疗，在诱导缓解和维持治疗中长期使用。⑤其他治疗：丙种球蛋白、血浆置换、干细胞移植等。⑥合并抗磷脂抗体综合征 予阿司匹林或华法林抗血小板治疗。

（3）特殊 SLE 的处理：①暴发性 SLE：冲击疗法加对症处理；②妊娠 SLE：妊娠时及产后 1 个月内用激素。

【复习思考题】

1. 简答题

（1）SLE 的分类标准是什么？

（2）糖皮质激素的副作用有哪些？

2. 病史采集训练　女性，26 岁，因尿量减少、全身浮肿 10 天入院。请围绕主诉采集相关病史。

3. 病例分析 找一临床 SLE 典型病例，要求做出以下分析：

（1）诊断及诊断依据。

（2）鉴别诊断。

（3）进一步检查。

（4）治疗原则。

笔记栏

（陈 景）

见习四 慢性肾衰竭（CRF）

【见习要求】 掌握慢性肾衰竭的病因、分期、临床表现、诊断依据、鉴别诊断与治疗原则。

【见习时数】 4 学时。

【见习准备】 典型患者 1 人/小组。

【见习过程】

1. 老师讲授病史采集、体格检查要点，学生分组进病房采集病史，并做体格检查及记录病例要点。

2. 学生汇报病历摘要、阳性体征，老师补充要点及核实病历记载的真实性、完整性。补充床旁问诊及示范体格检查。

3. 集中讨论本病例的诊断、鉴别诊断，归纳总结病例特点、诊断依据及需完善的辅助检查、原由及治疗原则。

【病史采集要点】

1. 现病史

（1）发病的原因或诱因：是否有慢性肾炎等基础肾脏疾病，此次发病有否明确诱因。

（2）发病情况：缓慢或急骤，具体起病时间。

（3）主要症状：恶心、呕吐、水肿、头昏、乏力。

（4）伴随症状：胸闷、气促、视物模糊、咳嗽、咳痰、咳血。

（5）病情演变及诊疗情况：逐渐加重？间断反复？是否就诊及相关诊疗情况（辅助检查、用药及疗效）。

（6）一般情况：精神、体力、睡眠、饮食、大小便、体重变化。

2. 其他相关病史

（1）既往有无肾小球肾炎及多囊肾、泌尿系结石、糖尿病、高血压病、乙型/丙型肝炎等病史。

（2）有无用药史、药物过敏史及既往手术输血史等。

（3）家族史：家族成员中遗传肾病、高血压病、糖尿病、多囊肾、SLE 等疾病的发生情况。

（4）个人史：职业、烟酒及特殊嗜好等。

【体查要点】

1. 贫血　眼睑、指甲下及口唇颜色。

2. 血压　测量血压。

3. 心脏　心界、心音、心尖搏动位置。

4. 水肿　颜面浮肿，双下肢凹陷性水肿，水肿的程度。

【辅助检查报告单展示】

1. 肾功能　BUN、SCr、UA、β_2-MG、胱抑素 C 等升高。

2. 血清电解质 高钾、低钠、低钙、高磷。

3. 血气分析 代谢性酸中毒。

4. 肾脏 B 超 双肾萎缩。

【知识精要】

1. CRF 的临床特点

（1）症状

1）水电解质及酸碱平衡失调：水肿及低钠、高钾、代酸、低钙、高磷的表现。

2）各系统症状及体征：①胃肠道症状：症状出现较早，有食欲缺乏、恶心、呕吐、体重下降、口中常有尿味；②心血管和肺：高血压、心脏扩大、心律失常（心动过速、奔马律等）、心包炎、胸腔积液、肺水肿、深长酸中毒呼吸；③血液系统：肾性贫血和出血倾向，贫血、皮肤瘀斑、消化道出血、脑出血等，白细胞趋化、吞噬能力减弱，易感染；④神经系统：疲乏、失眠、注意力不集中、性格改变、抑郁、记忆力减退，尿毒症时可反应淡漠、谵妄、惊厥、幻觉、昏迷，肢体麻木、烧灼感或疼痛或不宁腿综合征；⑤皮肤：皮肤瘙痒、萎黄，伴色素沉着；⑥慢性肾脏病-矿物质和骨异常（CKD-MBD）：骨痛、行走不便；⑦内分泌：继发性甲状旁腺功能亢进、促红素、雌激素/睾丸素水平降低；⑧感染：肺部感染、尿路感染、腹腔感染；⑨代谢：血糖、血脂升高，血清蛋白降低。

（2）相关病史：有无肾小球肾炎及多囊肾、泌尿系结石、糖尿病、高血压病、乙型/丙型肝炎等病史。

（3）体征：①水肿 双下肢凹陷性水肿；②各系统受损相应体征。

2. 辅助检查

（1）一般检查：血常规多有中度以上贫血改变，尿常规多为基础肾脏疾病表现(蛋白尿/血尿/低比重尿等)。

（2）肾功能、电解质：BUN、SCr 升高；高 K^{+}、低 Ca^{2+}、高 P^{3-}。

（3）肾脏 B 超：双肾萎缩。

3. 诊断

（1）基础疾病的诊断。

（2）各系统临床表现与体征。

（3）BUN、SCr 升高，GFR 下降。

4. 鉴别诊断

（1）急性肾损伤。

（2）糖尿病酮症酸中毒。

5. 治疗

（1）基础疾病和使其恶化因素的治疗。

（2）延缓肾功能发展的处理：优质蛋白，高热量饮食，必需氨基酸补充，血管紧张素Ⅱ受体拮抗剂、血管紧张素转换酶抑制剂、降血脂等。

（3）并发症的治疗：①水肿：控制入水量，低钠饮食；②高钾血症：袢利尿剂、胰岛素+高糖液、葡萄糖酸钙、碳酸氢钠、阳离子交换树脂、透析；③低血钾血症：少见，补钾；④代谢性酸中毒：补碳酸氢钠；⑤低钙、高磷血症及肾性骨营养不良：补钙，限磷饮食，骨化三醇，司维拉姆、碳酸镧；⑥心血管：控制高血压、控制心衰、防治心律失常、心包炎（透析治疗）；⑦贫血：补充促红素、铁剂、叶酸；⑧神经系统：充分透析；⑨感染：应用对肾脏毒性小的抗生素，根据肾衰竭程度调整用药剂量。

（4）口服吸附疗法和导泻疗法：胃肠道途径增加毒素排出，口服氧化淀粉、活性炭制剂或大黄制剂等。

（5）肾脏替代治疗：血液透析、腹膜透析、肾移植。

【复习思考题】

1. 简答题

（1）如何鉴别急性肾损伤与慢性肾衰竭？

（2）试述慢性肾衰竭的临床分期及表现？

（3）尿毒症的替代治疗有哪些？

2. 病史采集训练 男性，56岁，因恶心、呕吐、双下肢浮肿伴胸闷、气促1个月余入院。请围绕主诉采集相关病史。

3. 病例分析 找一临床CRF典型病例，要求做出以下分析：

（1）诊断及诊断依据。

（2）鉴别诊断。

（3）临床表现及原因。

（4）进一步检查。

（5）治疗原则。

笔记栏

（张　琳）

第五章　血液系统疾病

见习一（1）　缺铁性贫血（IDA）

【见习要求】　掌握缺铁性贫血的临床表现，诊断和诊断方法，鉴别诊断，治疗原则。

【见习时数】　2学时。

【见习准备】

1. 典型患者1人/小组。

2. 典型血常规化验单、外周血片、骨髓片及骨髓报告单。

【见习过程】

1. 讲授病史采集、体格检查要点，学生分组进病房采集病史，并做体格检查。

2. 学生回示教室汇报病历摘要、阳性体征，提出必要的辅助检查并说明其目的；教师展示典型外周血片、骨髓片、血常规化验单及骨髓报告单。

3. 学生归纳总结病例特点，作出完整的诊断，并说明诊断依据。

4. 结合患者的具体实际，教师以提问的方式小结。

【病史采集要点】

1. 现病史

（1）发病情况：缓慢或急骤起病？发病时间？

（2）发病的原因或诱因。

（3）主要症状：头昏，头痛，乏力，易倦，面色苍白，活动后胸闷气促，眼花，耳鸣。组织缺铁的表现：儿童，青少年发育迟缓，体力下降，智商低，易兴奋，注意力不集中，异食癖，吞咽困难、及主要症状持续时间。

（4）伴随症状。

（5）病情演变。

（6）诊疗情况：在何处就诊过？做过何种检查？用何药物及疗效如何？

（7）一般情况：精神、体力、饮食、大小便如何？体重有何变化？

2. 相关病史

（1）有无药物过敏史。

（2）既往有无消化性溃疡，慢性胃炎，钩虫病，消化道肿瘤及痔疮病史，有无胃十二指肠手术史，女性患者有无子宫肌瘤、功能性子宫出血病史，是否处于妊娠、哺乳等特殊生理时期。

【体查要点】

1. 神志、体位、体温、脉搏、呼吸、血压。

2. 皮肤、黏膜、甲床是否苍白，指甲是否扁平，失光泽，易脆裂，部分患者呈反甲。

3. 胸部 视、触、叩、听。

4. 心脏 心尖搏动的位置，心界大小，心率、节律、心音、杂音；二尖瓣区收缩期杂音。

5. 腹部 肝脏、脾脏是否肿大，有无移动性浊音。

【辅助检查报告单展示】

1. 血象 呈典型的小细胞低色素性贫血（MCV＜80fl，MCHC＜32%）。血片可见红细胞浅染，中心淡染区扩大。网织红细胞大多正常或轻度增多。白细胞正常或轻度减少，血小板计数高低不一。

2. 骨髓象 骨髓涂片呈增生活跃。幼红细胞常数量增多，早幼红细胞和中幼红细胞比例增高。粒细胞和巨核细胞系统常为正常。骨髓铁染色示铁幼粒细胞极少或消失，细胞外铁亦消失。

3. 生化检查

（1）血清铁及转铁蛋白饱和度降低。

（2）血清铁蛋白降低（$<12\mu g/L$）。

（3）红细胞游离原卟啉增高。

【知识精要】

1. IDA 的临床特点

（1）症状：头昏，头痛，乏力，易倦，面色苍白，活动后胸闷气促，眼花，耳鸣。

（2）相关病史：既往有无消化性溃疡、慢性胃炎、钩虫病、消化道肿瘤及痔疮病史；有无胃十二指肠手术史；女性患者有无子宫肌瘤、功能性子宫出血病史，是否处于妊娠、哺乳等特殊生理时期。

（3）体征：皮肤、黏膜、甲床苍白，毛发干燥，指甲扁平，失光泽，易脆裂，部分患者呈反甲或脾脏轻度肿大。

2. 辅助检查

（1）血象：呈典型的小细胞低色素性贫血（$MCV<80fl$，$MCHC<32\%$）。血片可见红细胞浅染，中心淡染区扩大。网织红细胞大多正常或轻度增多。白细胞正常或轻度减少，血小板计数高低不一。

（2）骨髓象：骨髓涂片呈增生活跃。幼红细胞常数量增多，早幼红和中幼红细胞比例增高。粒细胞和巨核细胞系统常为正常。骨髓铁染色示铁幼粒细胞极少或消失，细胞外铁亦消失。

（3）生化检查：血清铁及转铁蛋白饱和度降低；血清铁蛋白降低（$<12\mu g/L$）；红细胞游离原卟啉增高。

3. 诊断　包括缺铁性贫血的诊断及明确缺铁的原

因或原发病。

（1）缺铁：仅有体内储存铁的消耗，血清铁蛋白＜12μg/L 或骨髓铁染色示铁粒幼细胞＜10%或消失，细胞外铁缺如。但血红蛋白及血清铁等指标正常。

（2）缺铁性红细胞生成：此时血清铁蛋白＜12μg/L，转铁蛋白饱和度＜15%，Fep＞4. 5μg/ghb，血红蛋白仍正常。

（3）缺铁性贫血：除上述各项指标外，Hb＜120g/L，女性＜110g/L。

4. 鉴别诊断

（1）珠蛋白生成障碍性贫血。

（2）慢性病性贫血。

（3）铁粒幼细胞贫血。

5. IDA 治疗 治疗原则为病因治疗。

（1）去除导致缺铁的病因。

（2）补充铁剂：以口服补铁为首选。常用的有硫酸亚铁，富马酸亚铁，福乃得等。血红蛋白完全正常后，仍需继续补铁 3～6 个月。如患者对口服铁剂不能耐受，可改用胃肠外给药，如右旋糖酐铁，并计算用药总计量。

【复习思考题】

1. 简答题

（1）IDA 的临床特征有哪些？

（2）IDA 的诊断标准是什么？

（3）IDA 的治疗原则。

2. 病史采集训练 女性，17 岁，面色苍白，乏力 1 年，请围绕主诉采集相关病史。

3. 病例分析 找一临床 IDA 典型病例，要求做出以下分析：

（1）诊断及诊断依据。

（2）鉴别诊断。

（3）进一步检查。

（4）治疗原则。

笔记栏

（王　伟）

见习一（2）　巨幼细胞贫血

【见习要求】　掌握巨幼细胞贫血的临床表现，诊断和诊断方法，鉴别诊断，治疗原则。

【见习时数】　2 学时。

【见习准备】

1. 典型患者 1 人/小组。

2. 典型血常规化验单、外周血片、骨髓片及骨髓报告单。

【见习过程】

1. 讲授病史采集、体格检查要点，学生分组进病房采集病史，并做体格检查。

2. 学生回示教室汇报病历摘要、阳性体征，提出必要的辅助检查并说明其目的；教师展示典型外周血片及骨髓片。

3. 学生归纳总结病例特点，作出完整的诊断，并说

明诊断依据。

4. 结合患者的具体实际，教师以提问的方式小结。

【病史采集要点】

1. 现病史

（1）发病情况：缓慢或急骤起病？

（2）发病的原因或诱因。

（3）主要症状：

1）贫血：起病大多缓慢，常见症状为乏力，头昏，活动后心悸气短等，部分患者可有黄疸；

2）胃肠道症状：食欲缺乏，腹胀，便秘或腹泻；

3）神经系统：维生素 B_{12} 缺乏者可出现，表现为手足对称性麻木，共济失调，深感觉障碍，特别是老年患者可出现精神异常，抑郁，嗜睡等，可先于贫血出现。

（4）伴随症状。

（5）病情演变。

（6）诊疗情况：在何处就诊过？做过何种检查？用何药物及疗效如何？

（7）一般情况：精神、体力、饮食、大小便如何？体重有何变化？

2. 相关病史　注意有无胃肠道疾病或功能紊乱，有无肠道感染及胃肠手术病史。饮食习惯及烹调习惯，有无服用某些药物如甲氨蝶呤、苯妥英钠等。

【体查要点】

1. 神志、体位、体温、脉搏、呼吸、血压。

2. 贫血的体征　皮肤，黏膜，甲床苍白，毛发干燥。

3. 胸部　视、触、叩、听。

4. 心脏　心尖搏动的位置，心界大小，心率、节律、心音、杂音。

5. 腹部　肝脏是否肿大，脾脏轻度肿大，有无移动性浊音。

6. 神经系统体征　感觉障碍，腱反射消失，锥体束征阳性。多见于维生素 B_{12} 缺乏者。

【辅助检查报告单展示】

1. 血象。

2. 骨髓象。

3. 生化检查。

4. 内因子抗体测定。

【知识精要】

1. 临床特点

（1）症状：①贫血：起病大多缓慢，常见症状为乏力，头昏，活动后心悸气短等，部分患者可有黄疸；②胃肠道症状：食欲不振，腹胀，便秘或腹泻；③神经系统：维生素 B_{12} 缺乏者可出现，表现为手足对称性麻木，共济失调，深感觉障碍，特别是老年患者可出现精神异常，抑郁，嗜睡等，可先于贫血出现。

（2）相关病史：注意有无胃肠道疾病或功能紊乱，有无肠道感染及胃肠手术病史。饮食习惯及烹调习惯，有无服用某些药物如甲氨蝶呤，苯妥英钠等。

（3）体征：①贫血的体征：皮肤，黏膜，甲床苍白，毛发干燥；②神经系统体征：感觉障碍，腱反射消失，锥体束征阳性。多见于维生素 B_{12} 缺乏者。

2. 辅助检查

（1）血象：属大细胞性贫血 MCV>100fl，可全血细胞减少。血涂片中红细胞大小不等和大卵圆形红细胞为主。中性粒细胞分叶过多，可有 6 叶或更多的叶。网织红细胞数正常或轻度增多。

（2）骨髓象：骨髓增生活跃，以红系最为显著。各系细胞均可见到“巨幼变”，细胞体积增大，核发育明显落后于胞浆。巨核细胞减少，亦可见体积增大及分叶过多。骨髓铁染色增多。

（3）生化检查：血清胆红素可稍增高。血清叶酸和维生素 B_{12} 水平均可下降，红细胞叶酸水平降低。血清铁及转铁蛋白饱和度正常或高于正常。内因子抗体测定。

3. 诊断　根据病史及临床表现，血象呈现大细胞性贫血，嗜中性粒细胞分叶过多（5 叶者 5%以上或 6 叶者）就考虑有巨幼细胞贫血的可能。骨髓细胞呈现典型的“巨幼变”就可肯定诊断。并可测量维生素 B_{12} 及叶酸的血清浓度，明确是叶酸缺乏还是维生素 B_{12} 缺乏。

4. 鉴别诊断

（1）急性红白血病。

（2）骨髓增生异常综合征。

5. 治疗

（1）治疗基础疾病，去除病因。

（2）补充叶酸或维生素 B_{12} 口服叶酸 5～10mg，每天 3 次，直到血红蛋白恢复正常。如同时有维生素 B_{12} 缺乏，不宜单用叶酸治疗，否则会加重神经系统症状。维生素 B_{12} 100 μg，肌注，每天 1 次，直到血红蛋白正常。部分患者如全胃切除等需终身维持治疗。

（3）治疗期间，注意钾盐及铁剂的补充。

【复习思考题】

1. 简答题

（1）巨幼细胞贫血的临床特征有哪些？

（2）巨幼细胞贫血的诊断标准是什么？

（3）巨幼细胞贫血的治疗原则是什么？

2. 病史采集训练　女性，62 岁，因头昏、乏力一年，加重伴手脚麻木半年入院。请围绕主诉采集相关病史。

3. 病例分析　找一临床巨幼细胞贫血典型病例，要求做出以下分析：

（1）诊断及诊断依据。

（2）鉴别诊断。

（3）进一步检查。

（4）治疗原则。

笔记栏

（王　伟）

见习二（1）　再生障碍性贫血

【见习要求】　掌握再生障碍性贫血的临床特征、诊断、鉴别诊断与治疗。

【见习时数】　2 学时。

【见习准备】

1. 典型患者 1 人/小组。

2. 典型血常规化验单、外周血片、骨髓片及骨髓报告单 1 套/小组。

【见习过程】

1. 讲授病史采集、体格检查要点，学生分组进病房采集病史，并做体格检查。

2. 学生回示教室汇报病历摘要、阳性体征，提出必要的辅助检查并说明其目的；教师展示典型外周血片及骨髓片。

3. 学生归纳总结病例特点，作出完整的诊断，并说明诊断依据。

4. 结合患者的具体实际，教师以提问的方式小结。

【病史采集要点】

1. 现病史

（1）发病情况：缓慢或急骤起病?

（2）发病的原因或诱因。

（3）主要症状：①贫血：急性者头昏，乏力，心悸等症状突出，慢性者相对较轻；②出血：皮肤黏膜出血多见，急性者常有深部出血，如便血，血尿或颅内出血；③感染：呼吸道感染常见，严重者可发生败血症。

（4）伴随症状。

（5）病情演变。

（6）诊疗情况：何处就诊过?做过何种检查?用何药物及疗效如何?

（7）一般情况：精神、体力、饮食、大小便如何?体重有何变化?

2. 相关病史 有无使用引起骨髓抑制药物及接触苯，杀虫剂等工业用化学物品。是否从事接触X线，放射性核素的职业，有无肝炎病史。

【体查要点】

1. 神志、体位、体温、脉搏、呼吸、血压。

2. ①贫血的体征：皮肤、黏膜、甲床是否苍白。②出血的体征：皮肤黏膜是否有瘀点瘀斑。③感染的体征：合并感染者，有感染部位的相应体征，如肺部感染者，体查时肺部可闻及湿啰音，呼吸音变化。

3. 胸部 视、触、叩、听。

4. 心脏 心尖搏动的位置，心界大小，心率、节律、心音、杂音。

5. 腹部　肝脾是否肿大。

【辅助检查报告单展示】

1. 血象　全血细胞减少，网织红细胞计数降低明显。

2. 骨髓象　多部位穿刺涂片呈现增生不良，粒系和红系细胞减少，淋巴细胞、浆细胞、组织嗜碱细胞相对增多。巨核细胞很难找到或缺如。

【知识精要】

1. 临床特点

（1）症状：①贫血：急性者头昏，乏力，心悸等症状突出，慢性者相对较轻；②出血：皮肤黏膜出血多见，急性者常有深部出血，如便血，血尿或颅内出血；③感染：呼吸道感染常见，严重者可发生败血症。

（2）相关病史：有无使用引起骨髓抑制药物及接触苯，杀虫剂等工业用化学物品。是否从事接触 X 线，放射性核素的职业，有无肝炎病史。

（3）体征：①贫血的体征；②皮肤可见瘀点，瘀斑；③合并感染者，有感染部位的相应体征，如肺部感染者，体查时肺部可闻及湿啰音，呼吸音变化；④无肝脾淋巴结肿大。

2. 辅助检查

（1）血象：全血细胞减少，网织红细胞计数降低明显。

（2）骨髓象：多部位穿刺涂片呈现增生不良，粒系和红系细胞减少，淋巴细胞，浆细胞，组织嗜碱细胞相对增多。巨核细胞很难找到或缺如。

3. 诊断

（1）临床上有严重贫血，伴有出血，感染和发热。

（2）全血细胞减少。

（3）网织红细胞绝对值减少。

（4）脾不大。

（5）骨髓示增生低下，骨髓小粒非造血细胞增多。除外其他贫血、细胞减少的疾病。

4. 鉴别诊断

（1）阵发性睡眠性血红蛋白尿：常有反复发作的血红蛋白尿及黄疸，脾大。酸溶血试验、糖水试验及尿含铁血黄素试验均为阳性。

（2）骨髓增生异常综合征：血象呈一项或两项减少，不一定是全血细胞减少。骨髓象呈现增生明显活跃，三系细胞有病态造血现象。

（3）恶性组织细胞病：多有高热，出血严重，晚期可有肝大，黄疸。骨髓中可有异常的组织细胞。

5. 治疗

（1）支持及对症治疗：注意个人卫生，血象过低者保护隔离。根据症状和血象选择成分输血，控制感染。

（2）雄激素：用于慢性再障，常用司坦唑醇。

（3）免疫抑制剂：用于急性再生障碍性贫血，有抗淋巴细胞球蛋白（ALG）或抗胸腺细胞球蛋白（ATG），亦可用环孢素。

（4）造血细胞因子。

（5）骨髓移植：主要用于急性者。

【复习思考题】

1. 简答题

（1）再生障碍性贫血的临床特征有哪些？

（2）再生障碍性贫血的诊断标准是什么？其严重程度如何分级？

（3）再生障碍性贫血的治疗原则是什么？

2. 病史采集训练　男性，24 岁，头痛头昏 1 个月，高热、便血 1 周，请围绕主诉采集相关病史。

3. 病例分析　找一临床再生障碍性贫血典型病例，要求做出以下分析：

（1）诊断及诊断依据。

（2）鉴别诊断。

（3）进一步检查。

（4）治疗原则。

笔记栏

（王　伟）

见习二（2）　自身免疫性溶血性贫血

【见习要求】　掌握自身免疫性溶血性贫血的临床表现，诊断和鉴别诊断，诊断方法，治疗原则和措施。

【见习时数】　2 学时。

【见习准备】

1. 典型患者 1 人/小组。

2. 典型外周血片及骨髓片。

【见习过程】

1. 讲授病史采集、体格检查要点，学生分组进病房采集病史，并做体格检查。

2. 学生回示教室汇报病历摘要、阳性体征，提出必要的辅助检查并说明其目的；教师展示典型外周血片及骨髓片。

3. 学生归纳总结病例特点，作出完整的诊断，并说明诊断依据。

4. 结合患者的具体实际，教师以提问的方式小结。

【病史采集要点】

1. 现病史

（1）发病情况：缓慢或急骤起病?

（2）发病的原因或诱因。

（3）主要症状：注意起病情况，有无寒战，高热，腰背痛，有无黄疸，血红蛋白尿，有无腹泻呕吐，有无头痛头昏，烦躁甚至昏迷。

（4）伴随症状。

（5）病情演变。

（6）诊疗情况：在何处就诊过？做过何种检查？用何药物及疗效如何?

（7）一般情况：精神、体力、饮食、大小便如何?体重有何变化?

2. 其他相关病史　注意病前有无病毒感染史，有无慢性淋巴细胞白血病、淋巴瘤、骨髓瘤病史，有无系统性红斑狼疮、类风湿关节炎等结缔组织疾病，有无免疫缺陷性疾病，有无胃肠系统疾病如溃疡性结肠炎等。

【体查要点】

1. 体温、脉搏、呼吸、血压、体位、神志。

2. 皮肤黏膜苍白，黄疸，脾大，肝大。

【辅助检查报告单展示】

1. 血象　典型血象为正细胞正色素性贫血。血红蛋白下降，网织红细胞多增高。

2. 直接抗人球蛋白试验（Coombs 试验）为诊断自身免疫性溶血性贫血的最具诊断意义的实验室检查。主要为抗 IgG 及抗补体 C_3 型。

3. 骨髓象　呈代偿性增生，以幼红细胞增生为主，可达 80%。

【知识精要】

1. 自身免疫性溶血性贫血的临床特点

（1）症状：注意起病情况，有无寒战，高热，腰背痛，有无黄疸，血红蛋白尿，有无腹泻呕吐，有无头痛头昏，烦躁甚至昏迷。

（2）相关病史：注意病前有无病毒感染史，有无慢性淋巴细胞白血病、淋巴瘤、骨髓瘤病史，有无系统性红斑狼疮、类风湿关节炎等结缔组织疾病，有无免疫缺陷性疾病，有无胃肠系统疾病如溃疡性结肠炎等。

（3）体征：皮肤黏膜苍白，黄疸，半数有轻至中度脾大，1/3 有中等肝大。淋巴结多不肿大。

2. 辅助检查

（1）血象：典型血象为正细胞正色素性贫血。血红蛋白下降，血片中可见球形红细胞，部分可见幼红细胞。网织红细胞多增高。急性溶血白细胞增多，血小板多数正常。

（2）抗人球蛋白试验（Coombs 试验）：直接抗人球蛋白试验（DAT）阳性为自身免疫性溶血性贫血最具诊断意义的指标。主要为抗 IgG 及抗补体 C_3 型。

（3）骨髓象：呈代偿性增生，以幼红细胞增生为主，可达 80%。

3. 诊断　有溶血性贫血的临床表现和实验室证据，DAT 阳性，冷凝集素效价在正常范围，近 4 个月内无输血和特殊药物应用史。

4. 鉴别诊断

（1）遗传性球形红细胞增多症。

（2）阵发性睡眠性血红蛋白尿。

5. 治疗

（1）病因治疗。

（2）糖皮质激素：为本病首选治疗。开始剂量要足。贫血纠正后可缓慢减量，小剂量维持至少3～6个月。

（3）脾切除。

（4）免疫抑制剂：用于①糖皮质激素和脾切除都不能缓解者；②脾切除有禁忌；③泼尼松维持量大于10mg/d。可选用硫唑嘌呤，环磷酰胺、MMF、利妥昔单抗等。

（5）其他疗法：大剂量的丙种球蛋白或血浆置换术。

【复习思考题】

1. 简答题

（1）自身免疫性溶血性贫血的临床特征有哪些？

（2）自身免疫性溶血性贫血的诊断标准是什么？

（3）自身免疫性溶血性贫血的治疗原则？

2. 病史采集训练 女性，36岁，因头昏，乏力，面色苍白皮肤黄染半年入院。请围绕主诉采集相关病史。

3. 病例分析 找一临床自身免疫性溶血性贫血典型病例，要求做出以下分析：

（1）诊断及诊断依据。

（2）鉴别诊断。

（3）进一步检查。

（4）治疗原则。

笔记栏

（刘拥征）

见习三（1）　特发性血小板减少性紫癜（ITP）

【见习要求】 掌握特发性血小板减少性紫癜的临床特征、诊断、鉴别诊断与治疗。

【见习时数】 2 学时。

【见习准备】

1. 典型患者 1 人/小组。

2. 典型血常规、骨髓报告单、血小板相关抗体检查各 1 份/小组。

【见习过程】

1. 讲授病史采集、体格检查要点，学生分组进病房采集病史，并做体格检查。

2. 学生回示教室汇报病历摘要、阳性体征，提出必要的辅助检查并说明其目的；教师展示典型血常规及骨髓报告单。

3. 学生归纳总结病例特点，作出完整的诊断，并说明诊断依据。

4. 结合患者的具体实际，教师以提问的方式小结。

【病史采集要点】

1. 现病史

（1）发病情况：缓慢或急骤起病。

（2）发病的原因或诱因：是否有细菌及病毒感染？

（3）主要症状：皮肤瘀点、瘀斑，鼻出血、牙龈出血。

（4）伴随症状：是否咯血、呕血及黑便？是否有头痛、意识改变？女性是否有月经改变？

（5）病情演变：出血症状何时加重？

（6）诊疗情况：在何处就诊过？做过何种检查？用何药物及疗效如何？

（7）一般情况：精神、体力、饮食、大小便如何？

2. 其他相关病史　起病前有无细菌或病毒感染，有无服药史，有无免疫系统疾病，有无肝炎史。

【体查要点】

1. 体温、脉搏、呼吸、血压、神志。

2. 皮肤出血的特点　全身皮肤散在分布出血点、瘀斑，不高出皮面，压之不退色。

3. 头部　球结膜有无出血，瞳孔对光反射，口腔黏膜及舌有无血疱。

4. 浅表淋巴结情况。

5. 胸部　视、触、叩、听，注意胸骨压痛。

6. 心脏　视、触、叩、听。

7. 腹部　肝、脾脏是否肿大。

【辅助检查报告单展示】

1. 血常规　表现为血小板下降，急性特发性血小板减少紫癜者可低于 $20\times10^9/L$，白细胞及血红蛋白一般正常。外周血片血小板分布减少，部分见血小板体积增大。

2. 典型骨髓报告单　骨髓增生活跃，巨核细胞增生正常或增多，伴有成熟障碍，粒系及红系增生正常。

3. 血小板相关抗体检查　PAIg 及 PAC_3 阳性。

【知识精要】

1. 特发性血小板减少性紫癜的临床特点

（1）症状

1）急性型：常见于儿童。病前多有上呼吸道感染史。起病急剧，全身皮肤淤点、淤斑。鼻出血、牙龈出血、口腔黏膜出血常见，严重者并发内脏出血。

2）慢性型：常见于成年女性。起病隐匿，症状较轻。多为皮肤黏膜出血及外伤后出血不止，严重的内脏出血少见。女性可以月经过多为唯一症状。部分患者可因感染病情加重，出现广泛、严重内脏出血。部分患者可有轻度脾大。

（2）相关病史：既往有无肝炎史，有无免疫系统疾病，病前有无感染史及服药史。

（3）体征：皮肤散在出血点、瘀斑，压之不退色，口腔黏膜及舌质可见血疱，浅表淋巴结不大，胸骨无压痛，脾脏肿大。

2. 辅助检查

（1）血常规：血小板下降，慢性者一般在 $50×10^9$/L 左右，急性者血小板下降明显，低于 $20×10^9$/L，白细胞及红细胞正常。如病情加重，血小板进行性下降。

（2）骨髓检查：骨髓检查可诊断特发性血小板减少性紫癜，骨髓中巨核细胞数正常或增多，伴有成熟障碍。并可排除白血病、再生障碍性贫血等其他血液系统疾病。

（3）血小板相关抗体检查：可辅助诊断 ITP，大部分患者有 PAIg 及 PAC_3 阳性。

3. 诊断

（1）广泛出血累及皮肤黏膜及内脏。

（2）至少两次化验血小板计数减少，血细胞形态无异常。

（3）体检脾脏一般不增大。

（4）骨髓检查巨核细胞数正常或增多，有成熟障碍。

（5）具备下列五项中任何一项：①泼尼松治疗有效；②切脾治疗有效；③PAIg 阳性；④PAC_3 阳性；⑤血小板生存时间缩短。排除其他继发性血小板减少症。

4. 鉴别诊断

（1）急性白血病。

（2）再生障碍性贫血。

（3）系统性红斑狼疮。

（4）药物性免疫性血小板减少。

5. 特发性血小板减少性紫癜的治疗

（1）一般治疗：休息，止血药的应用。

（2）糖皮质激素：为首选治疗。常用泼尼松 1mg/（kg·d），分次或顿服，待血小板正常或接近正常后，1个月内快速减至最小维持量 5～10mg/d，无效者 4 周后停药。也可口服大剂量地塞米松，剂量 40mg/d×4 天，无效者可在半月后重复 1 次。一般疗程 3～6 个月。注意监测血糖、血压的变化，预防感染，保护胃黏膜。

（3）脾切除：适应证为①正规糖皮质激素治疗无效，病程迁延 6 个月以上；②泼尼松维持量每日需大于 30mg；③有糖皮质激素使用禁忌证，禁忌证为：①年龄小于 2 岁；②妊娠期；③因其他疾病不能耐受手术。

（4）药物治疗：抗 CD20 单克隆抗体、免疫抑制剂，不能作为首选。①长春新碱：1mg，1 次/周，静滴，4～6 周一疗程；②环磷酰胺：50～100mg/d，口服，3～6 周一疗程；③硫唑嘌呤：1～3mg/kg，口服，常需 2 个月以上见效。

（5）其他治疗：达那唑，氨肽素。

（6）急症处理：血小板<20×10^{9}/L 血浆置换，静脉注射丙种球蛋白，输注血小板。

【复习思考题】

1. 简答题

（1）急慢性特发性血小板减少性紫癜的临床特点。

（2）特发性血小板减少性紫癜的诊断标准。

（3）临床上如何鉴别特发性血小板减少性紫癜与过敏性紫癜?

（4）特发性血小板减少性紫癜急症的处理。

（5)特发性血小板减少性紫癜患者脾切除的适应证。

2. 病史采集训练　女性，25 岁，因反复皮肤瘀斑 2 个月，牙龈出血 3 天入院。请围绕主诉采集相关病史。

3. 病例分析　找一临床特发性血小板减少性紫癜典型病例，要求做出以下分析：

（1）诊断及诊断依据。

（2）鉴别诊断。

（3）治疗原则。

笔记栏

（蒋丽琴）

见习三（2） 过敏性紫癜

【见习要求】 掌握过敏性紫癜的临床表现，诊断及诊断方法，鉴别诊断及治疗原则与措施。

【见习时数】 1 学时。

【见习准备】

1. 典型患者 1 人/小组。

2. 典型外周血片及骨髓片。

【见习过程】

1. 讲授病史采集、体格检查要点，学生分组进病房采集病史，并做体格检查。

2. 学生回示教室汇报病历摘要、阳性体征，提出必要的辅助检查并说明其目的；教师展示典型外周血片及骨髓片。

3. 学生归纳总结病例特点，作出完整的诊断，并说明诊断依据。

4. 结合患者的具体实际，教师以提问的方式小结。

【病史采集要点】

1. 现病史

（1）发病情况：缓慢或急骤起病？

（2）发病的原因或诱因。

（3）主要症状：注意皮肤紫癜的发生时间、分布特点、有无皮肤水肿、荨麻疹，有无腹痛、恶心、呕吐，有无关节肿胀、疼痛、活动障碍，有无血尿、高血压。

（4）伴随症状。

（5）病情演变。

（6）诊疗情况：在何处就诊过？做过何种检查？用何药物及疗效如何？

（7）一般情况：精神、体力、饮食、大小便如何？

体重有何变化？

2. 其他相关病史

（1）有无药物过敏史。

（2）有无呼吸道感染、扁桃体炎及病毒、寄生虫感染，有无异种蛋白过敏史及药物过敏史，有无接触花粉、虫咬及寒冷刺激，有无家族过敏性疾病史。

【体查要点】

1. 体温、脉搏、呼吸、血压、体位、神志。

2. 单纯型（紫癜型）　主要表现为大小不等、分批出现、对称分布的皮肤紫癜，主要局限于四肢，严重者可融合成大血泡，中心呈出血性坏死，可伴有皮肤水肿、荨麻疹。关节型关节部血管受累出现关节肿胀、压痛及功能障碍，多发生于大关节，不遗留关节畸形。

【辅助检查报告单展示】

1. 毛细血管脆性试验：半数以上是阳性。

2. 尿常规：肾型或混合型者可有血尿、蛋白尿、管型尿。

3. 血小板计数、功能及凝血检查正常。

【知识精要】

1. 临床表现　依其症状、体征不同，可以分为以下几种：

（1）单纯型（紫癜型）：为最常见类型，主要表现为大小不等、分批出现、对称分布的皮肤紫癜，主要局限于四肢，严重者可融合成大血泡，中心呈出血性坏死，可伴有皮肤水肿、荨麻疹。

（2）腹型：腹痛、恶心、呕吐、呕血、便血、腹泻等，多与皮肤紫癜同时出现，偶可发生于紫癜之前。

（3）关节型：关节部血管受累出现关节肿胀、疼痛、压痛及功能障碍，多发生于大关节，不遗留关节畸形。

（4）肾型：病情最为严重，可出现血尿、蛋白尿、管型尿，偶见水肿、高血压、肾衰竭。肾损害多发生于紫癜之后。

（5）混合型。皮肤紫癜合并上述两种以上临床表现。

2. 辅助检查

（1）血小板计数、功能及凝血检查正常。

（2）尿常规：肾型或混合型者可有血尿、蛋白尿、管型尿。

（3）肾功能检查：肾型及合并肾型表现的混合型，可有程度不等的肾功能受损，如尿素氮增高、内生肌酐清除率下降等。

3. 诊断

（1）发病前 1～3 周有低热、咽痛、全身乏力或上呼吸道感染。

（2）典型四肢皮肤紫癜，可伴有腹痛、关节肿痛及血尿。

（3）血小板计数、功能及凝血功能检查正常。

（4）排除其他原因所致的血管炎及紫癜。

4. 鉴别诊断

（1）血小板减少性紫癜。

（2）风湿性关节炎。

（3）肾小球肾炎、系统性红斑狼疮。

（4）外科急腹症。

5. 治疗

（1）消除致病因素。

（2）一般治疗：抗组胺药，改善血管通透性药物。

（3）糖皮质激素：一般用泼尼松 30mg/d。重症用氢化可的松 100～200mg/d 或地塞米松 5～15mg/d 静滴。疗程一般不超过 30 天，肾型可酌情延长。

（4）对症治疗。

（5）酌情使用免疫抑制剂、抗凝剂。

【复习思考题】

1. 简答题

（1）过敏性紫癜分几型？各型的临床特征有哪些？

（2）过敏性紫癜的诊断标准是什么？

（3）过敏性紫癜的治疗原则是什么？

2. 病史采集训练　男性，31 岁，因四肢皮肤紫癜 5 天入院。请围绕主诉采集相关病史。

3. 病例分析　找一临床过敏性紫癜典型病例，要求做出以下分析：

（1）诊断及诊断依据。

（2）鉴别诊断。

（3）进一步检查。

（4）治疗原则。

笔记栏

（蒋丽琴）

见习三（3）　弥散性血管内凝血（DIC）

【见习要求】　掌握弥散性血管内凝血（DIC）的临床表现、实验室检查、诊断、鉴别诊断与治疗。

【见习时数】 1学时。

【见习准备】

1. 典型患者1人/小组。

2. 典型血常规、凝血功能及其他DIC相关实验室检查报告单各1份/小组。

【见习过程】

1. 讲授病史采集、体格检查要点，学生分组进病房采集病史，并做体格检查。

2. 学生回示教室汇报病历摘要、阳性体征，提出必要的辅助检查并说明其目的。教师展示典型血常规、凝血功能检查及其他DIC相关实验室检查报告。

3. 学生归纳总结病例特点，作出诊断，并说明诊断依据。

4. 结合患者的具体实际，教师以提问的方式小结。

【病史采集要点】

1. 现病史

（1）发病情况：起病急或缓慢，多数起病急。

（2）发病的原因或诱因：是否有感染？是否有白血病、淋巴瘤、前列腺癌等恶性肿瘤？女性是否有病理产科？是否有外伤或手术史?是否有肝功能衰竭及急性胰腺炎等。

（3）主要症状：自发性出血、休克或微循环衰竭、微血管栓塞及微血管病性溶血性贫血。

（4）伴随症状：原发病表现。

（5）病情演变：何时出现全身器官功能衰竭？

（6）诊疗情况：在何处就诊过？做过何种检查？用何药物及疗效如何？

（7）一般情况：精神、体力、饮食、大小便如何？

2. 其他相关病史 DIC是发生在许多疾病基础之

上的临床综合征，相关病史是否有感染、恶性肿瘤、病理产科、手术及外伤史，是否有肝功能损害，既往有无心血管病史。

【体查要点】

1. 体温、脉搏、呼吸、血压、神志。

2. 皮肤、黏膜　出血点及瘀斑，有无坏死或溃疡，血压下降时出现皮温低。

3. 穿刺及手术部位渗血。

4. 头部　皮肤颜色，口唇有无发绀。

5. 颈部　颈静脉充盈度、颈动脉搏动。

6. 胸部　视、触、叩、听。

7. 心脏　视、触、叩、听。

8. 腹部　肝脾是否肿大，有无移动性浊音。

【辅助检查报告单展示】

1. 血常规　血小板进行性下降，可出现贫血，白细胞数依原发病而定。

2. 凝血功能　高凝期出现 PT、APTT 缩短，纤维蛋白原定量增高，随病情演变，PT、APTT 延长，纤维蛋白原定量下降。

3. 其他 DIC 相关检查　血浆 FDP＞20mg/L，肝病者＞60mg/L，3P 试验阳性或 D-二聚体阳性，纤溶酶原含量或活性降低，血浆 FⅧ：C 活性＜50%等。

【知识精要】

1. 弥散性血管内凝血的临床特点

（1）症状

1）出血倾向：自发性、多发性出血，部位可遍及全身，多见于皮肤、黏膜、伤口、穿刺部位，其次为内脏出血，如咯血、呕血、便血等，严重者发生颅内出血；

2）休克或微循环衰竭：为一过性或持续性血压下

降，早期即出现肾、肺、大脑等器官功能不全。表现为肢体湿冷、少尿、呼吸困难、发绀及神志改变等；

3）微血管栓塞：深部器官微血管栓塞导致的器官衰竭常见，表现为顽固性休克、呼吸衰竭、意识障碍、颅内高压和肾衰竭等；

4）微血管病性溶血：进行性贫血；

5）原发病临床表现。

（2）相关病史：是否有感染、恶性肿瘤、手术及外伤史，是否有肝功能损害，有无病理产科，既往有无心血管病史。

（3）体征：①出血体征：皮肤、黏膜出血，穿刺处或伤口渗血。阴道出血、血尿；②微循环衰竭：血压下降，皮肤湿冷、呼吸困难、发绀等；③微血管栓塞：皮肤发绀、坏死、脱落，器官栓塞体征；④微血管病性溶血：贫血、皮肤黄染。

2. 辅助检查

（1）血象：血小板进行性下降，可出现贫血，白细胞数依原发病而定。外周血中可见破碎红细胞或三角形、棘形红细胞等。

（2）凝血功能：高凝期出现 PT、APTT 缩短，纤维蛋白原定量增高，随病情演变，PT、APTT 延长，纤维蛋白原定量下降。动态变化更有价值。

（3）其他 DIC 相关检查：血浆 FDP＞20mg/L，肝病者＞60mg/L，3P 试验阳性或 D-二聚体阳性，纤溶酶原含量或活怀降低，血浆 FⅧ：C＜50%等。

3. 诊断

（1）临床表现：①存在易引起 DIC 的基础疾病；②有下列两项以上临床表现：A 多发性出血倾向；B 不易用原发病解释的微循环衰竭或休克；C 多发性微血管栓塞的

症状、体征，如皮肤、皮下、黏膜栓塞性坏死及早期出现的肺、肾、脑等脏器功能衰竭；D 抗凝治疗有效。

（2）实验室检查指标：主要诊断指标同时有下列 3 项以上异常。①血小板<100×10^9/L 或进行性下降（如为肝病、白血病患者则血小板<50×10^9/L）；②血浆纤维蛋白原含量<1.5g/L 或进行性下降，或>4g/L（白血病及其他恶性肿瘤则<1.8g/L，肝病则<1.0g/L）；③3P 试验阳性或血浆 FDP>20mg/L（肝病、白血病时 FDP>60mg/L），或 D-二聚体水平升高或阳性；④PT 缩短或延长 3 秒以上（肝病、白血病患者延长 5 秒以上），或 APTT 缩短或延长 10 秒以上。

4. 鉴别诊断

（1）重症肝炎。

（2）血栓性血小板减少性紫癜。

（3）原发性纤溶亢进症。

5. DIC 治疗

（1）治疗基础疾病及消除诱因。

（2）抗凝治疗：普通肝素和低分子肝素等。

（3）替代治疗：输注新鲜冷冻血浆、血小板悬液、纤维蛋白原等。

（4）纤溶抑制药物：在 DIC 早期不宜使用，仅用于由于继发性纤溶亢进期而引起的出血时。

（5）溶栓疗法：主要用于 DIC 后期、脏器功能衰竭明显及经上述治疗无效者。

【复习思考题】

1. 简答题

（1）何谓 DIC？其病理过程？

（2）DIC 的主要临床表现是什么？

（3）DIC 时肝素的适应证？

（4）肝病合并 DIC 的实验室检查指标?

2. 病史采集训练 女性，25 岁，因分娩后阴道出血不止 6 小时入院。请围绕主诉采集相关病史。

3. 病例分析 找一临床 DIC 典型病例，要求做出以下分析：

（1）诊断及诊断依据。

（2）鉴别诊断。

（3）进一步检查。

（4）治疗原则。

笔记栏

（刘拥征）

见习四（1） 粒细胞缺乏症

【见习要求】 掌握粒细胞缺乏症的临床特征、诊断、鉴别诊断与治疗。

【见习时数】 2 学时。

【见习准备】

1. 典型患者 1 人/小组；

2. 典型血常规、骨髓象各 1 份/小组。

【见习过程】

1. 讲授病史采集、体格检查要点，学生分组进病房采集病史，并做体格检查。

2. 学生回示教室汇报病历摘要、阳性体征，提出必要的辅助检查并说明其目的；教师展示典型血常规、骨髓报告单及相关检查结果。

3. 学生归纳总结病例特点，作出完整的诊断，包括病因诊断，并说明诊断依据。

4. 结合患者的具体实际，教师以提问的方式小结。

【病史采集要点】

1. 现病史

（1）发病时情况：

（2）发病的原因或诱因：是否有引起白细胞减少的药物服用史，是否有放射性物质接触史？有无化学毒物接触史？发病前是否有感染史？

（3）主要症状：有无发热、乏力等？

（4）伴随症状：有无口腔溃疡、牙龈肿痛、咽痛，有无咳嗽、咳痰，有无腹痛、腹泻及尿频尿急尿痛，有无皮肤破溃化脓等。

（5）病情演变：粒细胞数目变化及感染症状变化？

（6）诊疗情况：在何处就诊过？做过何种检查？用何药物及疗效如何？

（7）一般情况：精神、体力、睡眠、饮食、大小便如何？

2. 其他相关病史

（1） 既往有无白血病、骨髓增生异常综合征、再生障碍性贫血等疾病；有无应用抗肿瘤药物及放疗。

（2）既往有无系统性红斑狼疮、肝炎、甲亢、类风湿关节炎等疾病。

（3）个人史：职业史，化学毒物接触史，危险因素暴露史。

【体查要点】

1. 体温；皮肤及口腔有无感染病灶；

2. 有无浅表淋巴结肿大、肝脾肿大及胸骨压痛；

3. 有无肺部啰音、腹部压痛、肾区叩击痛等。

【辅助检查报告单展示】

1. 血常规 外周血中性粒细胞绝对值$<0.5\times10^9$/L；淋巴细胞相对增多；血小板和红细胞一般正常。

2. 骨髓报告 不同原因，骨髓象各异。

【知识精要】

1. 粒细胞缺乏症的病因及发病机制

（1）生成缺陷：生成减少、成熟障碍。

（2）破坏或消耗过多：免疫性因素、非免疫性因素。

（3）分布异常。

2. 粒细胞缺乏症的临床表现

（1）症状：易发生感染和出现疲乏、无力、头晕、食欲减退等非特异性症状。感染的表现有咳嗽、咳痰，咽痛，口腔溃疡，腹痛、腹泻及尿频、尿痛等。

（2）相关病史：既往有无白血病，骨髓增生异常综合征、肝炎史，有无系统性红斑狼疮、严重的细菌或病毒感染，有无应用抗肿瘤药及放疗，有无化学毒物接触史。

（3）体征：粒细胞缺乏症本身无特异性体征，并发感染时出现相应体征，如皮肤、黏膜溃疡，淋巴结肿大，口腔溃疡，咽扁桃体肿大，肺部啰音，腹部压痛等。

3. 辅助检查

（1）血常规：有助于粒细胞缺乏症的诊断，评估病情的严重性及疾病进展情况，病情加重，粒细胞进行性下降，病情恢复则粒细胞上升。

（2）骨髓检查：通过骨髓检查可了解粒细胞缺乏症

原因；排除白血病、骨髓增生异常综合征、再生障碍性贫血等其他血液病；了解骨髓的增生情况，判断病情；指导临床治疗。

4. 诊断　多次查血常规提示中性粒细胞<0.5×10^9/L。

5. 鉴别诊断

（1）骨髓增生异常综合征。

（2）再生障碍性贫血。

（3）急性白血病。

6. 粒缺治疗

（1）病因治疗。

（2）感染防治。

（3）促进粒细胞生成。

（4）免疫抑制剂。

【复习思考题】

1. 简答题

（1）引起粒细胞缺乏症的病因有哪些？

（2）粒细胞缺乏症常见的感染部位有哪些？

（3）粒细胞缺乏症的治疗原则？

2. 病史采集训练　女性，32 岁，因畏寒、高热 5 天伴咳嗽、咳痰入院。请围绕主诉采集相关病史。

3. 病例分析　找一临床粒细胞缺乏症典型病例，要求做出以下分析：

（1）诊断及诊断依据。

（2）鉴别诊断。

（3）进一步检查。

（4）治疗原则。

笔记栏

（陈艳华　刘拥征）

见习四（2）　淋巴瘤（HL）

【见习要求】　掌握淋巴瘤的临床表现、分类及分期、诊断、鉴别诊断与治疗。

【见习时数】　2 学时。

【见习准备】

1. 典型患者 1 人/小组。

2. 典型淋巴结活检病理报告、影像学资料、骨髓报告、血常规、血生化各 1 份/小组。

【见习过程】

1. 讲授病史采集、体格检查要点，学生分组进病房采集病史，并做体格检查；

2. 学生回示教室汇报病历摘要、阳性体征，提出必要的辅助检查并说明其目的；教师展示典型淋巴结活检病理报告、影像学资料、骨髓报告、血常规、血生化等；

3. 学生归纳总结病例特点，作出完整的诊断（包括对淋巴瘤的分类、临床分期及分组），并说明诊断依据；

4. 结合患者的具体实际，教师以提问的方式小结。

【病史采集要点】

1. 现病史

（1）发病情况：一般起病缓慢。

（2）发病的原因或诱因：是否有感染？

（3）主要症状：无痛性进行性淋巴结肿大。

（4）伴随症状：是否咳嗽、气促、上腔静脉压迫综合征，是否有吞咽困难、鼻塞，是否有发热、盗汗、体重下降，是否有腹痛、腹泻？

（5）病情演变：淋巴结肿大何时加重，并出现全身衰竭。

（6）诊疗情况：在何处就诊过？做过何种检查？用何药物及疗效如何？

（7）一般情况：精神、体力、饮食、大小便如何？体重有何变化？

2. 其他相关病史

（1）有无病毒感染，有无幽门螺杆菌感染。

（2）既往有无免疫系统疾病，有无器官移植史，有无放化疗史。

（3）家族史。

【体查要点】

1. 体温、脉搏、呼吸、血压、体位、神志。

2. 浅表淋巴结肿大　部位、大小、数目、质地、压痛、活动度、表面情况。

3. 皮肤、黏膜　有无皮疹，出血、巩膜黄染。

4. 头部　咽扁桃体有无肿大。

5. 颈部　有无水肿，颈静脉充盈度、气管位置。

6. 胸部　注意胸骨压痛，胸壁静脉显露，胸腔积液体征。

7. 心脏　视、触、叩、听。

8. 腹部 肝、脾是否肿大，肝颈回流征是否阳性，有无移动性浊音。

9. 双上肢浮肿情况。

【辅助检查报告单展示】

1. 血象 白细胞多数正常，伴有淋巴细胞绝对或相对增多。部分患者的骨髓涂片中可找到淋巴瘤细胞。晚期发生淋巴瘤细胞白血病时，可呈现白血病样血象和骨髓象。

2. 化验检查 疾病活动期有血沉增快，LDH 升高提示预后不良。如血清碱性磷酸酶活力或血钙增加，提示病变累及骨骼。部分患者抗人球蛋白试验阳性。

3. 影像学资料 纵隔、腹膜后淋巴结肿大，肺部病灶，肝脾肿大。影像学检查包括 B 超、CT、MRI 及 PET/CT。

4. 病理学检查 选取较大的淋巴结，完整地取出，避免挤压。病理学检查是确诊淋巴瘤的检查。

【知识精要】

1. 淋巴瘤的临床特点

（1）临床症状：淋巴瘤分霍奇金淋巴瘤（HL）及非霍奇金淋巴瘤（NHL）两大类，主要症状为无痛性进行淋巴结肿大。

1）霍奇金淋巴瘤：多见于青年，首发症状常为无痛性颈部或锁骨上淋巴结进行性肿大。少数患者仅有深部淋巴结肿大。淋巴结肿大压迫邻近器官，出现相应症状，如纵隔淋巴结肿大引起咳嗽、气促、上腔静脉压迫综合征；腹膜后淋巴结肿大可压迫输尿管，引起肾盂积水。部分患者发生带状疱疹。饮酒后淋巴结疼痛是霍奇金淋巴瘤特有的。

2）非霍奇金淋巴瘤：随年龄增长发病增多，常有远处扩散和结外侵犯倾向，常以高热或各系统症状发病。如咽淋巴环肿大、胃肠道受累、中枢神经系统病变及骨髓受累。

3）全身症状：发热、盗汗、体重下降，全身瘙痒。

（2）相关病史：有无病毒感染，有无幽门螺杆菌感染。既往有无免疫系统疾病，有无器官移植史，有无放化疗史。家族史中有无该病史。

（3）体征：①浅表淋巴结肿大　首发为颈部、锁骨上淋巴结肿大，注意部位、大小、数目、质地、压痛、活动度、表面情况；②累及结外器官出现相应体征　如胸腔积液征，上腔静脉阻塞综合征体征，腹部体征等。

2. 辅助检查

（1）淋巴结活检病理检查：是确诊淋巴瘤的检查。进行淋巴瘤的诊断及分型。

（2）骨髓象及血象：不能诊断淋巴瘤，但可进行临床分期。淋巴瘤未累及骨髓者，髓象可以正常，如骨髓受累，髓片中可见淋巴瘤细胞，晚期可并发白血病。血常规有贫血，并发白血病者可出现全血象改变。

（3）血生化检查：疾病活动期有血沉增快，血清乳酸脱氢酶升高，部分患者抗人球蛋白试验阳性。

（4）影像学资料：有助于淋巴瘤的临床分期。发现深部淋巴结肿大。

3. 诊断

（1）诊断：通过淋巴结活检的病理报告确诊，并依据病理报告进行分类分型诊断。

（2）临床分期

1）Ⅰ期：单个淋巴结区域（Ⅰ）或局灶性单个结外器官（ⅠE）受侵犯。

2）Ⅱ期：在横膈同侧的两组或多组淋巴结受侵犯

（Ⅱ），或局灶性单个结外器官及其区域淋巴结受侵犯，伴或不伴横膈同侧其他淋巴结区域受侵犯（ⅡE）。

3）Ⅲ期：横膈上下淋巴结区域同时受侵犯（Ⅲ），可伴有局灶性相关结外器（ⅢE）、脾受侵犯（Ⅲs）或两者皆有（ⅢE+S）。

4）Ⅳ期：弥漫性（多灶性）单个或多个结外器官受侵犯，伴或不伴相关淋巴结肿大，或孤立性结外器官受侵犯伴远处淋巴结肿大。如肝或骨髓只要受到累及均属Ⅳ期。

（3）临床分组

A组：无全身症状。

B组：有①不明原因发热大于38℃，连续3天以上，且无感染原因；②6个月内体重减轻10%以上；③盗汗：即入睡后出汗。有以上症状之一即可。

4. 鉴别诊断

（1）与其他淋肿大疾病相鉴别：淋巴结炎、恶性肿瘤转移、淋巴结核。

（2）以发热为主要表现的淋巴瘤：与结核病、败血症、结缔组织病、坏死性淋巴结炎等鉴别。

（3）结外淋巴瘤：与相应器官的其他恶性肿瘤相鉴别。

5. 治疗

（1）以化疗为主的化、放疗结合的综合治疗：①HL：ⅠA、ⅡA期者扩大照射，ⅠB及ⅡB以上患者联合化疗+局部照射。化疗方案：首选 ABVD；②NHL：以化疗为主，CHOP、R-CHOP方案。

（2）生物治疗：单克隆抗体（利妥昔单抗），干扰素，抗幽门螺杆菌的药物。

（3）骨髓或造血干细胞移植。

（4）手术治疗。

【复习思考题】

1. 简答题

（1）淋巴瘤的分类。

（2）淋巴瘤的分期及分组。

（3）非霍奇金淋巴瘤的临床特点?

2. 病史采集训练　男性，55 岁，因发现颈部无痛性淋巴结肿大 7 天入院。X 线检查有纵隔淋巴结肿大而入院检查。请围绕主诉采集相关病史。

3. 病例分析　找一临床淋巴瘤典型病例，要求做出以下分析：

（1）诊断及临床分期、分组。

（2）鉴别诊断。

（3）治疗原则。

笔记栏

（蒋丽琴）

见习五（1）　急性白血病（AL）

【见习要求】　掌握急性白血病的临床特征、诊断、鉴别诊断与治疗。

【见习时数】　2 学时。

【见习准备】

1. 典型患者 1 人/小组。

2. 典型骨髓报告单、血象、血生化检查各 1 份/小组。

【见习过程】

1. 讲授病史采集、体格检查要点，指导学生分组进病房采集病史，并做体格检查。

2. 学生回示教室汇报病历摘要、阳性体征，提出必要的辅助检查并说明其目的。教师展示典型骨髓报告单、血象、血生化检查。

3. 学生归纳总结病例特点，作出诊断，并说明诊断依据。

4. 结合患者的具体实际，教师以提问的方式小结。

【病史采集要点】

1. 现病史

（1）发病情况：起病急缓不一。

（2）发病的原因或诱因：是否有化学毒物接触？是否有射线接触？

（3）主要症状：贫血、出血、发热。

（4）伴随症状：白血病细胞增殖浸润表现如骨、关节疼痛，复视或失明，头痛、呕吐、意识改变，牙龈增生、肿胀。

（5）病情演变：何时出现多器官功能损害？

（6）诊疗情况：在何处就诊过？做过何种检查？用何药物及疗效如何？

（7）一般情况：精神、体力、饮食、大小便如何？体重有何变化？

2. 其他相关病史

（1）既往有无射线接触史，有无放疗史，有无其他血液病如骨髓增生异常综合征、淋巴瘤、多发性骨髓瘤等。

（2）个人史：居住地有无化学毒物污染，有无射线污染，职业史。

（3）家族史：家族中有无白血病患者。

【体查要点】

1. 体温、脉搏、呼吸、血压、神志。

2. 皮肤、黏膜　有无出血、黄染，有无溃疡、皮疹、结节。

3. 浅表淋巴结　有无肿大，肿大淋巴结的部位、数目、大小、质地、压痛、活动度、表面情况。

4. 头部　眼眶肿块，瞳孔大小及对光反应，口腔出血、溃疡，扁桃体肿大。

5. 颈部　颈静脉充盈度、气管位置。

6. 胸部　胸骨压痛检查，肺部视、触、叩、听。

7. 心脏　视、触、叩、听。

8. 腹部　肝脾是否肿大，有无包块，有无移动性浊音。

9. 双下肢浮肿情况。

10. 病理征及脑膜刺激征

【辅助检查报告单展示】

1. 骨髓检查　目前诊断急性白血病的主要诊断手段。骨髓中原始、幼稚细胞增多，依据骨髓象，急性非淋巴细胞白血病分 M0～M7。配合细胞化学染色能提高诊断的可靠性。

2. 血象　大多数患者白细胞数增高，也有白细胞正常或减少。常有贫血及血小板减少。外周血中可见幼稚细胞。

3. 血生化检查　可有尿酸增高，乳酸脱氢酶升高。

4. 免疫学检查　根据白血病细胞表达的系列相关

抗原，确定其系列来源。

5. 染色体和分子生物学。

6. 细胞化学 主要用于协助形态鉴别各类白血病。

【知识精要】

1. 急性白血病的临床特点

（1）症状：①贫血：部分患者病程短，可无贫血；②发热：半数患者以发热为早期表现。可低热，亦可高热，伴有畏寒、出汗等。高热往往提示有继发感染；③出血：可发生在全身各部，以皮肤瘀点、瘀斑、鼻出血、牙龈出血、月经过多为多见。重者并发内脏出血、颅内出血；④白血病细胞增殖浸润表现：肝、脾、淋巴结肿大，骨、关节疼痛，牙龈增生、肿胀，皮下结节。急淋患者易累及中枢出现头痛、呕吐、意识障碍；⑤其他：晚期患者有可有恶病质。

（2）相关病史：既往有无射线接触史，有无放疗史，有无其他血液病如骨髓增生异常综合征、淋巴瘤、多发性骨髓瘤等；居住地有无化学毒物污染，有无射线污染，职业史；家族中有无白血病患者。

（3）体征：①贫血体征：皮肤、黏膜苍白；②出血体征：皮肤瘀点、瘀斑，口腔、舌血疱；③浅表淋巴结及肝脾肿大；④各系统浸润的体征：胸骨下段局部压痛，肺部感染等。

2. 辅助检查

（1）骨髓检查：能诊断白血病并分型，加做细胞化学染色能提高诊断的阳性率。骨髓中原始、幼稚细胞增多。正常细胞增生受抑。

（2）血象：表现各一，大多数白细胞升高，也有白细胞正常或减少。外周血中可见原始、幼稚细胞。多有贫血及血小板减少。

（3）血生化检查：对诊断及治疗有辅助作用。

（4）免疫学检查。

（5）染色体及分子生物学。

（6）细胞化学：主要用于协助形态鉴别各类白血病。

3. 诊断

（1）诊断依据：根据临床表现、血象和骨髓象特点。诊断白血病一般不难。对牙龈增生、胸骨压痛、进行性贫血、皮肤、黏膜出血、关节疼痛、不明发热等要提高警惕，及时做骨髓涂片检查。

（2）分型：急性白血病分急性非淋巴细胞白血病（ANLL，AML）及急性淋巴细胞白血病（ALL）两大类。急性非淋巴细胞白血病进一步分 M0～M7 型。

4. 鉴别诊断

（1）骨髓增生异常综合征。

（2）某些感染引起的白细胞异常。

（3）巨幼细胞贫血。

（4）急性粒细胞缺乏症恢复期。

5. 急性白血病治疗

（1）一般治疗：①紧急处理高白细胞血症；②防治感染；③成分输血支持；④防治尿酸性肾病；⑤维持营养。

（2）抗白血病治疗

1）化疗常用方案：①急性非淋巴细胞白血病　DA 或 HA，急性早幼粒细胞白血病使用维甲酸；②急性淋巴细胞白血病　VDLP，VDCP。

2）化疗药物常见毒副反应：胃肠道反应、骨髓抑制、心脏毒性、黏膜损害、肝肾毒性、神经系统损害、脱发等。

（3）骨髓移植。

【复习思考题】

1. 简答题

（1）急性白血病的主要临床表现？

（2）急性非淋巴细胞白血病分型？

（3）急性白血病的治疗策略？

（4）化疗药物常见的不良反应有？

（5）何谓中枢神经系统白血病？

2. 病史采集训练 女性，22岁，因反复皮肤瘀斑、鼻出血1个月，伴头昏、乏力入院。请围绕主诉采集相关病史。

3. 病例分析 找一临床急性白血病典型病例，要求做出以下分析：

（1）诊断及诊断依据；白血病分型。

（2）鉴别诊断。

（3）进一步检查。

（4）治疗原则。

笔记栏

（陈艳华 王柏奇）

见习五（2） 慢性粒细胞白血病（CML）

【见习要求】 掌握慢性粒细胞白血病（CML）的

临床特征、诊断、鉴别诊断与治疗。

【见习时数】　1 学时。

【见习准备】

1. 典型患者 1 人/小组。

2. 典型骨髓检查及血常规报告单、染色体检查各 1 份/小组。

【见习过程】

1. 讲授病史采集、体格检查要点，学生分组进病房采集病史，并做体格检查。

2. 学生回示教室汇报病历摘要、阳性体征，提出必要的辅助检查并说明其目的；教师展示典型骨髓检查及血常规报告、染色体检查。

3. 学生归纳总结病例特点，作出完整的诊断（包括对慢粒的分期），并说明诊断依据。

4. 结合患者的具体实际，教师以提问的方式小结。

【病史采集要点】

1. 现病史

（1）发病情况：多缓慢。

（2）发病的原因或诱因：是否有化学毒物接触？是否有射线接触？

（3）主要症状：左上腹不适，沉重感，进食后饱胀。

（4）伴随症状：是否头昏、乏力，盗汗、发热、体重下降。

（5）病情演变：何时出现症状加重、进展？

（6）诊疗情况：在何处就诊过？做过何种检查？用何药物及疗效如何？

（7）一般情况：精神、体力、饮食、大小便如何？体重有何变化？

2. 其他相关病史　有无化学毒物及射线接触史，有无其他血液系统疾病。

【体查要点】

1. 体温、脉搏、呼吸、血压、体位、神志。

2. 皮肤、黏膜 有无出血。

3. 浅表淋巴结。

4. 头部 口腔、咽扁桃体。

5. 颈部 颈静脉充盈度、气管位置。

6. 胸部 胸骨压痛，肺部视、触、叩、听。

7. 心脏 视、触、叩、听。

8. 腹部 肝脏是否肿大，巨脾。

9. 双下肢浮肿情况。

【辅助检查报告单展示】

1. 骨髓检查 诊断慢粒的主要检查。骨髓中原始细胞及幼稚细胞增多，临床分期不同，细胞比例不同。

2. 血常规 白细胞数明显增高，常可超过 100×10^9/L，早期可有血小板增多，晚期出现在贫血及血小板减少。外周血中见原始、幼稚细胞，嗜酸性粒细胞及嗜碱性粒细胞增多。

3. 染色体检查 Ph 染色体阳性，BCR-ABL 融合基因阳性。

【知识精要】

1. 慢性粒细胞白血病的临床特点

（1）症状：咳、痰、喘、促①慢性期 左上腹坠胀感，乏力、低热、多汗、体重减轻等代谢亢进表现。脾大为显著体征；②加速期 常有发热、虚弱、进行性体重下降、骨骼疼痛。逐渐出现贫血和出血。脾持续或进行性肿大；③急变期 为慢粒的终末期，与急性白血病的表现类似。

（2）相关病史：有无化学毒物及射线接触史，有无其他血液系统疾病。

（3）体征：①巨脾　为慢性粒细胞白血病患者的典型体征，随病情进展会进行性肿大；②浅表淋巴结及肝肿大　多在疾病进展时出现；③胸骨压痛。

2. 辅助检查

（1）骨髓检查：诊断慢性粒细胞白血病并临床分期。有原始、幼稚细胞增多，嗜酸性粒细胞及嗜碱性粒细胞增多，早期红系巨核细胞系增生可，晚期则两系细胞增生受抑。

（2）血常规：白细胞数明显增高，常可超过 100×10^9/L，早期可有血小板增多，晚期出现在贫血及血小板减少。外周血中见原始、幼稚细胞，嗜酸性粒细胞及嗜碱性粒细胞增多。

（3）染色体检查：Ph 染色体阳性，BCR-ABL 融合基因阳性。

3. 诊断

（1）凡有不明原因的持续性白细胞数增高，根据典型的血象、骨髓象改变、脾大、Ph 染色体阳性即可作出诊断。对于临床上符合 CML 而 Ph 染色体阴性者，就进一步作 BCR-ABL 融合基因检测。

（2）根据相应的实验室检查诊断为慢性期、加速期或急变期。

1）加速期：①血或骨髓原粒细胞≥10%；②外周血嗜碱性粒细胞＞20%；③不明原因的血小板进行性减少或增多；④除 Ph 染色体外又出现其他染色体异常，如+8、双 Ph 染色体等；⑤粒-单系祖细胞培养，集簇增加而集落减少；⑥骨髓活检示胶原纤维显著增生。

2）急变期：①骨髓中原粒细胞或原淋+幼淋细胞或

原单+幼单细胞＞20%；②外周血原粒+早幼粒细胞 30%；③骨髓中原粒+早幼粒细胞＞50%；④出现髓外原始细胞浸润。

4. 鉴别诊断

（1）其他原因引起的脾大。

（2）类白血病反应。

（3）骨髓纤维化。

5. 慢粒治疗

（1）白细胞淤滞症的紧急处理：白细胞单采，羟基脲。

（2）化学治疗：羟基脲，白消安。

（3）α-干扰素。

（4）伊马替尼（格列卫）。

（5）异基因造血干细胞移植。

【复习思考题】

1. 简答题

（1）慢性粒细胞白血病加速期的实验室标准?

（2）慢性粒细胞白血病急变期的实验室标准?

（3）慢性粒细胞白血病的治疗?

2. 病史采集训练 男性，40 岁，因腹胀、乏力 1 年入院。请围绕主诉采集相关病史。

3. 病例分析 找一临床慢性粒细胞白血病慢性期典型病例，要求做出以下分析：

（1）诊断及诊断依据。

（2）鉴别诊断。

（3）治疗原则。

笔记栏

（王柏奇）

见习五（3）　骨髓穿刺术

骨髓穿刺术（bone marrow puncture）是采集骨髓液的一种常用诊断技术。临床上骨髓穿刺液常用于血细胞形态学检查，也可用于造血干细胞培养、细胞遗传学分析及病原生物学检查等，以协助临床诊断、观察疗效和判断预后等。

【适应证】

（1）各类血液病（如白血病、再障、原发性血小板减少性紫癜等）的诊断。

（2）某些传染病或寄生虫病需行骨髓细菌培养或寻找疟疾及黑热病等原虫者。

（3）网状内皮系统疾病及多发性骨髓瘤的诊断。

（4）恶性肿瘤可疑骨髓转移者。

（5）了解骨髓造血机能，有无造血抑制，指导抗癌药及免疫抑制药的使用。

【禁忌证】

1. 由于凝血因子缺乏而有严重出血者如血友病；

2. 穿刺部位皮肤有感染者。

【准备工作】

1. 向患者及家属讲明穿刺的目的、必要性，签字同意后实施；

2. 查“凝血四项”，有严重凝血功能障碍者需输血浆或相应凝血因子纠正后再实施；

3. 过敏体质者，需行利多卡因皮试，阴性者方可实施；

4. 器械准备：骨髓穿刺包（弯盘 1 个、18 号、16 号或 12 号骨髓穿刺针 1 个、消毒碗 1 个、镊子 1 把、止血弯钳 1 把、消毒杯 2 个、纱布 2 块、干棉球数个、无菌洞巾）、无菌手套（2 个）、5ml 注射器 2 个及 20ml 注射器 1 个、2%利多卡因一支、载玻片 10 张、推片 1 个、持物钳、砂轮、碘酒酒精棉球。

【操作方法】 向患者及家属讲明穿刺的目的、必要性，签字同意后实施；

1. 洗手 术者按 7 步洗手法认真清洗双手后，准备操作。

2. 穿刺部位及体位选择 ①髂前上棘穿刺点：髂前上棘后 1～2cm 处，该处骨面平坦，易于固定，操作方便，危险性极小。病人取仰卧位。②髂后上棘穿刺点：骶椎两侧、臀部上方突出的部位。病人取侧卧位。③胸骨穿刺点：胸骨柄、胸骨体相当于第 1、2 肋间隙的部位。此处胸骨较薄，且其后有大血管和心房，穿刺时务必小心，以防穿透胸骨而发生意外。但由于胸骨的骨髓液丰富，当其他部位穿刺失败时，仍需要进行胸骨穿刺。病人取仰卧位。④腰椎棘突穿刺点：腰椎棘突突出的部位。病人取坐位或侧卧位。⑤2 岁以下小儿选胫骨粗隆前下方。（临床上以髂前上棘、髂后上棘为最常用，尤其髂后上棘骨质薄、骨髓腔大、量多，难于稀释）。

3. 打开穿刺包，术者戴无菌手套。（在严格无菌条件下，助手将一次性洞巾、注射器递给术者放至穿刺包内）检查穿刺包物品齐全；检查骨髓穿刺针是否通畅，成人用 16 或 18 号穿刺针，儿童用 12 号穿刺针，将骨髓穿刺针的固定器固定在适当的长度上（髂骨穿刺约 1.5cm，胸骨穿刺约 1.0cm）；检查注射器有无漏气。

4. 消毒　由助手持持物钳将 2.5%～3%碘酒棉球、75%乙醇溶液棉球分别夹入 2 个消毒杯内（注意持物钳应水平或向下持拿，整个过程避免污染），术者左手持镊子，夹持碘酒棉球水平交至右手的弯止血钳中，以穿刺点为中心顺时针方向消毒局部皮肤 3 遍，（每 1 圈压上一圈 1/3），直径大约 15cm，待干燥后再用酒精棉球脱碘 3 遍、脱碘范围一次比一次小，最后 1 次应超过碘酒的最外层。消毒时弯盘应置患者体侧，消毒后的棉球、弯止血钳置于消毒碗内由助手取走。

5. 麻醉　铺无菌洞巾；术者与助手核对麻药无误；用 5ml 注射器抽取 2%利多卡因 3ml；左手拇指、食指固定穿刺部位皮肤，用 2%利多卡因做局部皮肤、皮下和骨膜麻醉。注意先水平进针、打一直径约 0.5cm 的皮丘，再垂直骨面一直麻醉到坚硬的骨膜，并应上、下、左、右多点麻醉，以充分麻醉减少穿刺时患者的疼痛；纱布覆盖穿刺点右手拇指稍用力按压以充分浸润。

6. 穿刺　操作者左手拇指和食指固定穿刺部位，右手持骨髓穿刺针与骨面垂直刺入，若为胸骨穿刺则应与骨面成 30°～45°角刺入（穿刺针向头侧偏斜）。当穿刺针针尖接触坚硬的骨质后，沿穿刺针的针体长轴左右旋转穿刺针，并向前推进，缓缓刺入骨质（注意向下压的力量应大于旋转的力量，以防针尖在骨面上滑动）。当突然感到穿刺阻力消失，且穿刺针已固定在骨内时，表明穿刺针已进入骨髓腔。如果穿刺针尚未固定，则应继续刺入少许以达到固定为止。注意观察病人反应并处理。

7. 抽取骨髓液 拔出穿刺针针芯，接上干燥的 20ml 注射器，用适当的力量抽取骨髓液。当穿刺针在骨髓腔时，抽吸时病人感到有尖锐酸痛，随即便有红色骨髓液进入注射器。抽取的骨髓液一般为 0.1～0.2ml，若用力过猛或抽吸过多，会使骨髓液稀释。如果需要做骨髓液细菌培养，应在留取骨髓液计数和涂片标本后，再抽取 1～2ml，以用于细菌培养。若未能抽取骨髓液，则可能是针腔被组织块堵塞或“干抽”（dry tap），此时应重新插上针芯，稍加旋转穿刺针或再刺入少许。拔出针芯，如果针芯带有血迹，再次抽取即可取得红色骨髓液。

8. 涂片 将 20ml 注射器水平移至载玻片上方，迅速将骨髓液滴在载玻片上，助手立即制备骨髓液涂片数张。注意推片与载玻片呈 30°～45°角，稍用力推开，制备的髓片应头、体、尾分明并有一定的长度，使细沙样浅肉色的骨髓小粒分布均匀。

9. 加压固定 骨髓液抽取完毕，重新插入针芯。左手取无菌纱布置于穿刺处，右手将穿刺针（稍旋转）拔出，并将无菌纱布敷于针孔上，按压 1～2min 后，局部酒精棉球消毒，换消毒纱布覆盖，胶布加压固定。

10. 同时应制备血涂片 2～3 张一并送检。

【注意事项】

1. 骨髓穿刺前应检查出血时间和凝血时间，有出血倾向者行骨髓穿刺术时应特别注意，血友病病人禁止骨髓穿刺检查。

2. 骨髓穿刺针和注射器必须干燥，以免发生溶血。

3. 穿刺针针头进入骨质后要避免过大摆动，以免折断穿刺针。胸骨穿刺时不可用力过猛、穿刺过深，以防穿透内侧骨板而发生意外。

4. 穿刺过程中如果感到骨质坚硬、难以进入骨髓腔时，不可强行进针，以免断针。应考虑为大理石骨病的可能，及时行骨骼 X 线检查，以明确诊断。

5. 做骨髓细胞形态学检查时，抽取的骨髓液不可过多，以免影响骨髓增生程度的判断、细胞计数和分类结果。

6. 行骨髓液细菌培养时，需要在骨髓液涂片后，再抽取 1～2ml 骨髓液用于培养。

7. 由于骨髓液中含有大量的幼稚细胞，极易发生凝固。因此，穿刺抽取骨髓液后应立即涂片。

8. 送检骨髓液涂片时，应同时附送 2～3 张血涂片。

9. 如使用普鲁卡因麻醉必需先做皮试。

笔记栏

（刘拥征）

第六章　内分泌疾病

见习一　糖　尿　病

【见习要求】

1. 掌握糖尿病分类、病因、临床表现、鉴别诊断、诊断标准、治疗原则。

2. 掌握糖尿病急、慢性并发症的临床表现、诊断标准、防治原则。

【见习时数】 4 学时。

【见习准备】

1. 典型患者 1 人/小组。

2. 典型 OGTT+IRT，眼底荧光造影，肌电图，各种化验报告单各 1 份/小组。

【见习过程】

1. 讲授病史采集、体格检查要点，学生分组进病房采集病史，并做体格检查。

2. 学生回示教室汇报病历摘要、阳性体征，提出必要的辅助检查并说明其目的。

3. 学生归纳总结病例特点，作出完整的诊断，并说明诊断依据。

4. 结合病历，教师展示典型 OGTT+IRT、肌电图、眼底荧光造影，总结诊断、鉴别诊断与治疗原则。

【病史采集要点】

1. 现病史

（1）发病情况：缓慢或急骤起病？

（2）发病的原因或诱因。

（3）主要症状：典型“三多一少”症状，即多尿、多饮、多食、体重减轻的情况及持续时间（病程的长短）。有无皮肤或外阴瘙痒？有无视力模糊？有无肢体麻木？有无局部或全身性浮肿史？

（4）伴随症状：是否昏迷、感染、心悸、冷汗等？

（5）病情演变：何时出现各种并发症的临床表现？

（6）诊疗情况：在何处就诊过？做过何种检查？用何药物及疗效如何？

（7）一般情况：精神、体力、饮食、大小便如何？体重有何变化？

2. 其他相关病史

（1）既往有无高血压、冠心病、高脂血症等慢性病史及传染病史。有无药物过敏史。

（2）个人史：饮食爱好、饮酒、吸烟史（品种、日吸烟量、烟龄）等。

（3）婚育史、月经史。

（4）家族史：有无类似病史及其他遗传病史。

【体查要点】

1. 体温、脉搏、呼吸、血压、体位、神志、BMI。

2. 头部　皮肤颜色，头皮血管扩张程度，出汗情况。

3. 颈部　颈静脉充盈度、气管位置。

4. 胸部　视、触、叩、听。

5. 心脏　心尖搏动的位置，心界大小，心率、节律、心音、杂音。

6. 腹部　是否压痛、肝脏是否肿大，肝颈回流征是否阳性，有无移动性浊音。

7. 双下肢浮肿情况，双下肢皮肤是否有缺损、感染、坏疽。

【辅助检查报告单展示】

1. OGTT+IRT　FPG≥7.0mmol/L，2hPG≥11.1mmol/L；空腹胰岛素5～20mU/L；正常人在30～60分钟上升至基础值的5～10倍，3～4小时恢复到基础水平。

2. 糖化血红蛋白　3%～6%。

3. 眼底荧光造影　按眼底改变分6期分属两大类：Ⅰ期-微血管瘤，出血；Ⅱ期-微血管瘤出血并有硬性渗出；Ⅲ期-出现棉絮状软性渗出，以上3期为背景性视网膜病变。Ⅳ期-新生血管形成，玻璃体积血；Ⅴ期-机化物增生；Ⅵ期-继发性视网膜脱离，失明，以上Ⅳ～Ⅵ期为增殖性视网膜病变。

4. 肌电图　周围神经传导速度等的改变。

5. GADA（+）。

【知识精要】

1. 糖尿病

（1）临床表现

1）代谢紊乱症候群："三多一少"，患者可有皮肤搔痒，尤其外阴搔痒，屈光改变至视力模糊。

2）并发症和（或）伴发病。

3）反应性低血糖。

4）其他：围手术期发现高血糖、无自觉症状，健康体检时发现高血糖。

（2）诊断

1）诊断标准：1999年WHO糖尿病专家委员会报告糖尿病诊断标准如下：症状加随机血糖≥11.1mmol/L、或FPG≥7.0mmol/L、或OGTT中2HPG≥11.1mmol/L；需重复一次确认。症状不典型者，需另一天再次证实。

2）分类：1型糖尿病、2型糖尿病、其他特殊类型糖尿病、妊娠期糖尿病。

3）并发症

a. 急性并发症　①糖尿病酮症酸中毒和高渗性昏迷；②感染　化脓性感染、真菌感染、结核菌感染。

b. 慢性并发症：

i. 大血管病变：动脉粥样硬化，可侵犯主动脉、冠状动脉、脑动脉、肾动脉和肢体外周动脉等；

ii. 微血管病变：微循环障碍，微血管瘤形成和微血管基底膜增厚，是糖尿病微血管病变的典型改变。主要表现在视网膜、肾、神经、心肌组织，其中尤以糖尿病肾病和视网膜病为重要。糖尿病肾病是 1 型糖尿病患者的主要死亡原因。其病理改变有 3 种类型：结节性肾小球硬化型病变，有高度特异性；弥漫性肾小球肾硬化型病变，最常见，对肾功能影响最大，但特异性低；渗出性病变。糖尿病肾病的发生发展可分为 5 期：Ⅰ期-肾脏体积增大，肾小球滤过率升高，肾小球内压增加；Ⅱ期-肾小球毛细血管基底膜增厚，UAER 多在正常范围；Ⅲ期-早期肾病，出现微量白蛋白尿，UAER 持续在 20～200μg/min；Ⅳ期-临床肾病，UAER＞200μg/min，即尿白蛋白排出量＞300mg/24h，相当于尿白蛋白总量＞0.5g/24h，肾小球滤过率下降，可伴浮肿、高血压、肾功能逐渐减退；Ⅴ期-尿毒症，UAER 降低，血 Cr、血压升高。尿标本的白蛋白/肌酐比率＜30μg/mg 正常，30～299 μg/mg 为微量单边尿，≥300μg/mg 为大量蛋白尿。糖尿病视网膜病变是失明的主要原因之一。按眼底改变分 6 期分属两大类：Ⅰ期-微血管瘤，小出血点；Ⅱ期-有硬性渗出；Ⅲ期-出现棉絮状软性渗出，以上 3 期为背景性视网膜病变。Ⅳ期-新生血管形成，玻璃体积血；Ⅴ期-纤维血管增殖、玻璃体机化；Ⅵ期-牵拉性视网膜脱离、失明，以上Ⅳ～Ⅵ期为增殖性视网膜病变。其他的慢性并发症还有糖尿病心肌病，可诱发心力衰竭、心律失常、心源性休克和猝死。

iii. 神经病变：以周围神经为最常见，通常为对称性，下肢较上肢严重。表现肢端感觉异常、脑神经受累以动眼神经麻痹较常见，其次为展神经麻痹，自主神经病变较常见；中枢神经系统并发症：伴发急性并发症及低血糖症出现的神志改变、缺血性脑卒中、加速脑老化；自主神经病变：影响瞳孔、胃肠道、泌尿生殖系统、心血管功能。

iv. 糖尿病足：与神经及周围血管相关的足部溃疡、感染和（或）深层组织破坏。

v. 其他：白内障、青光眼、黄斑病及皮肤改变等。

（3）鉴别诊断

1）其他原因所致的尿糖阳性　肾性尿糖、甲状腺功能亢进症、空肠吻合术后、弥漫性肝病、急性应激状态、某些非葡萄糖的糖尿。尿糖假阳性反应。

2）药物对糖耐量的影响　噻嗪类利尿剂、呋塞米、糖皮质激素、口服避孕药、阿司匹林、吲哚美辛、三环类抗抑郁药。

3）继发性糖尿病　肢端肥大症、库氏综合征、嗜铬细胞瘤。

（4）治疗原则　强调早期治疗、长期治疗、综合治疗、治疗措施个体化的原则。

1）一般治疗：糖尿病健康教育。

2）医学营养治疗：①制定总热量；②碳水化合物含量占总热量 50%～60%，蛋白质含量不超过总热量的 15%。脂肪占总含量的 30%；③合理分配　1/5、2/5、2/5，或 1/3、1/3、1/3。

3）体育锻炼，病情监测。

4）口服药物治疗：主要有四类。①磺脲类口服降糖药；②双胍类；③a-葡萄糖苷酶抑制剂；④噻唑烷二酮类。

5）胰岛素治疗。

6）胰升糖样多肽 1 类似物和 DPP IV 抑制剂。

7）胰腺移植和胰岛细胞移植。

（5）预防：分三级预防。一级预防：避免糖尿病的发病；二级预防：及早检查出并有效治疗糖尿病；三级预防：延缓和（或）防治糖尿病并发症。

2. 糖尿病酮症酸中毒

（1）临床表现：多尿、烦渴、多饮、乏力、恶心、呕吐、常见头痛、嗜睡、烦躁、呼吸深快、呼气有烂苹果味、严重失水、尿少、皮肤弹性差、眼球下陷、脉细速、血压下降、晚期嗜睡以至昏迷。

（2）诊断

1）症状+体征

2）化验：①尿糖、尿酮强阳性；②血糖多数 16.7～33.3mmol/L，有时可达 55.5mmol/L；③血酮体升高，多在 3.0mmol/L 以上；④CO_2CP 降低，轻者 13.5～18.0mmol/L，重者在 9.0mmol/L 以下，pH＜7.35；⑤其他，血 Na、CL 降低，血 BUN、Cr 常偏高，血淀粉酶升高，血钾变化，白细胞数升高，血渗透压轻度升高。

（3）鉴别诊断

1）低血糖昏迷。

2）高血糖高渗状态。

3）乳酸酸中毒。

4）尿毒症或脑血管意外。

（4）防治

1）输液：是抢救 DKA 首要，极其关键的措施，通常使用生理盐水，补液总量按原体重的 10%估计。开始速度要快，当血糖降至 13.9mmol/L 左右时改输 5%葡萄糖液，并在葡萄糖液内加入普通胰岛素。

2）胰岛素治疗：小剂量持续静滴，0.1U/（kg·h）。血糖下降一般为每小时约降低 3.9～6.1mmol/L，尿酮消失后，根据尿糖、血糖及进食情况调节胰岛素剂量或改为皮下注射胰岛素每 4～6 小时 1 次。然后逐渐恢复平常的治疗。

3）纠正电解质及酸碱平衡失调：轻症不必补碱，如 pH 降至 7.1，或血碳酸根离子降至 5mmol/L，给予碳酸氢钠 50mmol/L。血钾水平若治疗前已低于正常，开始治疗应该补钾，如治疗前血钾正常，每小时尿量 40ml 以上，开始治疗可补钾，若尿量＜30ml/h，暂不应补钾。

4）处理诱发病和防治并发症：①休克；②严重感染；③心力衰竭；④肾衰竭；⑤脑水肿；⑥胃肠道表现。

（5）护理。

3. 高血糖高渗状态

（1）临床表现　先有多尿，多饮，食欲反减退，逐渐出现脱水及神经精神症状，最后陷入昏迷，晚期出现尿闭，甚至休克，无酸中毒样大呼吸。

（2）诊断

1）症状+体征。

2）化验：①尿糖强阳性，尿酮阴性或弱阳性；②血糖高至 33.3mmol/L 以上，一般为 33.3～66.6mmol/L；③有效血渗透压显著增高，可达 330～460mmol/L；无明显酸中毒。

（3）防治：大致与酮症酸中毒相近，输液可达 6000～10000ml/24h。

【复习思考题】

1. 简答题

（1）糖尿病的诊断标准。

（2）糖尿病典型临床表现的病理生理学基础。

（3）糖尿病的各种慢性并发症。

（4）简述糖尿病的治疗原则。

（5）简述糖尿病酮症酸中毒与糖尿病非酮症性高渗性昏迷的鉴别要点。

2. 病史采集训练　女性，45 岁，因口干、多饮、多食、多尿 3 个月入院。请围绕主诉采集相关病史。

3. 病例分析　找一临床糖尿病典型病例，要求做出以下分析：

（1）诊断及诊断依据。

（2）鉴别诊断。

（3）进一步检查。

（4）治疗原则。

笔记栏

（王建平　董晨珊　邓珊珊）

见习二（1）　原发性醛固酮增多症

【见习要求】

1. 掌握正确醛固酮增多症的病理生理和临床表现。

2. 掌握醛固酮增多的实验检查。

3. 了解治疗原则。

【见习时数】 1 学时。

【见习准备】

1. 典型患者 1 人/小组。

2. 典型肾上腺 CT 或 MRI、实验室检查报告单各 1 份/小组。

【见习过程】

1. 教师指导和采集要点，由学生采集病史并做体格检查。

2. 结合病史，教师小结病史特点，诊断及鉴别诊断与治疗原则。

【病史采集要点】

1. 现病史

（1）发病情况：缓慢还是急骤起病？

（2）发病的原因或诱因：是否劳累或使用利尿剂？

（3）主要症状：有无头昏或视力模糊？是否肌无力甚至四肢麻痹呼吸、吞咽困难？是否口渴、多饮、多尿？

（4）伴随症状：是否心悸、晕厥、昏迷等？

（5）病情演变：何时出现各种并发症？

（6）诊疗情况：在何处就诊过？做过何种检查？用何药物及疗效如何？

（7）一般情况：精神、体力、饮食、大小便如何？体重有何变化？

2. 其他相关病史

（1）既往有无醛固酮瘤或癌？有无卵巢或睾丸肿瘤？有无药物所致低血钾，有无肾缺血所致高血压，有无急进性高血压，肾动脉狭窄高血压，有无失钾性肾病肾素瘤，皮质醇增多症表现，有无药物过敏史。

（2）个人史、婚育、月经史。

（3）家族史。

【体查要点】

1. 体温、脉搏、呼吸、血压（血压升高）、体位、神志。

2. 头部　皮肤颜色，头皮血管扩张程度，出汗情况。

3. 颈部　颈静脉充盈度、气管位置。

4. 胸部　视、触、叩、听。

5. 心脏　心尖搏动的位置，心界大小，心率、节律、心音（心音低、心律失常）、杂音。

6. 腹部　有无压痛、肝脏是否肿大，肝颈回流征是否阳性，有无移动性浊音。

7. 双下肢浮肿情况。

【辅助检查报告单展示】

1. 生化　低血钾、高血钠、碱血症、高尿钾。

2. 醛固酮-肾素-血管紧张素Ⅱ　醛固酮升高，肾素、血管紧张素降低。

3. 动态试验。

4. 肾上腺 B 超、CT 或 MRI。

5. 肾上腺静脉血激素测定。

【知识精要】

1. 诊断　病史+体征+实验室检查（低钾血症、顽固性高血压、心电图异常、醛固酮升高、螺内酯试验异常、肾上腺 CT 等）。

2. 治疗原则

（1）手术切除增生或肿瘤。

（2）药物治疗。

【复习思考题】　原发性醛固酮增多症须与哪些疾病鉴别？主要的诊断方法有哪些？

笔记栏

（王建平　董晨珊　邓珊珊）

见习二（2）　库欣综合征

【见习要求】

1. 掌握库欣综合征的临床表现，各种类型的病因及临床特点。

2. 掌握库欣综合征的实验检查，及治疗原则。

【见习时数】　1学时。

【见习准备】

1. 典型患者1人/小组。

2. 典型肾上腺CT或MRI、实验室检查报告单各1份/小组。

【见习过程】

1. 教师指导和采集要点，由学生采集病史并做体格检查。

2. 结合病史，教师小结病史特点，诊断及鉴别诊断与治疗原则

【病史采集要点】

1. 现病史

（1）发病情况：缓慢还是急骤起病？

（2）发病的原因或诱因。

（3）主要症状：有无向心性肥胖、满月脸、多血质与皮肤菲薄？是否皮肤紫纹、瘀斑、真菌感染？是否下肢无力？是否精神、情绪波动？是否高血压、性功能障碍？血糖是否升高？

（4）伴随症状：是否感染表现等？

（5）病情演变：何时出现各种临床表现？

（6）诊疗情况：在何处就诊过？做过何种检查？用何药物及疗效如何？

（7）一般情况：精神、体力、饮食、大小便如何？体重有何变化？

2. 其他相关病史

（1）既往有无垂体瘤或其他部位肿瘤？有无肾上腺皮质腺瘤或癌？有无酗酒后肝损害的假库欣氏综合征、单纯肥胖的表现？有无药物过敏史。

（2）家族史。

【体查要点】

1. 体温、脉搏、呼吸、血压（血压升高）、体型、神志、BMI。

2. 头部　皮肤颜色，脸型、头皮血管扩张程度，出汗情况。

3. 颈部　颈静脉充盈度、气管位置。

4. 胸部　视、触、叩、听。

5. 心脏　心尖搏动的位置，心界大小，心率、节律、心音（心音低、心律失常）、杂音；

6. 腹部　皮肤改变，有无压痛，肝脏是否肿大，肝颈回流征是否阳性，有无移动性浊音。

7. 双下肢浮肿情况。

【辅助检查报告单展示】

1. 生化 血，尿皮质醇升高，节律异常；17 羟、17 酮升高；大剂量地塞米松抑制实验，ACTH 兴奋实验有助于分型。小剂量地塞米松抑制实验，肥胖症及库欣综合征的鉴别。

2. 影像 蝶鞍 X 片，垂体及肾上腺 CT、MRI。

【知识精要】

1. 诊断

（1）病史+体征+实验室检查+定位诊断。

（2）血、尿皮质醇增多、节律改变，糖耐量异常、血脂异常。

（3）血压增高、尿 17-OH 升高、小地塞米松抑制试验（+）。

2. 治疗原则

（1）肿瘤或增生可手术治疗。

（2）不能手术可用肾上腺皮质激素合成阻滞药。

【复习思考题】

（1）库欣综合征应该与哪些疾病鉴别？试述鉴别要点？

（2）不同病因 Cushing 综合征的实验室及影像学检查鉴别诊断？

笔记栏

（王建平　董晨珊　邓珊珊）

见习二（3）　甲状腺功能亢进症

【见习要求】 掌握甲状腺功能亢进症的临床分类、临床表现、诊断标准及治疗原则。

【见习时数】 2 学时。

【见习准备】

1. 典型患者 1 人/小组。

2. 典型甲状腺 B 超或 CT；FT_3、FT_4、sTSH 等实验室检查报告单各 1 份/小组。

【见习过程】

1. 教师讲授病史采集，由学生采集病史，并做全身详细体格检查。

2. 学生汇报病史采集及体查主要体征并作发言。

3. 结合病历，教师小结诊断及鉴别诊断与治疗原则。

【病史采集要点】

1. 现病史

（1）发病情况：缓慢或急骤起病？

（2）发病的原因或诱因：是否精神压力大或受刺激？

（3）主要症状：典型甲亢症状特点（如疲乏无力、怕热多汗、皮肤潮湿、多食善饥、消瘦等）及持续时间（病程的长短）。

（4）伴随症状：是否低钾麻痹、突眼？

（5）病情演变：何时出现心功能不全、心悸等的表现？

（6）诊疗情况：在何处就诊过？做过何种检查？用何药物及疗效如何？

（7）一般情况：精神、体力、饮食、大小便如何？体重有何变化？

2. 其他相关病史

（1）既往有无低钾麻痹、糖尿病等及其他慢性病史。有无药物过敏史。长期用药史。

（2）个人史、月经婚育史及家族史。

【体查要点】

1. 体温、脉搏、呼吸、血压、体型、神志。

2. 头部 皮肤颜色，头皮血管扩张程度，出汗情况，双侧眼球是否突出、流泪、异物感。

3. 颈部 颈静脉充盈度、气管位置，甲状腺的大小、程度、质地、是否有震颤及血管杂音，是否有压迫症状。

4. 胸部 视、触、叩、听。

5. 心脏 心尖搏动的位置，心界大小，心率、节律、心音、杂音。

6. 腹部 有无压痛、肝脏是否肿大，肝颈回流征是否阳性，有无移动性浊音。

7. 双下肢浮肿情况 是否有黏液性浮肿。

【辅助检查报告单展示】

1. 激素测定 FT_3、FT_4升高，TSH 下降。

2. ^{131}I摄取率 3 小时≥25%，24 小时≥45%，高峰前移。

3. TRAb、TSAb。

4. 甲状腺 CT 或 B 超、MRI。

5. 甲状腺放射性核素扫描。

【知识精要】

1. 症状

（1）甲状腺毒症表现：①高代谢综合征：怕热、多汗、消瘦、多食；②神经精神系统：手抖、烦躁、易激惹、多梦、注意力不集中、腱反射亢进；③循环系统：心悸、气促、心率增快、脉压增大。易出现早搏、房颤等心律失常。严重者出现甲亢性心脏病；④消化系统：胃肠蠕动增快，大便频繁，多食，易饥，消瘦，可有黄疸，转氨酶升高，严重患者合并肝硬化；⑤肌肉骨骼系统：周期性麻痹，重症肌无力；⑥血液系统：白细胞减少，血小板减少性紫癜；⑦生殖系统：男性阳痿，女性月经紊乱、闭经，生殖能力下降。

（2）突眼症：分为浸润性（恶性）与非浸润性（良性）突眼。

（3）甲状腺肿大。

（4）特殊临床表现：①甲状腺毒症性心脏病；②甲状腺危象；③胫前黏液性浮肿；④淡漠型甲亢；⑤T_3型甲状腺毒症；⑥亚临床甲亢；⑦妊娠期甲状腺功能亢进症；⑧Graves 眼病。

2. 体征

（1）甲状腺肿大。

（2）眼球突出。

（3）消瘦、心率增快、脉压增大 、水冲脉、双手细颤。

3. 诊断　典型临床表现，阳性体征，结合实验室检查（特别是 T_3、T_4、TSH）。

4. 鉴别诊断

（1）引起甲状腺肿大的疾病：单纯性甲状腺肿、结节性甲状腺肿、甲状腺癌、甲状腺炎等。

（2）神经官能症。

5. 治疗原则

（1）药物治疗：分为硫脲类与咪唑类　①硫脲类：甲硫氧嘧啶与丙硫氧嘧啶；②咪唑类：甲巯咪唑和卡比马唑。

（2）手术治疗：甲状腺次全切除术。

（3）^{131}I 治疗：放射性 ^{131}I 剂破坏甲状腺组织。

（4）其他治疗：碘剂、β 受体阻断剂。

【复习思考题】

1. 简答题

（1）非浸润性突眼有哪些表现？

（2）如何抢救甲状腺危象患者（写出治疗原则）？

（3）甲状腺功能亢进症患者做放射性 ^{131}I 治疗的适应证有哪些？

（4）哪些情况下适合使用抗甲状腺药物治疗甲亢患者？

（5）甲亢患者由于 T_3、T_4 分泌过多引起的临床表现有哪些？

2. 病史采集训练 女性，34 岁，多食，消瘦，心悸，乏力半年入院。请围绕主诉采集相关病史。

3. 病例分析 找一临床甲亢典型病例，要求做出以下分析：

（1）诊断及诊断依据。

（2）鉴别诊断。

（3）进一步检查。

（4）治疗原则。

笔记栏

（王建平　董晨珊　邓珊珊）

第七章　中　　毒

见习一　有机磷杀虫药中毒

【见习要求】

1. 熟悉常见有机磷农药的类型和中毒的原因。

2. 掌握有机磷农药中毒机制、临床表现、诊断标准和鉴别诊断。

3. 掌握有机磷农药中毒的洗胃治疗、解毒治疗。

【见习时数】　2 学时。

【见习准备】

1. 典型病人 1 人/小组。

2. 血生化及血气分析报告单各 1 份/小组。

【见习过程】

1. 讲授病史采集、体格检查要点，学生分组进病房采集病史，并做体格检查。

2. 学生回示教室汇报病历摘要、阳性体征，提出必要的辅助检查并说明其目的；教师展示典型病例。

3. 学生归纳总结病例特点，作出诊断，并说明诊断依据。

4. 结合患者的具体实际，教师以提问的方式小结。

【病史采集要点】

1. 现病史

（1）发病情况：缓慢或急骤起病？

（2）发病的原因或诱因：是否在生产及生活中接触、误食有机磷农药，是否服毒自杀，是否有群体性发病。

（3）主要症状及体征：是否头痛、头昏、呕吐、腹痛、腹泻、多汗、腺体分泌增多、胸闷、呼吸困难、视物不清、肌肉纤颤、瞳孔缩小、肺部啰音？

（4）伴随症状：是否有昏迷、抽搐及呼吸肌麻痹？

（5）病情演变：何时出现休克、呼吸衰竭等表现？

（6）诊疗情况：在何处就诊过？做过何种检查？用何药物及疗效如何？

（7）一般情况：精神、体力、饮食、大小便如何？体重有何变化？

2. 其他相关病史

（1）有无药物过敏史。

（2）既往是否存在基础疾病（如糖尿病、血液病、艾滋病、肝病或支气管肺疾患、精神性疾病等）。

（3）个人史：工作环境、生活环境、有无精神创伤史等。

【体查要点】

1. 体温、脉搏、呼吸、血压、体位、神志、瞳孔、肌颤。

2. 口腔、皮肤、呼气、呕吐物有蒜臭味。

3. 呼吸困难　呼吸浅快或迫促，鼻翼扇动，发绀，肺部啰音。

4. 缺氧程度　甲床、嘴唇、舌的颜色。

5. 皮肤　绯红或紫绀，灼热、干燥或大汗，皮肤湿冷等。

6. 淋巴结　有无颈部淋巴结肿大。

7. 胸部　视、触、叩、听。

8. 心脏　心尖搏动的位置，心界大小，心率、节律、心音、杂音、心包摩擦音。

9. 腹部　视、触、叩、听（是否肠胀气，压痛，肠鸣音是否活跃）。

10. 神经系统　神志是否清楚，病理反射，肌张力是否增强？

【辅助检查报告单展示】

1. 全血胆碱酯酶活力测定　全血胆碱酯酶活力是诊断有机磷农药中毒的特异性实验指标，对中毒程度轻重，疗效判断和预后评价均极为重要，亦是作为慢性中毒监测指标。

2. 血常规、电解质、肝肾功能、动脉血气分析等。

【知识精要】

1. 有机磷农药中毒的机制　有机磷农药杀虫药能抑制许多酶，当对人畜的毒性主要表现在抑制胆碱酯酶。体内胆碱酯酶可分真性和假性胆碱酯酶两类。真性的乙酰胆碱酯酶，主要存在于中枢神经系统灰质、红细胞、交感神经节和运动终板中，水解乙酰胆碱作用最强。假性胆碱酯酶存在于中枢神经白质和血清、肝、肠黏膜下层和一些腺体中，能水解丁酰胆碱等，但难以水解乙酰胆碱，并在严重肝功能损害时其活力亦下降。乙酰胆碱酯酶被有机磷杀虫剂抑制后，在神经末梢恢复较快，红细胞内的乙酰胆碱酯酶抑制后不能自行恢复。假性胆碱酯酶对有机磷敏感，但抑制后恢复较快。胆碱酯酶失活后引起乙酰胆碱聚集，导致胆碱能神经先兴奋后抑制的一系列毒蕈碱样、烟碱样和中枢神经系统症状，严重者可昏迷以至呼吸衰竭而死亡。

2. 有机磷中毒的临床特点

（1）症状：头痛、头晕、腹痛、呕吐、腹泻、胸闷、呼吸困难、视物不清。

（2）体征：瞳孔缩小、谵妄、昏迷、肌颤、抽搐、呼吸麻痹、大汗淋漓、腺体分泌增多、发绀，肺部啰音、大小便失禁。

3. 辅助检查

（1）全血胆碱酯酶活力测定：急性有机磷中毒时，胆碱酯酶活力值在 70%～50%为轻度中毒；50%～30%为中度中毒；30%以下为重度中毒。

（2）血液生化。

（3）毒物分析。

（4）血气分析：严重者 PaO_2 降低，或 $PaCO_2$ 升高，表现为呼吸衰竭，也可出现代谢性酸中毒。

4. 诊断

（1）确定有机磷农药中毒诊断：依据有机磷接触史、临床表现、胆碱酯酶活力测定。

（2）评估严重程度：有机磷中毒的严重程度与有机磷农药种类、剂量、侵入途径和机体状态等因素密切相关，决定于三个主要因素：胆碱酯酶活力，M 样表现、N 样表现、中枢神经系统表现。评判标准为：①轻度：以 M 样症状为主，胆碱酯酶活力值在 70%～50%；②中度：除 M 样症状外，还有 N 样症状，胆碱酯酶活力值在 50%～30%；③重度：除 M、N 样症状外，还有肺水肿、抽搐、昏迷、呼吸麻痹、脑水肿，胆碱酯酶活力值在 30%以下。

（3）确定中毒：毒物分析。

（4）血气分析、血生化、胸片等。

5. 鉴别诊断

（1）中暑、急性胃肠炎、脑炎。

（2）拟除虫菊酯类中毒、氨基甲酸酯类中毒。

6. 治疗

（1）迅速清除毒物

1）立即离开现场，脱去污染衣物，用清水清洗污染的皮肤和头发等。

2）口服中毒者用清水、2%碳酸氢钠溶液（敌百虫中毒忌用）或 1：5000 高锰酸钾溶液（硫代磷酸酯类中毒忌用）反复洗胃，直至洗出液与注入液颜色相仿，且无蒜味为止。

（2）特效解毒治疗治疗

1）胆碱酯酶复活剂：碘解磷定、氯解磷定、双复磷。

2）抗胆碱药阿托品、盐酸戊乙奎醚的应用：抗胆碱药能与乙酰胆碱争夺胆碱受体起到阻断乙酰胆碱的作用。

（3）对症支持治疗：①吸氧：中等或重症患者应给予吸氧；②维持心肺功能，维持呼吸道通畅，必要时使用呼吸机；③脑水肿时使用脱水剂和糖皮质激素治疗；④防治感染。

（4）血液灌流治疗。

【复习思考题】

1. 简答题

（1）有机磷中毒的常见症状及体征有哪些？

（2）有机磷中毒的程度的判断标准及治疗原则是什么？

（3）试述有机磷中毒的中毒机制及解毒药物的解毒原理。

2. 病史采集训练　男性，25 岁，农民，因喷洒农药后呕吐、腹泻、流涎 3 小时入院。请围绕主诉采集相关病史。

3. 病例分析　找一临床有机磷中毒的典型病例，要求做出以下分析：

（1）诊断及诊断依据。

（2）鉴别诊断。

（3）进一步检查。

（4）治疗原则。

笔记栏

（詹向阳　谢德东）

见习二　急性一氧化碳中毒

【见习要求】

1. 熟悉常见一氧化碳中毒的病因。

2. 掌握中毒机制、临床表现、诊断标准和治疗。

【见习时数】　1学时。

【见习准备】

1. 典型患者1人/小组。

2. 血液COHb检测单、血气分析报告单各1份/小组。

【见习过程】

1. 讲授病史采集、体格检查要点，学生分组进病房采集病史，并做体格检查。

2. 学生回示教室汇报病历摘要、阳性体征，提出必要的辅助检查并说明其目的；教师展示典型病例。

3. 学生归纳总结病例特点，作出诊断，并说明诊断依据。

4. 结合患者的具体实际，教师以提问的方式小结。

【病史采集要点】

1. 现病史

（1）发病情况：缓慢或急骤起病？

（2）发病的原因或诱因：是否在生产及生活中有接触史，是否有群体性发病；

（3）主要症状：是否头痛、头晕、心悸、胸闷、意识障碍、皮肤和黏膜呈现一氧化碳中毒特有的樱桃红色？

（4）伴随症状：是否伴有恶心、呕吐、呼吸困难、血压下降、活动障碍、大小便失禁？

（5）病情演变：何时出现脑水肿、肺水肿、呼吸衰竭、休克等表现？

（6）诊疗情况：在何处就诊过？做过何种检查？用何药物及疗效如何？

（7）一般情况：精神、体力、饮食、大小便如何？体重有何变化？

2. 其他相关病史

（1）有无药物过敏史。

（2）既往是否存在基础疾病（如糖尿病、血液病、艾滋病、肝病或支气管肺疾患、精神性疾病等）。

（3）个人史：工作环境、生活环境、有无精神创伤史等。

【体查要点】

1. 体温、脉搏、呼吸、血压、体位、神志、瞳孔。

2. 特殊发绀面容　口唇黏膜呈樱桃红。

3. 呼吸困难　呼吸浅快或迫促，鼻翼扇动，发绀，肺部啰音。

4. 缺氧程度　甲床、嘴唇、舌的颜色。

5. 皮肤　绯红或紫绀，红肿和水疱。

6. 淋巴结　有无颈部淋巴结肿大。

7. 胸部　视、触、叩、听。

8. 心脏　心尖搏动的位置，心界大小，心率、节律、心音、杂音、心包摩擦音。

9. 腹部 视、触、叩、听（是否肠胀气，压痛，肠鸣音是否活跃）。

10. 神经系统 神志是否清楚，病理征是否阳性，肌张力是否增强。

【辅助检查报告单展示】

1. 血液 COHb 测定 可明确诊断、判断病情和估计预后。

2. 脑电图 可见弥漫性低波幅慢波，与缺氧性脑病进展平行。

3. 头部 CT 或 MRI 可见病理性密度减低区。

【知识精要】

1. 一氧化碳中毒机制 一氧化碳（CO）中毒主要引起组织缺氧。CO 吸入机体后，85%与血液中红细胞的血红蛋白（Hb）结合，形成稳定的碳氧血红蛋白（COHb）。一氧化碳与 Hb 的亲和力比氧与 Hb 的亲和力大 240 倍。吸入较低浓度 CO 即可产生大量 COHb。COHb 不能携带氧，且不易解离，是氧合血红蛋白（O_2Hb）解离速度的 1/3600。COHb 的存在还能使血红蛋白氧解离曲线左移，血氧不易释放给组织而造成细胞缺氧。此外，高浓度的 CO 还可以与含二价铁的肌球蛋白结合，影响氧从毛细血管弥散到细胞内的线粒体，损害线粒体功能。同时 CO 与还原型的细胞色素氧化酶的二价铁结合，抑制细胞色素氧化酶的活性，影响细胞呼吸和氧化过程，阻碍氧的利用。

2. CO 中毒的临床特点

（1）症状：恶心、呕吐、心悸、胸闷、呼吸困难、头痛、头晕、视物不清、意识模糊、大小便失禁、幻觉、四肢乏力、感觉迟钝。

（2）体征：发绀、口唇黏膜呈樱桃红、心律失常、谵妄、昏迷、对光反射迟钝、休克、腱反射迟钝、去大脑皮层状态、锥体外系症状。

（3）迟发性脑病：精神异常，意识障碍，呈现痴呆木僵、谵妄状态，锥体外系神经症状，大脑皮层局灶性功能障碍及去大脑皮层状态，周围神经炎，一般发生在急性中毒后的两月内。

3. 辅助检查

（1）血液 COHb 测定。

（2）血液生化检查。

（3）脑电图、头部 CT 或 MRI。

（4）血气分析：严重者 PaO_2 降低，但血氧饱和度正常，血 pH 降低或正常。

4. 诊断

（1）一氧化碳中毒诊断依据：吸入较高浓度的一氧化碳的接触史、临床表现、血液中 COHb 测定。

（2）评估严重程度：有一氧化碳中毒可分为：轻度中毒，COHb 浓度可高于 10%～20%，可有头痛、头晕、口唇黏膜呈樱桃红色；中度中毒，COHb 浓度可高于 30%～40%，可有呼吸困难，意识障碍，昏迷，血压可改变；重度中毒，COHb 浓度可高于 40%以上，可有深昏迷，各种反射消失。

（3）确定中毒：毒物分析。

（4）血气分析、血生化、胸片、颅脑 CT 或 MRI 等。

5. 鉴别诊断

（1）脑血管意外。

（2）糖尿病酮症酸中毒。

6. 治疗

（1）迅速脱离现场，将患者转移至通风的地方。

（2）迅速纠正缺氧，吸氧，高压氧舱治疗，呼吸停止时及早建立人工气道进行机械通气。

（3）防治脑水肿。

（4）促进脑细胞代谢，防止并发症和后遗症。

【复习思考题】

1. 简答题

（1）一氧化碳中毒的常见症状及体征有哪些？

（2）一氧化碳中毒的程度的判断标准及治疗原则是什么？

（3）试述一氧化碳中毒的中毒机制。

2. 病史采集训练　男性，66岁，退休工人，在家烤火出现头痛、头晕、嗜睡、抽搐3小时入院。请围绕主诉采集相关病史。

3. 病例分析　找一临床一氧化碳中毒典型病例，要求做出以下分析：

（1）诊断及诊断依据。

（2）鉴别诊断。

（3）进一步检查。

（4）治疗原则。

笔记栏

（詹向阳　谢德东）

见习三　洗　胃　术

【见习要求】

1. 掌握洗胃的适应证及禁忌证。

2. 掌握洗胃的操作流程。

3. 熟悉洗胃并发症及处理。

4. 熟悉急性中毒的诊治原则。

【见习时数】　1 学时。

【见习准备】

1. 洗胃器具 1 套/小组。

2. 洗胃机及相关物品 1 套/小组。

【见习过程】

1. 讲授洗胃的适应证及禁忌证、操作流程、并发症及处理。

2. 教师给学生示范洗胃术操作过程。

3. 学生完成洗胃术操作。

4. 结合学生操作，教师和学生共同分析及小结。

【知识精要】

1. 适应证

（1）催吐洗胃法无效或意识障碍不合作者；

（2）需留取胃液标本送毒物分析者应首选；

（3）凡口服毒物中毒无禁忌证者。

2. 禁忌证

（1）强酸、碱及其他对消化道有明显腐蚀作用的毒物中毒；

（2）伴有上消化道出血、食管静脉曲张、主动脉瘤、严重心脏疾病等患者；

（3）中毒诱发惊厥未控制者；

（4）乙醇中毒，因呕吐反射亢进，插管时易发生误吸，所以慎用胃管洗胃术。

3. 操作流程

（1）（7 步洗手法、对医嘱）：评估意识、中毒情况（询问所服毒物名称、剂量、时间）、有无洗胃禁忌证，测血压，观双侧瞳孔等大正圆，光反射存在；鼻黏膜无破损、红肿充血，鼻中隔无偏曲；口腔黏膜无破损无活动义齿。准备洗胃机洗胃，准备用物。

（2）（操作前 7 步洗手法、戴口罩）物品准备：消毒洗胃连接管、一次性洗胃管、50ml 注射器、液体石蜡、牙垫、胶布、手套、治疗碗 2 个、弯盘、护理垫、洗胃机、水桶 2 个、据病情备洗胃溶液。

（3）（操作前查对患者姓名床号及腕带）接通电源，接 3 条管路查洗胃机性能良好，取左侧卧位（昏迷者，去枕平卧头偏一侧），有活动义齿先取出，护理垫铺于头部肩下，弯盘置于口角旁。

（4）戴手套，放牙垫，测量胃管（方法为前额发际至剑突，读取刻度约 50cm），用油球润滑胃管前端 20cm 左右，由口腔插入，不合作者由鼻腔插入，动作轻稳，以减少刺激，证实胃管在胃内，用注射器抽取胃内容物留标本送检，固定。

（5）胃管与洗胃机连接，按动计数复位键使计数显示为 0，打开洗胃机开关自动洗胃。

（6）持续监测洗胃过程：观察患者的意识、洗出液的颜色、性状、气味、出入量及出入量是否平衡。在洗胃结束前点动 2～3 次液量平衡键，可将胃内残留液体清除，直至洗出液清亮无味为止，观面色、脉搏、呼吸变化、有无并发症的发生。

（7）洗毕，将胃管与洗胃机断开，将胃内液体引流干净。

（8）将胃管末端反折，拔出胃管置于弯盘，协助漱口，擦净面部撤护理垫，必要时更衣。

（9）整理床单位，妥善安置患者休息（再查床号姓名）头偏向一侧，防止呕吐物引起误吸。

（10）用物及时清洗、消毒。

（11）记录：洗胃液总量、名称，洗出液颜色、总量、气味、患者目前情况并签全名。

【注意事项】

1. 洗胃机不适应对婴幼儿使用。禁止机器潮湿时使用；

2. 洗胃时尽量保证病人与洗胃机处于同一高度，且距离地面上进水桶约70～80cm，以减小液位压力差对压力检测的干扰；

3. 在洗胃期间，定期检查进出胃压力，液量及控制状态等是否正常；

4. 插管时动作轻快，勿损伤食管及误入气管；

5. 幽门梗阻者，洗胃宜在饭后4～6h或空腹进行，并记录胃内潴留量，以了解梗阻情况供补液参考；

6. 服强酸、碱者禁洗胃，以免造成穿孔；

7. 肝硬化伴食管静脉曲张、主动脉瘤、近期上消化道出血、消化道穿孔、食道狭窄或阻塞，不宜进行洗胃；

8. 洗胃过程中出现血性液体立即停止；

9. 及时准确记录洗胃液名称、液量，洗出液量、颜色、气味等洗胃过程；

10. 保证洗胃机性能良好，处于备用状态；

11. 洗胃要及早、迅速、彻底，服毒后6h内效果最好，若时间>6h，可酌情采用血液净化治疗；

12. 凡呼吸停止，心跳停搏者，先行CPR再行洗胃术，洗胃前检查生命征，如缺氧或呼吸道分泌物过多，应先吸痰，保持呼吸道通畅，再行洗胃术。

【洗胃的并发症】

（1）急性胃扩张。

（2）胃穿孔。

（3）急性水中毒。

（4）窒息。

（5）上消化道出血。

（6）吸入性肺炎。

（7）虚脱及寒冷反应。

（8）中毒加剧。

（9）呼吸心搏骤停。

【复习思考题】

1. 简答题

（1）洗胃术的适应证和禁忌证？

（2）洗胃的并发症有哪些？如何处理？

笔记栏

（詹向阳　谢德东）